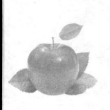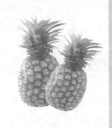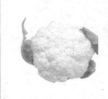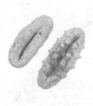

吃喝之中求健康

主 编

邱小文 谢英彪

副主编

王钦先 郑锦锋

编著者

彭佳明 史兰君 卢 岗 夏 天

陈大江 周明飞 徐贞勇 徐 蕾

金盾出版社

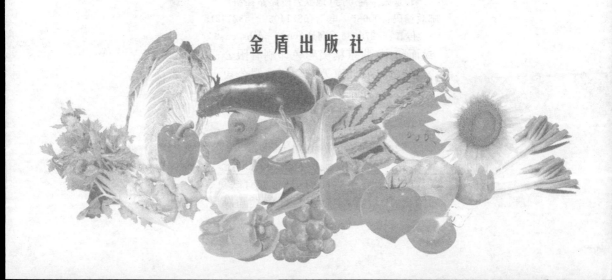

内容提要

本书主要针对读者关心的近 200 个在吃喝方面的热点、盲点、疑点、难点问题及一些饮食方面的陈规陋习,分为十八个章节逐一进行了通俗易懂、深入浅出的深度剖析,并提出了健康忠告,介绍了科学饮食方法,同时对一些错误观点进行了纠正。目的是引导人们走出饮食误区,树立正确的饮食营养理念,让群众做自己的营养保健医师,在吃喝之中求得健康。

图书在版编目(CIP)数据

吃喝之中求健康/邱小文,谢英彪主编. -- 北京:金盾出版社,2013.1
ISBN 978-7-5082-7739-4

Ⅰ.①吃… Ⅱ.①邱…②谢… Ⅲ.①饮食卫生—普及读物 Ⅳ.①R155-49

中国版本图书馆 CIP 数据核字(2012)第 152749 号

金盾出版社出版、总发行

北京太平路 5 号(地铁万寿路站往南)
邮政编码:100036 电话:68214039 83219215
传真:68276683 网址:www.jdcbs.cn
封面印刷:北京精美彩色印刷有限公司
正文印刷:北京万友印刷有限公司
装订:北京万友印刷有限公司
各地新华书店经销
开本:705×1000 1/16 印张:19 字数:300 千字
2013 年 1 月第 1 版第 1 次印刷
印数:1~7 000 册 定价:42.00 元
(凡购买金盾出版社的图书,如有缺页、
倒页、脱页者,本社发行部负责调换)

前　言

　　"民以食为天"，人的生存、工作和学习都依赖食物提供营养。所以说合理营养、平衡膳食是人类维护健康的物质基础。法国一位专家说过："一个民族的命运要看他们吃的是什么和怎么吃。"我国大众营养观念正在由"温饱型"向"健康型"实现跨越性过渡。饮食营养问题已经摆上人们的议事日程。然而，不合理的膳食结构和方式、种种膳食误区及层出不穷的食品安全事件，正严重困扰和威胁着人们的健康和生命。据调查，我国的"营养盲"多于文盲，营养知识的公众知晓率很低，营养教育严重滞后，对于吃什么，不吃什么，怎么吃，存在许多的盲点和误区，以致营养失调性疾病、"富贵病"不断增多。我国有78%的疾病都与吃喝不当有关。

　　前段时期，许多不是医生的人在行医，不懂营养的人在谈营养，不懂行的人在编辑养生书籍，出现了以偏概全，以讹传讹，以假乱真，甚至是黑白颠倒的倾向。俗语说"歪嘴的和尚念不好经"，他们只能误导和毒害民众。真正的医学专家、营养专家应该站出来立形象，树威信，正视听，搞好医学科学、营养普及和养生宣传工作。为此，我们组织了相关的专家编写了《吃喝之中求健康》一书。针对群众最关心的近200个在吃喝方面的热点、盲点、疑点、难点问题及一些陈规陋习，分为18个章节逐一进行了通俗易懂、深入浅出的深度剖析，提出了作者自己的主张和健康忠告，并对一些错误观点进行了纠正。目的是引导大众走出种种困惑和误区，改变模糊认识，树立正确的营养观念和饮食方式，让群众做自己的营养师和保健医生，在看似平常的吃吃喝喝之中求得健康。

　　本书在撰写过程中参阅引用了一些报道和近代科研成果，在此谨向作者致以衷心的谢意！

　　愿《吃喝之中求健康》一书，成为您和家人、朋友的良师益友。

邱小文　谢英彪

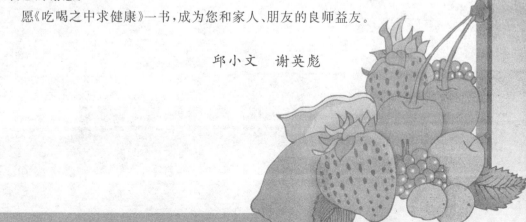

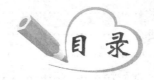

一、民以食为天，食以平衡为先

二、水是生命的摇篮

三、合理选择饮料

四、"五谷为养"好处多

五、多吃蔬菜保平安

六、五果为助益健康

七、终身不要断奶

八、金豆银豆不如大豆

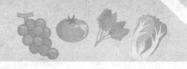

十八、吃能养生，还可辅助治病

一、民以食为天，食以平衡为先

（一）从民间的口头语说起

当今，民间流传着这样一句口头语："吃不愁，穿不愁，就是血黏稠；学历不高，就是血压高；职务不高，就是血脂高；工资不高，就是血糖高；住房不大，就是肚皮大；成绩不突出，就是腰椎间盘突出。"这句口头语说明，吃喝不当引起的富贵、营养失调性疾病已经向我们普通老百姓袭来。据调查，因营养失调引起的心脑血管疾病及恶性肿瘤已占所有疾病死亡原因的前三位。冠心病、肥胖病、脂肪肝、糖尿病、血脂异常等疾病，已在大中城市成为突出的营养性问题。现在，心脑血管疾病已成为各大城市居民死亡的"第一杀手"，我国每年约死亡300万人，平均每小时死亡300人，每年经济损失约2 000亿元。目前，我国已有9 000万人正遭受糖尿病的困扰和折磨，糖尿病的患病率、致残率、病死率及对健康的危害程度已跃居非传染性疾病的第三位。我国脂肪肝的发病率为10%～15%，男女性别差异大，男性发病率约为女性的4倍。以往被视为中老年人发病率高的脂肪肝，已经向20岁左右的年轻人袭来，甚至出现小学生患病的报道。脂肪肝发病一般以30多岁人群为多，发病率可高达20%～30%。现在，我国有2亿多人体重超重，1亿多人患有高脂血症，其中75%的患者没有明显临床症状，具有一定的隐蔽性，它是一种导致心脑血管疾病的"隐形杀手"。我国2004年公布的高血压病患者为1.6亿人，2007年调查公布已上升为2亿人，也就是说，目前我国每5个成年人中便有1名高血压病患者。而且，人们对高血压病的知晓率仅为30.2%，治疗率仅24.7%，控制率仅为6.1%。癌症是当今世界上严重威胁人类生命的疾病，为"三大死神"之一。全球每年新发生的癌症患者达700万人次，我国每年发病人数约160万。而且，全国癌症死亡率逐年增加，癌症在各种疾病死亡的位序，在城市已上升到第一位，在农村已上升到第二位。更令人担忧的是，癌症死亡年龄集中在生产能力最旺盛的年龄段中，在城市35～60岁人群死亡原因中，有1/3死于癌症。癌症的发生不仅对人民群众健康和生命的威胁明显增加，也给家庭、单位和国家带来巨大的经济损

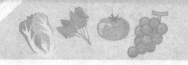

失。据报道,全国因癌症早亡、失能造成的间接经济损失达1 400多亿元。

以上富贵病的发病率与危害是多么的惊人。究其发病的原因主要是营养失调所导致,要想防止这些疾病的发生,"管住嘴"是根本的措施。人们在思考这样一个现实的问题:为什么现在钞票多了,生活好了,食物丰盛了,而很多慢性病、富贵病却反而多了? 这是因为在崇尚文明和追求健康的当今社会,多数人的膳食很不科学,他们跟着潮流吃,跟着时髦吃,跟着社会吃,跟着感觉吃,跟着广告吃。对于"吃什么? 吃多少? 怎么吃? 何时吃?"等问题却糊里糊涂,存在着种种误区。

我国民众营养观念正在由"温饱型"向"健康型"实现跨越性过渡。饮食营养已经摆上人们的议事日程。据调查,中国人的"营养盲"多于文盲,营养知识的公众知晓率很低,营养教育严重滞后。世界卫生组织通过大量的调查研究指出:"世界上因食成疾而吃死的人,比因饥饿而饿死的人多!"所以,在吃喝之中求健康,重视合理营养、平衡膳食关系到千家万户,关系到每个人的健康。

(二)七大营养素,一个也不能少

食是人的本性之一。我国古代先贤很早就注意到,营养对人体健康和防治疾病的重要作用。2000多年前的第一部医学巨著《黄帝内经·素问》所指出的"谷肉果菜,食养尽之",就是指从食物中摄取营养素以壮体强身。利用食物中所含的营养素来维护健康和防治疾病,不但为历代医药学所肯定,而且也被现代科学所证实。

"营养"的本意是"谋求养生"的意思,具体地说,应当是"通过食物中的营养素来谋求养生"。我国营养学家对"营养"一词所作的解释是:"生物或使生物从外界吸取适量有益的物质以谋求养生,这种行为或作用称为'营养'。"

人体为了维持正常生命活动和从事劳动、学习,必须每日不断地摄取食物和饮水,食物和饮水中含有各种人体必需的有机物和无机物,这种对身体有益的有机物和无机物称为营养素。所以,"民以食为天"中的"食"实际上指的是食物中的营养素。食物中所含营养素种类繁多,达40余种,按其化学性质可分为七大类:水、蛋白质、脂类、碳水化合物(糖类)、矿物质、维生素和膳食纤维。食物与营养是人类生存的基本条件,营养状态是影响国民素质的重要因素。

1.营养素的功能 汽车行驶、电扇运转都需要能量,它是以汽油或电流为能源的。人体也一样,不仅在走路、跑步、打球或读书、写字等活动时需要能量,即使在静卧或睡眠时体内进行一系列活动，如心脏跳动、肺的呼吸、胃肠的蠕动……也无一不需要能量，人体所需的能量来源于食物。食物中含有许多营养素，其中碳水化合物、脂肪和蛋白质在体内经过氧化后产生能量，供给人体的一切日常活动。因此，在营养素上又将碳水化合物、脂肪和蛋白质称之为生热营养素或热源质。

1克生热营养素在体内氧化所产生能量的数量称为热价或热卡。1克碳水化合物在体内氧化所产生的能量为16.74千焦；1克脂肪可产生37.66千焦；1克蛋白质可产生16.74千焦。这三种营养素在体内的代谢过程中可以相互转化，但却不能完全相互代替，在合理的膳食中应当有一个适当的比例分配。若膳食中碳水化合物的含量太高，脂肪含量太少，膳食体积会增大，但不耐饿。例如，一个成年人1次吃1千克红薯，当时觉得很饱，但过不了多久又会感到饿了。另外，碳水化合物过多，脂肪太少的膳食还会增加B族维生素消耗，并会影响脂溶性维生素的吸收，因为这些维生素的吸收需要以脂肪作为溶剂。但如果膳食中脂肪含量过多，碳水化合物太少，则易患冠心病、大肠癌、乳腺癌等"文明病"。蛋白质过少会影响生长发育及疾病的康复，过多则会增加肝、肾的代谢负担，而且也不经济。因此，应当有一个适宜的比例。根据我国人民的膳食习惯。碳水化合物、脂肪和蛋白质提供的能量，以分别占总能量的55%～65%、20%～25%和10%～15%为宜。

生长是指细胞的繁殖、增大及细胞间质的增加，表现为全身各部分、各器官、各组织的大小、长短及重量的增加；发育是指身体各系统、各器官、各组织功能的完善。生长主要是量的变化，发育主要是质的变化。生长发育除产生体格方面的生理变化以外，还包括神经系统及由此引起的心理素质的变化。影响生长发育的主要因素有遗传和营养、疾病、锻炼、生活水平、社会环境、气候因素等，其中营养因素占有十分重要的地位。水、蛋白质、脂肪、碳水化合物、矿物质及维生素等七大营养素，对生长发育均起着极其重要的作用。例如，构成人体组织的基本单位是细胞，细胞的主要成分是蛋白质。新的组织细胞的构成，细胞的繁殖、增大及细胞间质的增多，都离不开蛋白质。又如碳水化合物、脂肪等营养素，也都是构成组织细胞的重要成分和生长发育的重要物质基础。人的身高、体重及发育受膳食结构的影响很大，在1935～1980年间，日本儿童的生长发育水平来了个加速性提高。这是由于日本政府十分重视营养，从而使日本成为当今世界的经济强国和长寿之国，以致被世界众多学者概括为："一顿营养午餐即振兴了日本民族。"我国儿童青少年的生长发育水平，也非常显著地发生着

变化。这也充分说明了营养因素对人身高、体重的增长起到了明显的促进作用。因此,不论是生长还是发育都少不了营养,营养既决定生长发育的潜在水平,又是影响生长发育最为重要的"建筑材料"。

2. 合理营养 合理营养是指膳食营养在满足机体需要方面能合乎要求。也就是说,膳食提供人体所需的营养素,种类齐全,数量充足,能保证机体各种生理活动的需要。符合合理营养要求的膳食一般称为平衡膳食,其基本要求是:

(1)膳食中的能量和各种营养素必须满足生理和活动的需要:即膳食中必须含有蛋白质、脂肪、碳水化合物、维生素、矿物质及微量元素、水和膳食纤维等人体必需的七大营养素,一个也不能少,而且要保持各营养素之间量的平衡,避免有的缺乏、有的过剩。因此食物应多样化,因为任何一种天然食物都不能提供人体所必需的一切营养素。所以多样化食物是保证膳食平衡的必要条件。美国科学家曾提出一个把握膳食结构的原则,他们称之为"十个网球原则"。很多人都打过网球,知道网球大概比我们拳头小一点。这10个网球就是每天主要摄入的食物量,那么如何分配呢?每人全天吃肉不超过1个网球大小的肉;相当于2个网球大小的主食(米、面、谷类等,200～250克);要保证3个网球大小的水果,建议两顿饭之间吃一个水果(吃不同种类的水果);第四,不少于4个网球大小的蔬菜。这是一种健康饮食结构,易于记忆,也比较容易掌握。

(2)合理的饮食制度:进食多少应安排得当,可采取早晨吃好、中午吃饱、晚上吃少的原则。

(3)适当的烹调方法:通过合理加工烹调,尽可能减少食物中各种营养素的损失,并提高其消化吸收率。

(4)改善食物的感官性状:使其多样化,促进食欲,满足饱腹感。

(5)食品必须卫生且无毒:食物本身清洁无毒害,不受污染,不含对人体有害物质,食之无害。

人类需要多种多样的食物,各种各样的食物各有其营养优势,除母乳之外,没有任何一种食物可替代其他的食物。因此食物无好坏之分。如何选择食物的种类和数量进行搭配膳食,在这里,量的概念十分重要,如肥肉,其主要营养成分是脂肪,还含有胆固醇,对于能量不足或能量需要较大的体力劳动者(如农民工、农民)来说是一种很好的提供能量的食物,但对能量过剩的人(如退休老人)来说是应该少吃的食物。

正因为人体必需的营养素有40多种,而各种营养素的需要量(多的每天需要数百克，少的每日仅是几微克）又各不相同，并且每种天然食物中营养成分的种类和数量也各有不同，所以必须由多种食物合理搭配才能组成平衡膳食，即从食物中获取足够种类和数量的营养成分，以满足人体的需要而又不过量，使蛋白质、脂肪和碳水化合物提供的能量比例适宜。《中国居民平衡膳食宝塔》就是将谷类及薯类、动物性食物、果蔬类食物、豆类和坚果、纯能量食物五大类食物合理搭配，构成了符合我国居民营养需求的平衡膳食模式。

（三）膳食纤维是"第七大营养素"

碳水化合物（糖、淀粉类）、脂肪、蛋白质、矿物质、水和维生素被称为人体六大营养素。以往人们"食不厌精、脍不厌细"，除了注重六大营养素外，往往在加工中将膳食纤维通通除去，不管是吃竹笋、豆浆，还是青菜、玉米，总是把膳食纤维当作毫无价值的废物。研究发现，膳食纤维是人体生理功能活动中必需的重要物质，其作用不可小视，尤其对中老年人来说作用重大，功效不可替代。目前，膳食纤维已被称为"第七大营养素"，还有些医学专家把微量元素、维生素、膳食纤维并称人体的三大必需营养素，说明膳食纤维之重要。

膳食纤维的作用主要表现为以下几方面：

1.膳食纤维是防止"现代病"的重要元素 由于人们生活水平的提高，有一些人的饮食不厌其精、不厌其细，人们对膳食纤维不够重视，使得食物中膳食纤维的含量越来越少，随之而来的是糖尿病、单纯性肥胖症、大肠癌等所谓"现代病"的发生，其原因相当一部分是因食物膳食结构不合理而"吃"出来的。调查表明，这些现代病在经济较落后的发展中国家，如在亚洲、非洲地区，只是城市人和中产阶层的人所患有，而广大农村则少见这些病，原因是农民的饮食大部分吃的是米面、地瓜、土豆和其他富含膳食纤维的食物，摄取的脂肪、蛋白质成分相对较少。从我国目前的情况看，城镇"现代病"比农村明显增多，发达地区比贫困地区明显增多，主要原因是饮食结构中的膳食纤维摄入过少所致。

2.膳食纤维对人体消化道有保健作用 含膳食纤维多的食品可刺激肠蠕动，防止便秘，使大便及时排出。研究发现，食物在人体消化过程中与肠道细菌发生作用会产生多种有毒物质，如果不及时清除，对肠道有致癌作用，多吃膳食纤维可使毒素随大便及时排出，因而起到预防大肠癌的作用。据报道，高纤维素、低脂饮食可使大肠癌发病率减少30％。同时常吃含膳食纤维多的食物，就会使大便通畅，对痔疮等肛肠疾病也有一定的预防和治疗作用。所以又有"通

便良药"的雅号。

但是，胃、十二指肠溃疡病及慢性胃病患者应少吃膳食纤维食物。例如，有胃病的人常吃韭菜容易引起胃病复发。患有肝硬化、食管静脉曲张者，不宜进食大量膳食纤维，以免引起食管静脉曲张破裂出血。缺钙、铁等元素者摄入膳食纤维过多，会阻碍机体对钙和铁的吸收。免疫功能低下者如果长期摄入膳食纤维超过50克，会使蛋白质补充受阻，脂肪利用率下降，内脏和组织功能受损，免疫力下降。这些患者均不宜多吃膳食纤维。

3. 膳食纤维可以调节血液中胆固醇和血糖的水平 膳食纤维有助于控制体重，可以预防高血压病、冠心病、糖尿病，而且对癌症也有一定的预防作用。医学专家向人们提出忠告，如果经常吃豆类植物，包括青豆、豌豆、扁豆，以及土豆、玉米、蔬菜和苹果、梨、李子、草莓等，大量食用五谷杂粮和保麸面粉等含膳食纤维的食物，会对中老年心脏病、肥胖、高血压病、慢性便秘、痔疮等有预防和治疗作用。国外有报道，一位患糖尿病3年的老人，由于坚持吃上述含丰富膳食纤维的食物，半年后，老人的病情有了明显的好转，减少了用药。

膳食纤维既不溶于水，也不溶于乙醇等一般溶剂。食物中的膳食纤维进入人体后，一般难以消化吸收。食物经过胃的初步研磨，向下运行，推入小肠，小肠中的膳食纤维能及时带走人体内的有害物质，把脂肪、胆固醇等"排挤"开，使小肠少吸收脂肪和胆固醇。经常吃富含膳食纤维的食物，可促使大便通畅、排毒、降胆固醇，对便秘、动脉硬化性疾病、糖尿病也有预防和治疗作用。

哪些食物含膳食纤维比较多呢？要吃多少膳食纤维才够呢？美国专家建议每天摄入膳食纤维20～30克，以不超过35克为宜。我国专家建议量为20克，以不超过30克/天为宜。这并不意味着饮食中所有谷物都必须是整粒的，也不意味着所选择的每一种水果、蔬菜都必须是高膳食纤维的，在饮食中大约有半数谷物为全粒即可。

我国的玉米面、莜面、麦面、高粱米、小豆、绿豆、豇豆、薯类、柿子、青椒、韭菜、空心菜、苋菜、油菜、黄豆芽、竹笋等粮食、蔬菜含膳食纤维较多。大白菜、小白菜、油菜、莴苣、萝卜等各种蔬菜也都是膳食纤维的来源。水果中苹果、梨、香蕉及花生、干果等膳食纤维含量也很高。因此，多吃粗粮、杂粮、蔬菜和水果是满足膳食纤维需要的重要途径。

研究表明，在保持肠道内容物正常状态及维持消化道正常功能上，谷物中的膳食纤维比水果和蔬菜中的有效性更高。对中老年人来说，膳食纤维作用重大，适量摄取对健康有益，如果超量摄取亦损害健康。所以，特别提醒中老年人不要有意去进补"高膳食纤维营养品"，否则不但补充不了营养，反而影响钙、铁、锌等吸收，导致骨质疏松，体力下降，容易患感冒、消化不良等疾病。

（四）"酸性食物有害健康"是误导

应怎样正确认识食物酸碱平衡问题，以下几点可帮助区分。

1. 食物的酸性与碱性是由食物化学性质决定的　区分食物的酸碱性不是舌头品尝所得，而取决于食物中所含矿物质的种类及含量多少。食物燃烧（或高温消化）后所得灰分的化学性质显示，如果灰分中含有较多的硫、磷、氯元素，则溶于水后生成酸性溶液，这些食物便是酸性食物；而含钾、钠、钙、镁、铁元素较多的灰分，溶于水后则生成碱性溶液，这些食物便是碱性食物。大部分动物性食物如鱼、肉、蛋、贝类等，含有丰富的蛋白质，而蛋白质中磷、硫浓度高，属于酸性食物；作为人类主要能量来源的大多数谷类、部分坚果和豆类（如花生、豌豆、扁豆等），以及葱、蒜、蕈类，因含有磷、硫元素，也属于酸性食物。碱性食物则包括大多数蔬菜、水果、海藻类及茶叶、葡萄酒等。换句话说，低能量的植物性食物，几乎都是碱性食物。以上研究主要用于评价食物的化学性质，特别是在食物矿物质含量的测定中使用较多。另外，测定食物的灰分还可用来判断一些谷类食物的加工精度。

2. 人体内有完整的缓冲系统保证内环境的酸碱平衡　虽然食物在体内的代谢过程中不断产生酸性物质和碱性物质，但人类在长期适应膳食的条件下，体内已经建立了完整的缓冲系统和调节系统，以保障内环境（主要是血液）的酸碱平衡。健康人血液的 pH 值保持在 7.35～7.45 的范围，一般不会受摄入食物的影响而改变。保持酸碱平衡的关键在于血液中的缓冲体系，肺的呼吸功能及肾的排泄与重吸收作用，以及三者的密切配合、协调一致。缓冲体系有 4 对，碳酸盐缓冲对、磷酸盐缓冲对、血红蛋白缓冲对、血浆蛋白缓冲对，其中以碳酸盐缓冲对最重要。因为碳酸盐缓冲对的缓冲能力最强，而且碳酸盐是挥发性酸类，若碳酸盐量太多时，可以通过肺排出二氧化碳而降低酸度，若其量太少时，则可减慢呼吸速度使碳酸盐增强，保持血液 pH 值在正常范围。

3. 食物酸碱平衡论不科学　持"食物酸碱平衡论"者宣传"谷类、肉类、鱼和蛋等酸性食物摄入过多可以导致人体出现酸性体质，引起高血压病等慢性病的发生；蔬菜、水果属于碱性食物，能够纠正酸性体质，防治慢性疾病"。实际上，蔬菜和水果能够预防慢性疾病的发生，是因为它们产生能量低，而且含有丰富

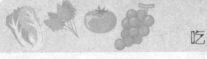
的维生素、矿物质、膳食纤维及对健康有益的植物化学物质,而不是所谓碱性的作用。按照"酸碱平衡论",如果纠正"酸性体质"就可以预防慢性病,那么每天服用小苏打(碳酸氢钠)不就可以解决问题了吗? 这种说法显然是错误的。

4."酸性食物有害健康"是误导 《中国居民膳食指南》强调"食物多样,谷类为主,粗细搭配",建议"每天吃奶类、大豆或其制品",还提出"常吃适量的鱼、禽、蛋和瘦肉",都是根据近年营养学的研究成果,为改善中国居民营养状况而提出的膳食措施。按照"食物酸碱平衡论",将鱼、禽、蛋的瘦肉等食物都归类为"酸性食物",将使广大居民在选择食物时处于无所适从的境地。上述食物都是人体能量、蛋白质、多种维生素和矿物质的主要来源,缺少了这些食物,就必然造成居民营养素摄入不足或缺乏,时间一长则少年儿童的生长发育,以及成年人的营养状况将无法保证。所以,"酸性食物有害论"是在误导人们的健康饮食。

(五)平衡膳食的口诀

1.八句话 根据《中国居民膳食指南》中对一般人群膳食指南的要求,平衡膳食可归纳为"八句话":食物多样,谷类为主。多吃蔬菜,果薯相辅。奶类豆品,常备左右。适量常吃,鱼禽蛋肉。经常运动,进食适度。清淡少盐,减少用油。如若饮酒,应当限量。饮食卫生,防病益寿。

2.十句口诀 为了更容易掌握平衡膳食的基本要求,以上平衡膳食"八句话"又可转化为健康饮食"十句口诀"。①1杯牛奶。②2匙烹调油。③3两(150克)水果。④4份蛋白(鱼、豆、蛋、肉各50克)。⑤500克蔬菜。⑥6克盐。⑦7两(350克)饭。⑧8杯水。⑨九成饱。⑩十分卫生。以上十句话,基本达到中国营养学会推荐的中国居民平衡膳食指南中平衡膳食宝塔的规定量。

3.三大纪律八项注意 在社会上现在流行的饮食"三大纪律八项注意",对合理膳食有较强的指导意义。因其较容易记忆,特介绍如下:

(1)三大纪律:①荤食摄入量不宜过多。鸡、鸭、鱼肉都属于高蛋白、高脂肪食物,膳食纤维含量甚少,如果摄入太多就容易发生便秘,造成粪便中毒、废物增多而影响健康。②不宜过多摄入肉类食品。因为各种肉类大多是酸性食物(奶类除外),不能短时间摄入过多,否则容易诱发"富贵病"。③限盐还要限油。油盐乃一家,用油多了,相应的盐摄入量也会增加,从而对健康不利,最为明显的危害就是容易导致血压升高、血脂异常。

（2）八项注意：①每天的膳食要保证荤素搭配。通常采用一荤两素的比例可以做到平衡营养，新鲜的蔬菜，如菠菜、萝卜、芹菜、生菜等，不但含有丰富的维生素、矿物质，而且多属于碱性食物，有助于膳食的酸碱平衡。②每天至少吃一种水果。③少吃油炸、油煎等多油烹调的食物，尽可能不超过每天 1 次。④每天应坚持至少食用一次奶类制品和豆制品。⑤保证每天 4 两（200 克）以上的主食，有助于减少肉食摄入。⑥改掉每天饮用白酒的坏习惯，可保护肝脏和胰腺。如果没有肝脏和胰腺疾病，每天饮 1～2 小杯葡萄酒对健康有好处。⑦每天摄入的食盐应少于 6 克。⑧限制过多的熏制品、腌制品、罐头肉类的摄入。

4．十大平衡　中国传统膳食结构强调"平衡膳食、辨证用膳"，提倡含不同营养成分食物的互补。我国古代先贤有如下精辟的论述：五谷宜为养，失豆则不良；五畜适为益，过则害非浅；五菜常为充，新鲜绿黄红；五果当为助，力求少而数；气味合则服，尤当忌偏食；饮食贵有节，切切勿使过。

中华民族传统膳食和就餐的"十大平衡"原则如下：

（1）主副食比例适当，膳食的酸碱平衡。

（2）"杂食者，美食也"，食物杂与精的平衡。

（3）"食宜暖"，膳食冷热平衡。

（4）膳食寒、热、温、凉、平的平衡。

（5）"五味调和，不可偏嗜"，膳食的五味平衡。

（6）"宜细缓，不可粗速"，就餐速度快与慢的平衡。

（7）"饮食以时"，就餐时间与饥和饱的平衡。

（8）"食前忌动，食后忌静"，就餐前后的动静平衡。

（9）"胃好恬愉"，进餐前后的情绪平衡。

（10）进食量与体力活动适宜，热量入与出的平衡。

（六）平衡膳食的"黄金分割律"

在书法、绘画、音乐、建筑等众多领域中有一个奇妙的数字比 0.618，古希腊美学家柏拉图把 0.618 誉为"黄金分割律"，简称"黄金律""黄金线"或"黄金比"。0.618 与医学有密切联系，也可用来指导平衡膳食。

人类的消化道为身长的 5～6 倍，长约 9 米，用 0.618（61.8%）一折合，为5.5 米，这个长度恰好相当于担负消化吸收任务的小肠的长度。人类的杂食应

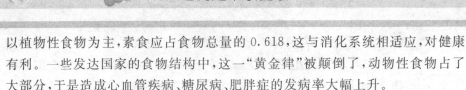

以植物性食物为主,素食应占食物总量的 0.618,这与消化系统相适应,对健康有利。一些发达国家的食物结构中,这一"黄金律"被颠倒了,动物性食物占了大部分,于是造成心血管疾病、糖尿病、肥胖症的发病率大幅上升。

食物中的热量由糖类、蛋白质、脂肪来提供,而糖类是食物供给的主体,人体所需热量的 0.618 必须由糖类来供给,主要是米面中的淀粉。西方人似乎已经认识到这一点,在各种膳食指南中,都建议多吃淀粉类食物。

蛋白质是重要的营养素,人体对蛋白质的需求,固然有"量"的一面,但更重要的是"质",而质量取决于其组成的单体氨基酸。蛋白质由 20 种氨基酸组成,20 的 0.618 即 12 种氨基酸,人体能自行合成,另外 8 种氨基酸需要外部的食物来供给。这 8 种氨基酸含量和比例符合人体需要的蛋白质,称为优质蛋白质。谷物中的蛋白质质量较差,为保证蛋白质的摄入,膳食中优质蛋白质应占到 0.618～1 的比例。所以,在日常膳食中除了一定量的动物性食物外,还应该多安排一些豆类食物和豆制品,这对身体健康很有好处,特别对生长发育中的青少年影响更大。

植物油和动物脂肪来源不同,其组成的脂肪和氨基酸比例也不一样,各有各的生理功能,偏食某一种都对身体不利。最佳搭配是植物油与动物脂肪的摄入量符合"黄金律",即 0.618 和 0.382,这样可以使摄入的不饱和脂肪酸的含量占脂肪总量的 0.618。

组成人体最多的营养素是水,水分占体重的 0.618。在不感觉出汗的情况下,人体每天失去和需要补充的水分达 2 500 毫升,其中食物供给的水和人体合成的水分为 1 500 毫升,正好是 0.618,其余 1 000 毫升则需要饮用补给,才能保持平衡。成年人一天应喝 6 杯水,最好喝水温为 22℃左右的白开水。因为,人的正常体温 37℃与 0.618 乘积为 22.8℃,这对于人体的新陈代谢和生理功能最合适。

米、面、肉、蛋、油、糖、酒等都属于酸性食物,虽然我们不必过于关注食物的酸碱度,但在选择、搭配中还是应该注意到酸碱的相对平衡。碱性食物有蔬菜、水果、食用菌、牛奶及海带为主的藻类食物,每天碱性食物的食用量要占食物总量的 62%,也就是 0.618。医学专家分析后还发现只吃六七成饱的人几乎不患胃病,而以酒足饭饱才高兴的人,其胃病的发生率则高得多。另外,摄入的饮食以六分多的精食、三分多的粗粮为适宜,这其中的比例也接近 0.618。

（七）你的饮食是否合理

如果你是均衡地选吃食物，对米面果蔬、鱼肉蛋奶等荤素各种食品既不吃得太多，又不吃得太少，使你的体重始终处在与身高相称的正常范围内，按膳食摄取的标准衡量，不缺乏必需的蛋白质、脂肪、糖类、维生素及微量元素成分，那就算是合乎"饮食合适"的第一条要求。而第二条标准是：不要超过你所需食物的数量，对喜欢的食物不宜多吃，对不喜欢的食物也不宜不吃，因为不同食物中各种营养成分对促进健康是同样重要的。

1.一日三餐定时、定量，而不是经常以点心充饥或经常暴饮暴食。

2.吃饭的时间要充分，保持悠闲，不讲话，不被打扰，而不是一面从事其他活动，一面狼吞虎咽地向肚里倾倒饭菜。

3.大多数菜肴应采用含不饱和脂肪酸较多的植物油制作，而对动物脂肪自觉限制并少吃。

4.每周吃油炸食物不宜超过 2 次，每天鸡蛋黄不宜超过 1 个。

5.每天喝鲜奶或脱脂牛奶的量为 200～400 毫升，并注意多饮水。选食高纤维的食物菜肴至少 2 种以上。

6.经常吃鱼，其次适量吃禽肉，猪肉、牛肉、肥肉不吃或慎吃。

7.两餐之间吃点心，应以水果或不甜的果汁及淡盐、麦麸食品为主，甜馅饼、蛋糕、果酱、巧克力、奶油制品要少吃。

8.酱瓜、椒盐团饼、马铃薯片、各种咸菜要避免大量食用，每天限制摄入食盐量在 6 克左右为最佳，菜肴宜淡不宜咸。

9.喝茶、奶、咖啡、豆浆时最好不加糖，避免每天饮用大量含糖饮料。每天饮用咖啡切勿超过 800 毫升。

10.自觉戒烟限酒。

能自觉将以上 10 条作为遵循饮食准则，就表示你的饮食是健康的，饮食习惯是良好的。

（八）平衡膳食的基本标准

讲究食物营养科学搭配可有效增加营养，促进健康。主要体现在以下几方面。

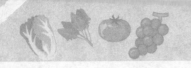

1. 膳食摄入量充足,品种多样 建议每人日平均摄入食物种类及数量:一般轻体力劳动者,每日约摄入 20 种各类食物 1 500 克左右,才能保证平衡膳食的要求。

2. 能量食物来源构成合理 膳食中的能量主要来自四类食物,它们的组成结构建议如下:粮谷类食物提供能量占 60%～70%;薯类食物提供能量占 5%～10%;豆类食物提供能量占 5%;动物性食物提供能量占 20%,其中豆类及动物性食物所提供能量要保证在 30% 左右。

3. 能量营养摄入量比值合理 要组成合理的能量分配,淀粉类、蛋白质、脂肪三者摄入量的比值,建议为 6:1:0.5。

4. 能量结构合理 三种产能营养所提供的能量比例建议为:糖类提供能量 55%～65%,脂肪类提供能量 20%～30%;蛋白质类提供能量 10%～15%。

5. 蛋白质食物来源组成合理 蛋白质食物主要来源可分为动物蛋白和植物蛋白,动物蛋白主要来源于鱼虾类、禽肉、畜肉类、牛奶、鸡蛋等。植物蛋白主要来源于主食,如谷类、豆类、根茎类、干果、坚果(如花生、瓜子、核桃)等。提倡食用优质蛋白食物。所谓优质蛋白,是指食物中的蛋白质含人体必需的氨基酸多,在人体吸收利用率高,也就是说这种蛋白质的营养价值比较高,主要包括鱼、瘦肉、牛奶、鸡蛋、大豆及其制品。动物蛋白营养价值高于植物蛋白,由于中老年人消化吸收功能减弱,所以不主张肉类蛋白摄入过多,应以牛奶、鸡蛋等动物蛋白为主。植物蛋白中大豆蛋白质最好,过去主张动物蛋白的比例大于植物蛋白,而目前主张则正好相反或比例相当。

6. 脂肪食物来源组成合理 脂肪是人体的重要营养物质,是人体的"燃料库",可以为机体提供大量能量及储备。但脂肪又是诱发动脉硬化、冠心病、癌症、肥胖病乃至脑卒中等多种疾患的因素之一。脂肪食物来源可分为 3 类:第一类可增强人体胆固醇的脂肪,如多种畜肉、奶油及奶酪;第二类则对胆固醇的影响甚微,而且提供种种有益于保健的特殊脂质,如鸡肉、蛋类、鱼类食物;第三种不仅不使胆固醇升高反而下降的脂肪,如橄榄油、大豆油等。人们日常所吃的猪油、牛油、羊油、花生油、豆油、菜籽油等都称为脂肪。对中老年人来说,不饱和脂肪酸对人体最有益处,食用含有必需脂肪酸多的植物油有降低血脂和预防冠心病的作用。应尽可能多地摄入谷类、豆类、坚果或蔬菜内含不饱和脂肪酸多的脂肪,避免过量食用肉类或含动物脂肪的其他食品。

7. 各种营养素摄入量均达到供给量标准 努力做到平衡膳食的要求,比如主食与副食的平衡,杂与精的平衡,荤与素的互补等,从而保证人们的健康

摄入。

（九）平衡膳食宝塔的应用

中国居民平衡膳食宝塔是根据"中国居民膳食指南"，结合我国居民的膳食结构特点设计的。中国居民平衡膳食宝塔把平衡膳食的原则转化成各类食物的重量，并以直观的宝塔形式表现出来，便于群众理解和在日常生活中实行。平衡膳食宝塔建议的食物量，特别是乳类和豆类食物的量可能与大多数人目前的实际膳食有一定的距离，但为了改善我国居民的膳食营养状况，应把它看作是一个应努力争取达到的目标。

我们应该如何来活学活用平衡膳食宝塔呢？

1. 确定自己的食物需要　一般来说，人们的进食量可自动调节，当一个人的食欲得到满足时，他对能量的需要也就会得到满足。平衡膳食宝塔建议的各类食物摄入量是一个平均值。每日膳食中应当包含宝塔中的各类食物，各类食物的比例也应基本与膳食宝塔一致。日常生活无需每天都样样照着宝塔推荐量吃。例如，烧鱼比较麻烦，就不一定每天都吃 50 克鱼，可以改成每周吃 2～3 次鱼、每次 150～200 克较为切实可行。实际上平日喜欢吃鱼的多吃些鱼，喜欢吃鸡的多吃些鸡都无妨碍，重要的是一定要经常遵循膳食宝塔各层各类食物的大体比例。

2. 同类互换，调配丰富多彩的膳食　人们吃多种多样的食物不仅是为了获得均衡营养，也是为了使饮食更加丰富多彩以满足人们的口味享受。宝塔包含的每一类食物中都有许多的品种，虽然每种食物都与另一种不完全相同，但同一类中各类食物所含营养成分往往大体上近似，在膳食中可以互相替换。应用平衡膳食宝塔应当把营养与美味结合起来，按照同类互换、多种多样的原则调配一日三餐。同类互换就是以粮换粮、以豆换豆、以肉换肉。例如，大米可与面粉或杂粮互换，馒头可以和相应量的面条、烙饼、面包等互换。大豆可与相当量的豆制品或杂豆类互换。猪瘦肉可与等量的鸡、鸭、牛、羊、兔肉互换。鱼可与虾、蟹等水产品互换。牛乳可与羊乳、酸奶、乳粉或奶酪等互换。多种多样就是选用品种、形态、颜色、口感多样的食物，变换烹调方法。例如，每日吃 50 克豆类及豆制品，掌握了同类互换多种多样的原则就可以变换出数十种吃法。可以全量互换，全换成相当量的豆浆或熏豆腐干，今天喝豆浆，明天吃熏豆腐干。也可以分量互换，如 1/3 换豆浆，1/3 换豆腐。早餐喝豆浆，中餐吃凉拌腐竹，晚餐

再喝一碗酸辣豆腐汤。

3. 要合理分配三餐食量 我国多数地区居民习惯于一日吃三餐。三餐食物量的分配及间隔时间应与作息时间和劳动状况相匹配,一般早、晚餐各占30％,午餐占40％为宜,特殊情况可适当调整。通常上午的工作学习都比较紧张,营养不足会影响学习、工作效率,所以早餐应当是正正经经的一顿饭。早餐除主食外,至少应包括乳、豆、蛋、肉中的一种,并搭配适量蔬菜或水果。

4. 要因地制宜充分利用当地资源 我国幅员辽阔,各地的饮食习惯及物产不尽相同,只有因地制宜充分利用当地资源,才能有效地应用平衡膳食宝塔。例如,牧区乳类资源丰富,可适当提高乳类摄取量;渔区可适当提高鱼及其他水产品摄取量;农村山区则可利用山羊乳及花生、瓜子、核桃、榛子等资源。在某些情况下,由于地域、经济或物产所限而无法采用同类互换时,也可以暂用豆类替代乳类、肉类,或用蛋类替代鱼、肉。不得已时也可用花生、瓜子、榛子、核桃等干坚果替代肉、鱼、奶等动物性食物。

5. 要养成习惯,长期坚持 膳食对健康的影响是长期的结果。应用平衡膳食宝塔需要自幼养成习惯,并坚持不懈,才能充分体现其对健康的重大促进作用。

(十)中国菜的营养缺陷

中国人的饮食讲究色香味形俱全,却不太讲究营养和科学。一些传统烹饪和选料方法,使食物中的营养素大减,造成食用者营养素摄入不足或不均衡,这些都是应该引起注意的问题。

1. 食盐过量 在传统中国菜里,最讲究的味道是咸味。中国人盐的摄入量偏高,也是传统饮食中较突出的问题。世界卫生组织建议每人每天摄入食盐应不超过 6 克,其中包括食物本身含的盐、炒菜时放入的盐,以及咸菜、酱油、味精等含有的盐。据全国调查数据显示,北京地区居民人均日摄入食盐为 12～15克,东北地区高达 18～20 克。从南到北高血压病的发病率一路增高,这与北方人盐的摄入量高于南方人密不可分。食盐超标带来的危害是慢性的,长期的。很多研究已证实,过多摄入盐与高血压病的发生关系密切。

2. 油大伤身 中餐之所以味美,油的贡献功不可没,它可以很好地改善食物质量,增加口感。油脂同时也是美味和营养的矛盾体。在中国传统饮食中存在一些不健康的烹饪方法,尤其在餐馆中更为严重。厨师做菜时要先将原料过一遍油，之后再放入油锅中炒，菜肴在出锅前还要浇一层明油。这样，无形中使菜肴的油脂含量大大增加。清蒸鱼本是一道很清淡的菜，但餐馆做的清蒸鱼都要放不少大油，目的只是为了提味。这种做法无疑是为了味道而牺牲健康。

3. 强调火候，为美味牺牲营养　水溶性维生素(维生素 C、B 族维生素)在新鲜蔬菜中含量很高，但它们"怕热"，加热时间越长，损失量越大。中餐过分强调火候，有些菜肴烹制时间很长，使食物中的水溶性营养素受到破坏。例如，青椒中维生素 C 含量很高，西餐中一般生吃或用热水稍微烫一下，而中餐的主要做法是和肉一起用大火炒。这使维生素 C 大部分被破坏。另外，广东人喜欢煲汤喝，而煲汤特别强调火候。许多人认为煲汤时间越长，味道越好、越有营养。实际上，对于很多食物原料说来，这种烹调方法是不科学的。

4. 肉类单一　目前，中国人饮食结构中猪肉占肉类食物中的比例太高，吃猪肉最少的地区，猪肉消费也占到肉类的 45% 以上。有的地区甚至百分之百的居民只吃猪肉。相对其他肉类，猪肉所含胆固醇和饱和脂肪酸较高，长期只吃猪肉，容易引起肥胖，而且还会带来高脂血症、冠心病、脂肪肝、胆囊炎等相关疾病。

(十一)"洋快餐"不宜经常吃

洋快餐是营养食品还是"垃圾食品"，这是当前人们关心的热点问题。

1. 洋快餐的缺点　"洋快餐"的最大缺点是肉量过多、蔬菜太少，如汉堡包中夹了一大块肉饼，却只有一片生菜叶和薄薄的一片西红柿。洋快餐的饮料中含大量糖分，油炸马铃薯制成的"炸薯条"大大增加了热量，不仅破坏了维生素，还含有毒性物质丙烯酰胺。营养学家指出，食物热量理想的构成比应当是：60% 来自糖类，25% 来自脂肪，12%～15% 来自蛋白质。另外，还要求低钠(每天 6 克食盐)、低糖和高膳食纤维(每天 20～30 克)。按此标准衡量，可以发现"洋快餐"具有三高(高热量、高脂肪、高蛋白质)和三低(低矿物质、低维生素、低膳食纤维)的特点。如果一日三餐都吃快餐，粗略估算一下，总热量摄入可达 3 005 千卡(12 560 千焦)，远高于中年男性 2 700 千卡(11 286 千焦)和中年女性 2 000 千卡(8 360 千焦)的每日需要热量。

有关专家已确定，丙烯酰胺可以导致基因突变，损害中枢和周围神经系统，诱发良性或恶性肿瘤。采用煎、烤、烘、焙等西式烹饪制作的食物，会产生致癌

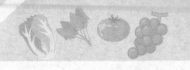

物质丙烯酰胺,尤其大量存在于"洋快餐"中。据统计,与食品有关的癌症中,30%～40%都与丙烯酰胺有关。国际癌症研究中心已将丙烯酰胺列为人类可能致癌物质。世界卫生组织(WHO)规定,每千克食品中丙烯酰胺不得超过1毫克。据测定,美式快餐的炸薯条中丙烯酰胺高出规定标准约100倍,一包普通炸薯片竟超标500倍。在对洋快餐的炸鸡和炸鸡块检测中,也发现含有丙烯酰胺。

2.不宜常吃洋快餐 洋快餐简单、快捷、卫生、味道可口。如果偶然吃吃应该没有大碍,但不应经常吃,更不能天天吃。

值得注意的是,过去洋快餐中确实存在一些不健康的因素,从而造成人们对洋快餐的偏见,但只要洋快餐在食物品种上减少动物性食品,增加植物性食品;在烹饪方法上,减少油炸、油煎,采用多种烤制或蒸煮的制作方法,同样也可以制作出健康营养而又美味可口的食品。有专家建议,吃洋快餐时应合理地进行品种和数量上的选择,注意营养均衡。可以选择牛奶、鲜果汁或蔬菜汤等有益健康的饮料,尽量不要选择可乐等高糖饮料;不宜多吃薯条、苹果派等油炸食品;注意选择有蔬菜的品种,如蔬菜沙拉、粟米棒等,以补充维生素、矿物质和纤维素;尽量不要在晚餐食用洋快餐,更不宜将洋快餐当夜宵,如果午餐时食用的蔬菜不够,应注意在晚餐时多吃蔬菜水果,以保证一天的膳食平衡。

(十二)贵的食物未必是最好的食物

当一个人在沙漠中行走多日,口渴难忍时,水便是最迫切需要的、最好的食物。又如,昂贵的鱼翅为酒席上的一道名菜,它的主要成分是胶原蛋白,其氨基酸的构成并不全面,与人体需要的氨基酸构成不太符合,且不如牛奶、鸡蛋中的白蛋白、球蛋白的营养价值高。所以,从营养价值角度看,吃鱼翅不如喝牛奶、吃鸡蛋有营养。再如,名贵滋补品燕窝,从它所含蛋白质为例,燕窝仅为18.02%,且为不完全蛋白质,难以被人体吸收利用。而我们日常所常吃的鳝鱼含蛋白质18.8%、乌鱼19.8%、牛肉20.1%、鸡肉23.3%,均比燕窝所含的蛋白质为高。对人体来说,价格昂贵的食物未必就是最好的食物,恰恰是日常大众化的食物才是最必需的营养佳品。

（十三）全球十大"垃圾食品"

世界卫生组织（WHO）曾公布了全球十大"垃圾食品"，因为垃圾食品与致癌有关。

1. 油炸类食品　油炸食品是心血管疾病元凶（油炸淀粉），含致癌物质，破坏维生素，使蛋白质变性。

2. 腌制食品　可导致高血压，使肾脏负担过重，引起鼻咽癌，影响黏膜系统（对胃肠有害），易得溃疡和炎症。

3. 加工肉类食品（肉干、肉松、香肠等）　因其含三大致癌物质之一的亚硝酸盐（防腐和显色作用），大量防腐剂可加重肝脏负担。

4. 饼干类食品（不含低温烘烤和全麦饼干）　这类食品香精和色素过多（对肝脏功能造成负担），严重破坏维生素，热量过多、营养成分低。

5. 汽水可乐类食品　一是含磷酸、碳酸，会带走体内大量的钙；二是含糖量过高，喝后有饱胀感，影响正餐。

6. 方便类食品　主要指方便面和膨化食品。方便食品含盐分过高，含大量防腐剂、香精（损肝），只有热量，营养不均衡。

7. 罐头类食品　包括鱼肉类和水果类罐头。这类食品一是维生素被破坏严重，蛋白质变性；二是热量过多，营养成分低。

8. 话梅蜜饯类食品（果脯）　果脯含三大致癌物质之一的亚硝酸盐，且盐分过高，含防腐剂、香精（损害肝脏）。

9. 冷冻甜品类食品　包括冰淇淋、冰棒。这类食品含大量奶油，极易引起肥胖，因含糖量过高而影响正餐。

10. 烧烤类食品　因为烧烤类食品含大量三苯四丙吡（三大致癌物质之首），一只烤鸡腿等于60支烟的毒性，可导致蛋白质炭化变性（加重肾脏、肝脏负担）。

（十四）素食的功过

毛泽东曾说过："基本吃素，饭后百步，遇事不怒，劳逸结合。"

1. 素食的益处

（1）素食中的饱和脂肪酸、胆固醇含量比较低，可以减少心脑血管疾病

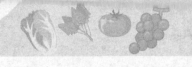

发生。

（2）素食中粗纤维较多，纤维素可以吸水膨胀，使人有饱腹感，不易饮食过量。还能缓解对糖类的吸收，可以减少糖尿病、肥胖症等慢性病的发生。素食中的大量纤维素，还能增强消化和排毒功能，可以减少结直肠癌、便秘、痔疮的发病率。

（3）素食可以减轻肾脏负担，对肾功能不健全者能起到让肾脏"休息"的作用，还可减少肾衰竭和肾结石的发生。

（4）素食中含维生素C、胡萝卜素、叶酸等抗氧化剂，可以预防衰老、增强免疫力。

2. 素食的不足

（1）容易引起缺铁性贫血：植物性食品只含非亚铁血红蛋白的铁，不如肉食中亚铁血红蛋白的铁好吸收。所以，素食者体内铁的储存量较低。

（2）容易缺乏维生素 B_{12}：维生素 B_{12} 是造血过程和神经系统所必需的。维生素 B_{12} 几乎只存在于动物性食品中，而螺旋藻类、海生植物、大豆发酵食品的维生素 B_{12} 是缺乏活性的。因此，素食者应该服用维生素 B_{12} 补充剂。

（3）容易引起微量元素和维生素缺乏症：素食中锌、钙、铁含量少，且含有较多的植物酸和草酸，会阻碍锌、钙和铁等元素的吸收，容易引起骨质疏松、免疫功能及性欲低下等。人体必需的元素如锌、钙、铁等都来自荤食。

（4）蛋白质质量低：植物蛋白的质量比动物蛋白要差一些，赖氨酸等必需氨基酸要少些。蛋白质摄入量不足，会影响身体发育，容易疲劳，对传染病的抵抗力降低，甚至出现营养性水肿。

（5）脂肪缺乏、热量低：食品中脂肪缺乏会影响脂溶性维生素A、维生素D、维生素E、维生素K的吸收。缺乏维生素D易患佝偻病和骨质疏松症；缺乏维生素E会引起溶血性贫血；缺乏维生素K易引起自发性出血。饱和脂肪酸更是"大脑的食粮"，对促进大脑智力发育极为重要，所以长期素食对智力发育危害较大。

长期蛋白质和脂肪的不足，容易引起营养不良。据安徽医科大学对九华山寺庙中的90多名僧尼体格检查发现，多数人存在不同程度的营养不良。

3. 荤素结合最适宜 根据对素食功过的全面分析，我们认为长期食素是不科学的。素食或肉食，单纯哪一方面都不能满足人体的需要，肉食中的蛋白质、钙、磷、脂溶性维生素优于素食；而素食中的不饱和脂肪酸、维生素和纤维素又优于肉食。因此，应该选择荤素结合的饮食结构，肉食素食相互调剂，取长补短，才有利于健康。

（十五）地中海饮食值得借鉴

地中海饮食因流行于地中海沿岸国家而得名，因其对健康的有益作用而出名。以前的研究发现，地中海饮食可预防高血脂、高血压、糖尿病等与现代生活方式有关的疾病。《英国医学杂志》上刊登了意大利学者一项对 150 万人的研究报告：坚持地中海饮食能显著改善居民的健康状况，使平均死亡率下降 9%、心血管死亡率下降 9%、癌症死亡率下降 6%、帕金森病和阿尔茨海默病的发病率降低 13%。其实，早在 20 世纪 70 年代，营养学家就发现地中海沿岸国家的居民心脏病和癌症的发生率比其他地区低，其原因和他们的饮食习惯有关。

地中海饮食有哪些特点呢？

特点一，多吃鱼少吃肉，以白肉取代红肉。地中海沿岸国家的居民摄取蛋白质主要来自鱼类，其次是鸡肉与坚果类，很少吃畜肉，每周吃鸡蛋不超过 4 枚。因为鱼的脂肪含量低于畜肉，胆固醇含量一般也较低。尤其是沙丁鱼，含有丰富的 Ω-3 系列不饱和脂肪酸，能降低血液的黏稠度和提高高密度脂蛋白水平，有助于保护正常的心脏节律。

特点二，多吃蔬菜与水果。地中海饮食中有大量的新鲜蔬菜和水果。蔬菜以根茎类居多，如洋葱、土豆、胡萝卜、萝卜、大蒜等。这些食物含有丰富的植物化学物质、维生素、矿物质和纤维素，具有抗氧化、抗肿瘤等保健作用。地中海沿岸还盛产一种叫马齿苋的野菜，是当地居民餐桌上常见的食物，它有增加前列腺素合成的作用，能降低血液黏滞度。地中海沿岸居民不只蔬菜摄入的总量大，还习惯生吃，如做成蔬菜沙拉。

特点三，吃全麦制品。地中海居民吃的面包和通心粉是用全麦粉制作的。全麦制品富含维生素与膳食纤维，面包里不添加对健康不利的反式脂肪酸，这不仅有助于降低血脂，通利大便，防止肥胖，还能减少大肠癌等多种癌症及慢性疾病的发生风险。

特点四，以橄榄油为食用油。地中海沿岸居民的食用油以橄榄油为主，橄榄油含有大量有益血管健康的亚油酸、角鲨烯、多酚、脂溶性维生素、胡萝卜素和 α-亚麻酸，而对健康不利的饱和脂肪酸的含量很低，可以升高高密度脂蛋白胆固醇（俗称好胆固醇），降低低密度脂蛋白胆固醇（俗称坏胆固醇）、总胆固醇和三酰甘油，能预防高脂血症和动脉粥样硬化症，有助于降低高血压病的发病

风险和有效保护心脏。

特点五,每天饮少量葡萄酒。地中海居民几乎每餐必饮 1～2 杯红葡萄酒,还习惯用葡萄酒烹调食物。红葡萄酒中富含抗氧化作用的白藜芦醇等成分,适量饮用具有抗癌和抗血小板凝集的作用,能减少动脉硬化和血管血栓病的发生风险,还有抗衰老、抗辐射等作用。

地中海饮食的这些特色,值得我国居民借鉴。

(十六)参照"食物血糖生成指数"来选食

"食物血糖生成指数",代号为"GI",是一种衡量各种食物对血糖可能产生多大影响的指标。用吃一定量的某种食品,检测餐后 2 个小时内的血糖水平,计算血糖曲线下面积,与同时测定的相同量葡萄糖耐量曲线下面积比较所得的比值。

20 世纪 70 年代以前,营养学家们曾经认为,各种淀粉进入消化系统后会在消化酶的作用下,以大致相同的速度消化分解为葡萄糖,所以所有含淀粉食品对餐后血糖的影响相似,即:100 克大米、100 克小米、100 克糯米、100 克绿豆等由于具有相似的碳水化合物含量,所以它们对于人们血糖的影响也是近似的。

食物中的碳水化合物进入人体后经过消化分解成单糖,而后进入血液循环,进而影响血糖水平。由于食物进入胃肠道后消化速度不同,吸收程度不一致,葡萄糖进入血液速度有快有慢,数量有多有少,因此即使含等量碳水化合物的食物,对人体血糖水平影响也不同。专家提出用食物血糖生成指数(GI)来衡量某种食物或膳食组成对血糖浓度影响的程度。

一般而言,食物血糖生成指数大于 70 为高 GI 食物,小于 55 为低 GI 食物,55～70 为中 GI 食物。豆类、乳类、蔬菜是低 GI 食物,馒头、米饭是高 GI 食物。谷类、薯类、水果常因品种和加工方式不同,以及其中的膳食纤维的含量不同而发生变化,并引起其 GI 的变化。

血糖生成指数的特点:它是由人体试验获得,而不像有些指标只是一个实验室得出的数据。所以准确性较高,有助于帮助糖尿病患者选择多样化的食物。现已广泛用于肥胖症、代谢综合征患者的膳食管理及健康人群的营养教育(表1)。

表 1　常见食物血糖生成指数

食物种类	食物名称	GI	食物种类	食物名称	GI
谷类	荞麦面条	59.3	水果	樱桃	22
	荞麦面馒头	66.7		李子	24
	精米饭	83.2		柚子	25
	小米	71		鲜桃	28
	糙米	70		香蕉	52
	玉米粉	68		梨	36
	大麦粉	66		苹果	36
	粗麦粉	65		柑	43
	荞麦	54		葡萄	43
	燕麦	55		猕猴桃	52
	白小麦面面包	105.8		芒果	55
	白小麦面馒头	88.1		菠萝	66
豆类	扁豆	18.5		西瓜	72
	绿豆	27.2	糖类	果糖	23
	冻豆腐	22.3		乳糖	46
	豆腐干	23.7		蔗糖	65
	炖鲜豆腐	31.9		蜂蜜	73
	绿豆挂面	33.4		白糖	93.8
	黄豆挂面	66.6		葡萄糖	100
				麦芽糖	105

(十七)劝君常吃黑色食品

　　黑色食品是指含有天然黑色素的动植物食品,不论是动物还是植物,由于含有天然黑色素,其色泽均呈乌黑或深紫、深褐色。有些品种外皮乌黑;有的品种一黑到底,表里如一,如黑米、黑芝麻、黑木耳、香菇、紫菜、海带及乌鸡等。人工生产的黑色食品,其目的只是为了刺激人们的食欲,如乌梅、豆豉、酱油、松花蛋等。黑色食品含有 17 种氨基酸及铁、锌、硒、钼等十余种微量元素、维生素和亚油酸等营养素,有通便、补肺、提高免疫力和润泽肌肤、养发美容、抗衰老等作用。随着科学技术的迅速发展,营养学家们经过广泛深入地研究后普遍认为,

黑色食品是一种理想的保健佳品,不但营养丰富,而且具有抗衰老、防癌、治病等功效。

究其缘由,乃因黑色食品具有以下优势:一是来自天然,所含有害成分极少;二是营养成分齐全,质优量多;三是可明显减少动脉硬化、冠心病、脑中风等严重疾病的发生几率。此外,黑色食品各自尚有其独特的防病本领,如乌鸡能调理女性月经;黑木耳能防治泌尿系结石、降低血黏度,血液得到稀释,人就不容易得脑血栓、老年痴呆,也不容易得冠心病。如每日吃5~15克黑木耳,能显著降低血黏度与胆固醇含量,有助于预防血栓形成。

在日常生活中,一般常见到的黑色食品种类是很多的,如乌鸡、鳖、黑鱼、海参、乌龟、青鱼、黑豆、黑芝麻、黑麦、黑玉米、黑米、黑谷子、黑枣、黑木耳、海带、香菇及紫菜等。这些食品营养价值普遍高于普通食品,如黑玉米所含粗蛋白和赖氨酸比普通玉米高50%~80%,并富含多种维生素及钙、铁等。

黑色动植物食品中,蛋白质的含量都是比较丰富的,而且质量好,人体容易吸收,如每100克黑豆中蛋白质含量高达40~50克。植物性的黑色食品中,脂肪含量较高,其脂肪的成分为多价不饱和脂肪酸,有利于营养脑细胞,防止血液胆固醇沉积,并有利于脂溶性维生素的吸收;还含有较丰富的B族维生素,特别是富含我国膳食结构中容易缺乏的维生素B_2等成分。从营养角度来看,大部分黑色食品的独特优点是富含钙、磷等,且比例合理。因此在日常生活中,多吃一些黑色食品,有利于弥补我国传统膳食中钙、磷比例失调的缺陷,促进人体健康。

黑色食品含有人体需要的多种微量元素,其中锌的含量喜人,对于处在生长、发育阶段的青少年来说,有选择地食用一些黑色动植物食品,以及时补充生长、发育所需的营养,是大有好处的。

经常食用黑色食品可调节人体生理功能,刺激内分泌系统,促进唾液分泌,有益于胃肠消化和增强造血功能,提高血红蛋白的含量,并有润肤美容与乌发的作用和延缓衰老的功效。黑色食品还可消肿利尿,防治心、脑血管病和防癌、抗癌。采用不同的黑色食品组成的食疗方,可用于防治多种疾病。

(十八)保健食品与绿色食品

保健食品指具有特定保健功能或以补充维生素、矿物质为目的的食品,即适宜于特定人群食用,具有调节机体功能,不以治疗疾病为目的,并且对人体不产生任何急性、亚急性或者慢性危害的食品。保健食品与普通食品、药品有着本质的区别。保健食品是指具有特定保健功能的食品。作为食品的一个种类，保健食品具有一般食品的共性，既可以是普通食品的形态，也可以使用片剂、胶囊等特殊剂型。但保健食品的标签说明书可以标示保健功能，而普通食品的标签不得标示保健功能。

保健食品与药品的主要区别是保健食品不能以治疗为目的，但可以有保健功能，不能有任何毒性，可以长期使用；而药品应当有明确的治疗目的，并有确定的适应证和功能主治，可以有不良反应，有规定的使用期限。

药食两用的中药有 87 种，这 87 种中药既可以作为食品用，也可以作为药品用，是进行食品或保健食品开发的重要原料：丁香、八角茴香、刀豆、小茴香、小蓟、山药、山楂、马齿苋、乌梢蛇、乌梅、木瓜、火麻仁、代代花、玉竹、甘草、白芷、白果、白扁豆、白扁豆花、龙眼肉(桂圆肉)、决明子、百合、肉豆蔻、肉桂、余甘子、佛手、杏仁(甜、苦)、沙棘、牡蛎、芡实、花椒、赤小豆、阿胶、鸡内金、麦芽、昆布、枣(大枣、酸枣、黑枣)、罗汉果、郁李仁、金银花、青果、鱼腥草、姜(生姜、干姜)、枳椇子、枸杞子、栀子、砂仁、胖大海、茯苓、香橼、香薷、桃仁、桑叶、桑葚、橘红、桔梗、益智仁、荷叶、莱菔子、莲子、高良姜、淡竹叶、淡豆豉、菊花、菊苣、黄芥子、黄精、紫苏、紫苏子、葛根、黑芝麻、黑胡椒、槐米、槐花、蒲公英、蜂蜜、榧子、酸枣仁、鲜白茅根、鲜芦根、蝮蛇、橘皮、薄荷、薏苡仁、薤白、覆盆子、广藿香。

绿色食品并非特指那些绿颜色的食品，而是指按照特定生产方式生产，经专门机构认定，许可使用绿色食品标志商标的无污染的安全、优质、营养类食品。它可以是蔬菜、水果，也可以是水产、肉类。绿色食品分 AA 级和 A 级，AA 级指食品生产过程中不使用任何有害化学合成物质，A 级指生产过程中允许限量使用限定的化学合成物质。一句话，绿色食品就是安全、卫生、营养的食品。

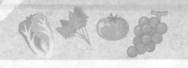

二、水是生命的摇篮

（一）水乃生命之源

水在人体中是仅次于氧气的重要物质。成人体内60％～70％的重量是水。儿童体内水的比重更大，可达80％。如果一个人不吃饭，只喝水，依靠自己体内贮存的营养物质或消耗自体组织，可以存活1个月。但是如果不喝水，连1周时间也很难度过。体内失水10％，就威胁健康；如失水20％，就有生命危险，可见水对生命的重要性。

水在体内不仅构成身体成分，而且还具有重要的生理功能：①水在细胞内构成介质，人体内所有的生化反应都依赖于水的存在。②将营养成分运输到组织，将代谢产物转移到血液进行再分配，以及将代谢废物通过尿液排出体外。③水是体温调节系统的主要组成部分，体内能量代谢产生的热，通过体液传到皮肤，再经蒸发或出汗来调节体温，保持体温的恒定。④润滑组织和关节。

人体营养最需要、最基本的膳食宝塔底座是水，水是人体最重要的营养元素。

（二）不要等到口渴再喝水

人体需要的水可以通过三方面得到供给：一是饮水；二是固体食物；三是细胞氧化。在正常环境温度条件下，人们一般通过饮水摄入约1 400毫升，固体食物产生约700毫升，细胞氧化约200毫升，总计约2 300毫升。水通过尿、粪便、汗液、皮肤及呼吸道挥发等方式排出体外，排泄量分别为尿液约1 400毫升，粪便约100毫升，出汗约100毫升，皮肤挥发约350毫升，呼吸道挥发约350毫升，总计约2 300毫升。高温环境里人体的水分排出量可达到约3 300毫升，长久锻炼或剧烈运动时体内排出水分可高达约6 600毫升。因此，要达到体内的水平衡，就要根据排泄量来调整自身的饮水量。

人体所需水分最容易通过直接饮用白开水或含水90％的饮料而得到有效

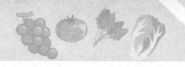

补充。水也可以通过含水分高的水果、蔬菜等固体食物得到补充。

与食欲相反，人们喝水的欲望不太强烈。只有丢失 2％体重的水分人才会感到口渴，只有轻度脱水时才会产生口渴，常常会导致大多数人饮水不足。

身体脱水的早期症状有口干、疲劳、食欲不佳、皮肤潮红、胃部发热、轻微头痛、嗓子干、热耐受不良、尿色变黄等。损失体重 10％的水分就会损害工作能力，出现恶心、虚弱、谵妄、高热等临床症状。严重脱水的症状表现为吞咽困难、身体摇摆、笨拙、皮肤起皱、眼睛下陷和视物模糊、排尿疼痛、皮肤麻木、肌肉痉挛、谵妄。损失水分超过体重 20％时便会危及生命。

水该怎样喝才有利于身体健康呢？

1. 要少量多次主动饮水，不要等到口渴再喝水 由于每个人排出的水分量的不同，补充水分的多少也要因人而异，所以补充水分的多少可由小便的颜色来判断。正常的尿液应该是比啤酒的颜色淡，如果尿的颜色深于啤酒，就表示水分摄取太少，有脱水的情况，应该多喝一点水了。另外，年纪大的人血液中盐分的浓度高，所以老年人不容易口渴。因此，老年人更应该多注意尿液的颜色，如果颜色太黄就应该少量多次地补充水分。

现在很多办公室都有空调设备，每天坐在办公室工作，活动量较小，一天下来，人很少会出汗，也就没有了想喝水的感觉，加之有时候工作一忙就忘了喝水。这样下去，同样会对身体造成很大的伤害，久而久之，尿液便会浓缩，容易形成输尿管或肾结石，这时候就表现为剧烈的腰痛或腹痛，出现血尿。所以，只有主动的随时补充水分，养成良好的饮水习惯，健康才可以用既简单又经济的方法得到。

2. 每天要喝"8 杯水" 这个量到底是多少？这个问题令人难以回答，因为每个人喝水的杯子大小都不一样。在温暖气候条件下生活的成年人，每日至少饮水1 200毫升，也就是 2 瓶矿泉水的量。有人会问，以前一直说每天喝水不能少于2 000毫升，为什么现在只有1 200毫升了？其实，2 000毫升是指人一天需要的水分总量，水果蔬菜里也含有大量的水分，连主食、肉里都有水，人体需要的水很大一部分来自于食物中。

3. 饮水并非越多越好 一次急骤大量饮水，还会引起水中毒。英国一位患者连续饮水 15 升，2 小时后因呼吸和心脏骤停而死亡。经反复检验，死因就是过量饮水。水喝多了会加重肾脏负担，喝少了体内排毒物质减少，对健康不利。但是，现在普遍的趋势是人们往往不注意喝水，喝水偏少。尤其是中老年人、在空调房间工作或是出差旅行的人，更应该主动多喝些水，以促进体内废物排泄，

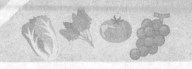

少生病。这便是古人所说"物无美恶,过则为灾"的道理。

(三)睡前和起床各饮1杯水

很多人因为怕在夜间起床小便而不敢在睡前饮水,老年人更是如此。老年人随着年龄的增长,体内固有水分和皮肤细胞内水分逐渐减少,出现了慢性生理性脱水,所以皮肤干燥、皱纹增多。夜间入睡后,机体处于松弛状态,新陈代谢率降低,血流缓慢,若白天活动丢失的水分未得到及时补充或补充不足,夜间就会因缺水而使血液黏稠度增加,血流进一步减慢,容易形成微小血栓,堵塞心脑血管,导致心肌梗死或脑血栓等病的发生。如果每晚睡前饮杯白开水,就会使体内水分增加,血黏稠度降低,维持心脑血管正常的生理功能,有助于防止冠状动脉血管痉挛和微小血栓形成,维护身体健康。

正常人的血压呈现明显昼高夜低的节律性变化,血压在睡眠时间最低,清晨迅速上升,这种现象在医学上称为"血压晨冲",晨冲时间持续4~6小时,这时的血液黏稠度最高。这些因素是引起心脑血管事件在早晨发生频率最高的重要因素,是冠心病、心绞痛、心肌梗死、脑卒中发病的高峰时段,医学上有"魔鬼时间"之称。人体经过一夜的睡眠和休息,因为排尿、呼吸等原因,水分排泄比较多,致使血液的黏滞度比较高,所以,早晨起来时脑梗死与心肌梗死这些疾病发病比较高。因此,健康饮水从早上就可以开始了,早上一杯水,可以改变人体经过一夜睡眠之后所产生的许多不便。

早晨起来,胃肠正处于空乏状态,水可以很快被吸收,并渗透至细胞组织内,使机体补充到充足的水分,血液循环恢复正常,从而提高人体的抗病能力,大大降低心脑血管的发病率。在早晨起来的时候,也许不会感到饿,不想吃东西。可是不吃早饭的话,到了中午又会饿得发慌。其实,只要早上喝一杯水就会不一样了,水会使趋于睡眠状态的副交感神经兴奋起来,这样一来就有了想吃早饭的欲望。而且早晨起床后喝杯水,还能促进肠胃的蠕动,有利于排便,从而起到清洁体内垃圾的作用。

晨起、睡前一杯水,有人称为是"救命水",这一既简单又经济的小动作,确能带来大健康。老年人应该养成习惯,并持之以恒,早晚各饮一杯水(每杯水约200毫升)。有些人担心睡前饮水会增加夜尿次数而影响睡眠。其实,老年人即便睡前不饮水也会有夜尿。睡前喝一杯水,对健康是有促进作用的。早晚饮水,最好是饮温开水或温热的淡茶水,而不宜饮太烫的水或凉水,更不宜喝浓

茶、纯净水、矿泉水、含糖饮料等。只有温开水和温热的淡茶水才会起到稀释血液的作用。

(四)最好的水是白开水和淡茶

最好的水、最好的饮料是白开水或淡茶。国内外专家研究表明,白开水的生物活性比自然水高出 4～5 倍,与生物活细胞里的水十分相似,经常饮用不仅解渴,还可预防感冒、咽喉炎和某些皮肤病。

经常适量饮用淡茶有利于健康。茶叶中含有多种对人体有益的化学成分,如茶多酚、咖啡因、茶多糖等。茶多酚、儿茶素等活性物质可以使血管保持弹性,并能消除动脉血管痉挛,防止血管破裂。有研究表明,长期饮茶可能对预防心脑血管病和某些肿瘤有一定益处。研究发现,绿茶里有一种茶多酚的衍生物(EGCG),有非常强的抗癌功能,一天只要喝 3 杯绿茶,就有足够的成分去攻击癌细胞里的双氢叶酸还原酶,以预防癌细胞的转移。还有研究发现,日本和韩国人吸烟不比欧美人少,但他们肺癌的发病率却较低,这得益于大多数日本人、韩国人有喝茶的习惯。但长期饮用浓茶会影响消化功能。茶叶中的鞣酸会阻碍铁质吸收,引起缺铁性贫血,所以淡茶慢饮才是最好的饮料。每种茶的功效不同,绿茶性凉,善于清热解暑,还有抗癌、抗氧化的功用;半发酵茶乌龙茶(铁观音、大红袍)对减肥、降脂效果非常好;我国西藏、云贵地区和东南亚地区的人喜欢饮用黑茶(一种后发酵茶,如六宝茶、普洱茶),它对亚热带地区疾病有预防作用;红茶属于发酵茶,有暖胃的作用,冬天可以适当饮用。

目前,市场上的饮用水有不少品种。

1. 纯净水　是以城市自来水为水源,在过滤掉了水中的有害、有毒物质的同时,也过滤了对人体有益的矿物质。长期饮用会影响人体内的酸碱平衡,弱化神经、肌肉和多种酶的活动,降低人体的免疫力。随着人们使用瓶装饮用纯净水的日益增多,我国医学界、营养学界的许多专家都先后提出忠告,纯净水不宜长期饮用。这是因为从目前我国人民的饮食结构来看,有些微量元素很难从食物中获得,而饮水是补充矿物质和微量元素的重要途径之一。如果人们长期饮用不含或缺乏矿物质和微量元素的水,不但人体得不到必需的营养物质,更会因为此种水的渗透压比较低而大量带出体内的矿物质,扰乱人体原有的生理平衡,对妇女、儿童和老年人尤为不利。

2. 矿泉水　是指从地下深处自然涌出或人工开采所得到的未受污染的天

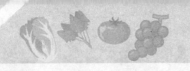

然地下水经过过滤、灭菌罐装而成。矿泉水含有一定的矿物质,其中的矿化物多呈离子状态,容易被人体吸收。矿泉水的微量元素含量通常比较单一,也不能为人体提供全面、均衡的矿物质。经常饮用会导致某些元素过量,增加肾脏负担,容易产生肾结石、尿道结石和胆结石等疾病。

3. 饮用矿物质水 是通过人工添加矿物质来改善水的矿物质含量。这样的水虽然增加了纯净水中部分矿物元素的含量,但是添加的矿物质被人体吸收、利用的情况,以及对人体健康的作用如何还有待进一步研究与观察。

4. 纯水 是指以符合生活饮用水卫生标准的水为原水,采用反渗透法、蒸馏法、电渗析法、离子交换法及其他适当的加工方法,去除水中的矿物质、有机成分、有害物质及微生物等加工制成的,且不含任何添加物,可直接饮用的水。因价格较贵,目前饮用的人尚不多。

5. 净水 是指以符合生活饮用水卫生标准的水为原水,经过深度处理方法制得的,保留了生活饮用水中部分矿物质的可直接饮用的水。在我国水质污染比较严重的上海,已有 50 余个"净水屋"在生产净水,水质均符合标准,受到了市民的欢迎。

目前市场上的饮用水还有太空水、蒸馏水、离子水、电解水、远古水和泉水等等,层出不穷,广告也铺天盖地,让消费者不知选用哪一种为好。笔者认为,最好的水还是无污染的白开水或淡茶。

(五)饮水陋习莫小视

1. 六种水不能喝 生水(尚未煮过的水)、未煮沸的水(虽煮过,但还未沸腾的水)、重新煮沸的水(热水瓶里剩余的温开水重新烧开)、千滚水(反复煮沸的水)、蒸锅水(蒸馒头等食品的剩锅水)和老化水(长时间贮存不动的水)六种水,是绝对不可饮用的。这是因为水不卫生,细菌未杀灭或者储存时间过长,其中的亚硝酸盐含量上升,可转换为有致癌作用的亚硝胺。当水加热到100℃并继续沸腾3分钟,放温后(30℃以下)最适合安全饮用,这样不会过于刺激胃肠道的蠕动,不易造成血管收缩。

2. 牛奶不能当水喝 曾有位美国住南京的老外,其3岁的儿子食欲一直不好,经过询问是因为这孩子把牛奶当水喝,每天要喝4瓶,经劝说改为每天1瓶,食欲便随之转香了。牛奶含优质蛋白质,225毫升全脂牛奶产生的能量是150千卡,低脂牛奶是100千卡,脱脂牛奶产生的能量仍有85千卡。尤其

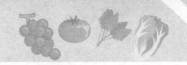

是孩子,把牛奶当水喝不仅可能使能量过剩,引起食欲缺乏,还会增加肾脏的负担。

3. 果汁饮料代替白开水　不少长辈溺爱孩子,孩子渴了就喝果汁饮料而拒绝白开水,有的孩子离不开可乐等饮料,这些孩子常常表现为食欲缺乏、多动、脾气乖张、身高不足等,医生将这种情况称为"果汁饮料综合征"。嗜饮果汁饮料的儿童体格发育呈现两极分化:要么过瘦,要么过胖。市售饮料中糖分含量过高,使食欲原本不旺盛的儿童从饮料中获得不少热能,从而影响正餐进食,长此下去必将造成蛋白质、维生素和微量元素摄入不足,影响体格和智力发育;而对于本来就食欲旺盛的儿童,在正餐之外又从饮料的糖分中获得过多的能量,造成能量过剩,便会以脂肪形式贮存起来,结果导致"小胖墩"。果汁饮料中的人工色素等添加剂的危害不容忽视,添加剂在体内积蓄,会干扰体内多种酶的功能,对儿童新陈代谢和体格发育造成不良影响。

(六)需要多喝水和限量喝水的人

不注意喝水可带来不少的隐患,常见的情况有长期缺水很容易发生尿道感染或结石;尿酸高的人会因为少喝水而加速痛风形成;还会出现便秘、干眼症和皮肤干燥等毛病。而且睡前不补充水分,有可能增加血栓形成的概率。有以下几种疾病需要多喝水:

1. 感冒发热患者需要多喝水　由于感冒发热造成体温上升,会使水分减少,建议由尿液的颜色来判断补充水分多少,如果尿液颜色比啤酒颜色深就要多喝水了。

2. 支气管炎患者需要多喝水　水是最好的化痰药,所以咳嗽时可以多喝水,除了可以将痰液稀释,使气管舒畅外,还有助于将细菌、病毒随痰液排出。

3. 尿路结石或尿路感染患者需要多喝水　在泌尿系统疾病方面,很多病都必须多喝水。对于尿路结石患者,建议一天至少要有 2 000 毫升的排尿量,如果所喝水不足以排出 2 000 毫升的尿液,就很难把小一点的尿结石排出体外了。所以,对于尿路结石的患者,喝水的时间建议在两餐之间,也就是饭后 2 小时可多喝水,因为这时吃饭摄入的水分已吸收,可再补充些水分;运动后流汗所排出的水分增多,这时结石患者更应比常人补充更多的水分。另外,半夜一般是人体脱水期,建议结石患者最好在半夜也能补充 100~200 毫升的水分,也就是半夜上厕所后再喝一次水。

尿道炎、膀胱炎等尿路感染的人也要多喝水。尿路感染是逆行性感染,也就是细菌经由尿道、膀胱再到肾脏,因为感染后小便时会有疼痛、灼热感,而且排尿次数多,所以很多患者因为怕痛反而不敢多喝水,结果使病情更加严重。其实尿路感染一定要多喝水。喝水的方法和尿路结石的患者一样,一天喝3 000毫升都没关系,因为水分可以稀释细菌,有助于将细菌排出,使感染程度减轻。

4. 前列腺增生患者需要多喝水 前列腺增生的患者会有小便不畅、尿频等问题,多喝水可以帮助尿液排出。不过前列腺增生的患者因为晚上会有夜尿频繁问题,所以晚上不建议多喝水,以免影响睡眠。

5. 肠胃炎患者需要多喝水 因为拉肚子会排出太多水分,所以需要补充水分。如果症状轻微只补充白开水就可以了,严重时才要补充电解质。胃酸过多的患者,也可以多喝水来稀释胃酸。

6. 便秘患者要多喝水 改善便秘的方法之一是多喝水,多喝水可以使大便变得柔软容易排出,而食物中的糖分和盐分也有助于把水留在肠胃里。

7. 血液黏稠患者需要多喝水 很多老年人担心半夜起床小便会影响睡眠,所以主张睡前不能喝水。但专家研究发现,睡前不喝水的人容易造成血液中水分不足,血液变得黏稠,增加脑梗死或心肌梗死的危险。从晚餐到第二天早上起床前若不补充水分,因为血液过于黏稠,易产生血块,很容易在清晨时发生血栓。因此,最新的健康观念是不赞成晚饭后禁水,反而在睡前应补充一些水分,半夜起床排尿一次,再补充一点水分。这样有助于减少血栓发生的机会。

8. 痛风患者需要多喝水 痛风患者血中尿酸高,如果水分不够,会加速尿酸沉淀形成痛风石。但是尿酸可以经运动流汗排出,所以痛风患者更应该在运动前多补充水分,以帮助尿酸排出,否则多运动使水分减少,就弄巧成拙了。

9. 吃药需要多喝水 吃药时应多喝一些水,除了可以帮助药物吸收外,也可以避免药物卡在食管或附着在胃肠壁而伤害肠胃黏膜。因此,一般建议吃药时最好喝100~200毫升的水。

但是,水喝得太多会造成水中毒,所谓水中毒是指水分摄取过多会使水积在肾脏、心脏、肺脏,造成器官过量的负担,对器官功能造成损害。研究发现,人体心脏每分钟可打出5升的血液,其中1/5到肾脏,也就是每分钟约有1升的血液到肾脏,一天约1 440升的血液流到肾脏,而经肾小球过滤后约有180升的尿液产生,但最后只排出约1%的水,其余99%的水分都由人体再回收。

当人体喝了太多的水之后,就会增加心脏和肾脏的负担,所以多喝水对于肾脏病、心力衰竭和肝硬化的患者绝对不可取,这些患者都必须限水、限盐的。

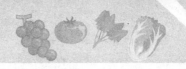

心脏功能不良、有过心力衰竭的患者,若水分摄取过量,也会造成肺水肿,严重者可能致命。肾功能不全、尿毒症需要透析的患者,则因水分无法正常排出,造成肺水肿及心脏衰弱的症状,喝水太多时,会增加心脏和肾脏的负担,使病情加重。肝硬化腹水的患者也不能多喝水,否则将使腹水更加恶化,并造成下肢水肿,所以需要限水。脑水肿的患者也不能一味补水,否则会使病情恶化,甚至引起死亡。

31

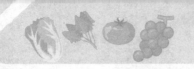

三、合理选择饮料

（一）五花八门的饮料如何选

在我国经过定量包装的，供直接饮用或用水冲调饮用的，乙醇含量不超过质量分数为 0.5% 的制品都属于饮料。按照 GB10789《饮料通则》的分类，我国饮料可分为：碳酸饮料（汽水）类、果汁类和蔬菜汁类、蛋白饮料类、饮用水类、茶饮料类、咖啡饮料类、植物饮料类、风味饮料类、特殊用途饮料类、固体饮料类及其他饮料类。

1. 碳酸饮料类　是指在一定条件下充入二氧化碳的饮料，包括可乐型、果汁型、果味型及苏打水、姜汁汽水等。

2. 果汁类和蔬菜汁类　是指用水果和（或）蔬菜等为原料，经加工或发酵制成的饮料，包括 100% 果汁（蔬菜汁）、果汁和蔬菜汁饮料、复合果蔬汁（浆）及其饮料、果肉饮料、发酵型果蔬汁饮料等。其中果汁和蔬菜汁饮料的果汁或蔬菜汁含量须在 10% 以上；水果饮料果汁含量须在 5% 以上。

3. 蛋白饮料类　是指以乳类或乳制品，或有一定蛋白含量的植物的果实、种子或种仁等为原料，经加工制成的饮料，包括含乳饮料、植物蛋白饮料、复合蛋白饮料。其中，含乳饮料又包括配制型含乳饮料和发酵型含乳饮料，这两类含乳饮料中乳蛋白质含量须在 1% 以上；含乳饮料包括乳酸菌饮料，乳酸菌饮料乳蛋白质含量须在 0.7% 以上。植物蛋白饮料包括了豆奶（浆）、豆奶饮料、椰子汁、杏仁露、核桃露、花生露等，其蛋白质含量须在 0.5% 以上。

4. 饮用水类　是指密封于容器中的可直接饮用的水，包括饮用天然矿泉水、饮用天然泉水、其他天然饮用水、饮用纯净水、饮用矿物质水及其他饮料水（如调味水）。

5. 茶饮料类　是指以茶叶的水提取液或其浓缩液、茶粉等为原料，经加工制成的饮料，包括茶饮料（茶汤）、调味茶饮料、复（混）合茶饮料等，其中调味茶又分为：果汁（味）茶饮料、奶（味）茶饮料、碳酸茶饮料。

6. 咖啡饮料类　是指以咖啡的水提取液或其浓缩液、速溶咖啡粉为原料，

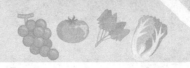

经加工制成的饮料,包括浓咖啡饮料、咖啡饮料、低咖啡因咖啡饮料。

7. 植物饮料类 是指以植物或植物抽提物(水果、蔬菜、茶、咖啡除外)为原料,经加工制成的饮料,包括食用菌饮料、藻类饮料、可可饮料、谷物饮料、凉茶饮料等。

8. 风味饮料类 是指以食用香精(料)、食糖和(或)甜味剂、酸味剂等作为调整风味的主要手段,经加工制成的饮料,包括果味饮料、乳味饮料、茶味饮料、咖啡味饮料等。

9. 特殊用途饮料类 是指通过调整饮料中营养素的成分和含量,或加入具有特定功能成分以适应某些特殊人群需要的饮料,包括运动饮料、营养素饮料、能量饮料等。

10. 固体饮料类 是指食品原料、食品添加剂等加工制成粉末状、颗粒状或块状等固态料的供冲调饮用的制品,如果汁粉、豆粉、茶粉、咖啡(速溶咖啡)、果味型固体饮料、固态汽水(泡腾片)、姜汁粉、蛋白型固体饮料等。

【喝饮料应该注意的问题】

(1)每日饮用量500毫升左右,一次不可喝饮料过多过急,否则会引起不同程度的胃胀气,影响食欲。

(2)饭前不宜饮用饮料,因为饮料会稀释胃液,降低胃酸的消化能力和杀菌能力,很容易造成胃肠病。

(3)中老年人不宜饮用可乐、雪碧等碳酸饮料,因为其中所含的二氧化碳会刺激胃黏膜,减少胃酸的分泌,另外使胃膨胀,影响胃的正常蠕动,延缓食物的排空时间,引起腹部胀痛,甚至引发急性胃炎、胃痉挛等。

(4)肥胖症、糖尿病患者不宜饮用,因为多数饮料中含有一定的糖分。

(5)不能用饮料代替蔬菜和水果。

(6)不能用饮料代替白开水。

(二)汽水可乐类饮料不宜多喝

可口可乐最初是用"可乐"为基本原料配制而成的。可乐,又名可拉,是一种原产于非洲西部热带地区的梧桐科小乔木,一般高4～7米,一年中两次开花,两次结果。可乐果种子中含有2.4%～2.6%的咖啡因和可乐定等生物碱,用它做饮料,有兴奋提神的作用。采用可乐果做原料,则可制成治疗头痛、晕船、神经痛、腹泻、呕吐等各种疾病的药品。此种可乐果还用于配制可乐酒、可

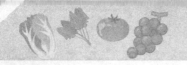

乐巧克力糖等多种饮料和食品。

可乐果最大的用途是制作可口可乐汽水。可口可乐始创于美国,它是由可乐果的溶液、糖浆和水混合配制而成的。它不但能兴奋神经,解除疲劳,而且味道特殊,馨香可口,是一种十分怡人的清凉饮料。可口可乐最先(1886年)是由美国佐治亚州的一名药剂师配制的一种治疗头痛的药水,没想到这种药水很好喝,于是便成为一种饮料。

可口可乐进入中国市场后吸引了中国的孩子和青年人,许多人以可乐代水,这样做的害处是很多的。据美国科学家分析,一瓶340克的可口可乐含咖啡因50~80毫克。众所周知,咖啡因是一种兴奋中枢神经的药物,成年人因对咖啡因排泄能力强,所以适当饮用含咖啡因的饮料尚不会中毒。但一次饮用咖啡因计量达1克以上,就可致中枢神经系统兴奋,表现为躁动不安、呼吸加快、肌肉震颤、心动过速、失眠、眼花、耳鸣等。即使服用1克以下,由于咖啡因对胃黏膜的刺激,也会出现恶心、呕吐、眩晕、心悸、心前区疼痛等症状。

研究表明,可乐型饮料对动物的记忆有干扰作用,青少年和儿童过多饮用可口可乐,会使中枢神经过度兴奋,影响课堂注意力的集中,影响学习成绩。

(三)饮料不能代替白开水

人的身体主要的成分就是水,人不断的吸收水分来补充身体的需要。

市售饮料一般含糖较多,口感甜腻,只能一时解渴,之后反而会增加口渴感,喝多了还会产生各种不良影响。喝过多的含糖饮料,会使血糖总是维持在一定水平,不出现降低现象,就不会出现饥饿感,也就没有食欲。

胃液含有多种消化食物的酶,胃酸能杀死进入消化道的有害细菌,防止胃肠道感染。饮料喝多了,能稀释胃内的消化液和酸度;同时冷的饮料进入胃里,可使胃黏膜血管收缩,胃液和胃酸分泌减少,这些都会影响消化吸收和胃液的杀菌作用。

研究表明,人工合成的色素与小儿的多动综合征有关;儿童糖精与肿瘤发病有关;饮料喝多了,由于糖分摄入的增加,会造成肥胖,并为发生高血压、冠心病、糖尿病等种下祸根。

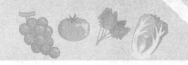

(四)果汁不能代替水果

小宝快 1 岁了,长得聪明可爱,可最近一段时间,妈妈喂她辅食总不太想吃,还常常不明原因地拉肚子。这次到医院做体检,医生说她体重和身高都未达标。体检时医生发现,小宝的小保姆手里一直拿着一小瓶果汁饮料,不时地喂着小宝,一会儿工夫一小瓶果汁就被她喝完了。妈妈告诉医生,现在小宝只有喝果汁时最来劲,每天都要喝几小瓶,看她不想吃别的东西,觉得多喝点果汁也能补充点营养吧。医生告诉小宝妈妈,孩子不吃饭还拉肚子的原因,正是过多饮用了果汁。果汁看似好喝,其实儿童是不适宜过多饮用的。

适量少喝点果汁可以助消化、润肠道,补充膳食中营养成分的不足。有些学生不爱喝白开水,有香甜味道的果汁能使他们的饮水量增加,保证了身体对水分的需要,这是一件好事。果汁中保留有水果中相当一部分营养成分,如维生素、矿物质、糖分和膳食纤维中的果胶等,口感也优于普通白开水。比起水和碳酸饮料来说,果汁的确有相当的优势。

需要提醒的是:果汁的营养和水果有相当大的差距,千万不要把两者混为一谈,果汁不能完全代替水果。第一,果汁里基本不含水果中的纤维素;第二,捣碎和压榨的过程使水果中的某些易氧化的维生素被破坏了;第三,果汁中某种营养成分(如纤维素)的缺失;第四,在果汁生产的过程中有些添加物必然会影响果汁的营养,像甜味剂、防腐剂、使果汁清亮的凝固剂、防止果汁变色的添加剂等;第五,加热的灭菌方法也会使水果的营养成分受损,而吃水果则无以上弊端,水果中保持着天然的营养物质,对健康十分有益。加之,吃水果时需要咀嚼,增加唾液的分泌,这又有益于牙齿的健康和面部美容,这些都是喝果汁代替不了的。因此,对于能够食用新鲜水果的人来说,最好选择新鲜水果。

通常我们在市场上能买到的果汁有以下几种:①保鲜装的鲜果汁。一般采用塑料瓶装或纸制保鲜盒装,注明保存条件是低温冷藏,保存时间较短,大多只有 7～10 天。这种果汁一般是鲜榨汁,没有经过高温灭菌,基本不加糖和甜味剂、防腐剂,营养成分保存较好。这种果汁必须低温保存并且在短时间内饮用,由于保质期很短,市场上并不多见。②纯果汁。一般采用纸盒装或玻璃瓶、塑料瓶装,常温保存时间半年以上。这种果汁大多是用水果产地生产的浓缩果汁加水复原到原果汁的浓度,经过瞬间高温灭菌处理。营养成分尤其是维生素受到了损失,水果的风味也略有改变。这种果汁的浓度与鲜榨果汁应该是相同

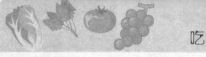

的,至少是近似的。③浓缩果汁。多用玻璃瓶或塑料瓶装,常温保存的时间较长。这种果汁含较多的糖分和添加剂,标签上会注明饮用时的稀释倍数。浓缩果汁携带方便,甜度一般较高,味道可以自己调节。④果汁饮料。含汽的果汁饮料和不含汽的果汁饮料品种都很多,果汁的含量也不相同。

因为人们一般早餐很少吃蔬菜和水果,所以早晨喝一杯新鲜的果汁或纯果汁,可以补充身体需要的水分和营养,应该是一个好习惯。可惜的是人们常常喝一杯牛奶,无法再喝下别的了。要注意的是,空腹时不要喝酸度较高的果汁,先吃一些主食再喝,以免胃不舒服。不管是鲜果汁、纯果汁还是果汁饮料,中餐和晚餐时都尽量少喝。果汁的酸度会直接影响胃肠道的酸度,大量的果汁会冲淡胃肠消化液的浓度,果汁中的果酸还会与膳食中的某些营养成分结合,从而影响这些营养成分的消化吸收,使人们在吃饭时感到胃部胀满,吃不下饭,饭后消化不好,肚子不适。除了早餐外,两餐之间也适宜喝果汁。但每天喝1杯果汁就足够了。我们不要期望果汁会提供身体所需的全面的营养成分,这只是一种有一定营养价值的饮料而已。

还有的人以为,果汁尤其是鲜果汁、纯果汁或没有加糖的果汁就没有热量,不会使人长胖,这是错误的。一杯纯苹果汁(250毫升)所提供的能量比50克馒头提供的能量还要高。

(五)教您科学饮茶

茶叶是一种营养性和风味型的饮料,还是一种具有生理调节作用的功能性饮料。尽管我们的祖先对茶的认识是从"药用"开始,17世纪茶叶传到欧洲也是首先在药店销售,但是今天人们对"茶"的定位是一致的,即茶是一种饮料。因为茶含有一些有效的功能性成分,所以茶对人体具有天然的生理调节作用,这些功能性成分主要是茶多酚、茶氨酸、咖啡因、茶多糖,以及维生素C、维生素E等。

1. 茶对人体的生理调节 茶的功能除了早期就众所周知的提神、明目、益思、除烦、利尿外,还有对人体的生理调节作用,特别是对人体代谢不平衡的调节功能不断被人们所认知。一是杀菌抗病毒,改善肠道微生物环境。茶叶对肠道内微生物环境的作用是双向的,一方面对霍乱弧菌、痢疾杆菌、大肠埃希菌、金黄色葡萄球菌等有害细菌有很强的杀菌和抑菌效果;另一方面,茶对维持肠道健康有重要作用的双歧杆菌有促进生长和增殖的功效,有利于提高肠道免疫

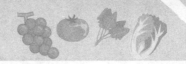

力。茶叶对引起呼吸道、消化道疾病的病菌也具有很强的抗御和抑制作用,特别是绿茶作用强于其他茶类。二是抗衰老,增强免疫力,茶叶中的茶多酚、维生素 C 都是抗氧化活性很强的物质,能有效地清除造成人体衰老的过量的自由基。饮茶还能提高人体的白细胞和淋巴细胞数量和活性,增强免疫力。三是降血脂、降血糖,茶叶中含有儿茶素、茶多糖,儿茶素能抑制人体细胞中胆固醇的合成,因此饮茶可降低血浆中胆固醇总量和低密度脂蛋白含量。儿茶素和茶多糖都能有效地降低糖尿病患者的血糖、尿糖水平。

2. 怎样科学泡茶　饮茶讲究色香味,从保健的角度来讲,还需要尽量保存茶叶的有效成分。好茶必须用好水和好的茶具,一般而言,水要求用钙、镁等物质含量低的软水,多数城市的自来水煮沸后就能满足要求。不同的茶叶用不同的茶具,绿茶、黄茶、白茶用无色玻璃坏,花茶、红茶用有盖瓷杯,乌龙茶、普洱茶用紫砂壶。泡茶的方法更加重要,科学泡茶有三要素,一是茶叶与水的比例,二是水的温度,三是冲泡时间和次数。不同的茶叶三要素掌握程度不同,一般红、绿茶用茶叶 3 克左右,加水 150～200 毫升,最好分步加水,也就是茶叶放入杯中,先加 1/3 的开水(高档细嫩的绿茶如碧螺春、雨花茶需将沸水温度降低至 80℃左右),2～3 分钟后再加开水至 150～200 毫升,2 分钟以后即可饮用,当茶水还剩 1/3 时加水泡第二次,一般冲泡 3 次,茶叶中的可溶性有效成分茶多酚、茶氨酸、咖啡因等 90％以上都泡出了,应将茶渣倒弃。乌龙茶、普洱茶一般用茶叶 6～10 克,冲泡前先用沸水温烫茶壶,再放入茶叶,加水 200 毫升左右。乌龙茶每次冲泡的时间较短,冲泡次数可以多一些,第一次冲泡 1 分钟后就可以将茶水倒至配套的小杯中饮用,第二次冲泡 1 分半钟,第三次 2 分钟,第四次 2 分半钟,时间随次数而增加,可以保持前后每一次茶汤浓度均匀。

3. 一天中什么时间饮茶为好　一般来说,饮茶的时间并没有严格的规定,只要口渴,体内需要补充水分,随时都可以饮茶。但是,从科学、保健的角度来说,饮茶的时间又很有研究。空腹饮茶,尤其是浓茶,对胃有刺激作用,饭后立即饮茶又会冲淡胃液,不利于消化。因此,适宜的饮茶时间应该在早饭后半小时开始,冲泡一杯浓度适中的茶水,逐次冲饮,续泡 2～3 次后弃除茶渣。根据个人习惯可以再新泡一杯,到午饭前后半小时。午饭后半小时以后再新泡一杯茶,逐次冲饮,至晚餐前半小时。对茶敏感,饮茶后影响睡眠的人,晚间就不宜再喝茶,而对茶不敏感的人,晚饭后半小还可以冲泡一杯茶,慢慢啜饮。

饮茶一方面可以不断补充水分,同时能保持体内茶叶有效成分茶多酚、茶氨酸、茶多糖等的浓度,可以有效地发挥茶叶降脂、降压和防癌的作用。科学家研究表明,饮茶的抗癌作用在东方人身上表现得比西方人显著,其重要原因在于东西方人饮茶时间和方式的差异,西方人喜欢一次冲泡茶叶后一饮而尽,饮茶次数少,量集中,体内茶的有效成分浓度不稳定,而东方人喜欢一杯茶多次泡,慢慢饮,使体内茶的有效成分始终保持有效浓度。我们提倡全天饮茶,浓度适中,餐后半小时起,多次慢饮。

4.每天可以饮多少茶 一般来说,绿茶、红茶、花茶等细嫩茶叶,一天饮用量6～12克,根据个人身体状况和习惯分2～4次冲泡。乌龙茶、普洱茶一天饮用量12～20克,分2～3次冲泡。

5.特殊人群饮茶有禁忌

(1)儿童:适量喝一些淡茶(为成年人喝茶浓度的1/3),可以帮助消化、调节神经系统、防龋齿,但不宜喝浓茶,因为茶叶浓度大时,茶多酚的含量高,易与食物中的铁发生作用,不利于铁的吸收,可能引起儿童的缺铁性贫血。

(2)孕期、哺乳期妇女:忌饮浓茶和茶多酚、咖啡因含量高的高档绿茶或大叶种茶,以防止孕期缺铁性贫血,哺乳期妇女饮浓茶使过多的咖啡因进入乳汁,会间接导致婴儿兴奋,引起少眠和啼哭增多。

(3)老年人:饮茶有益于健康,但要适时、适量、饮好茶。老年人吸收功能、代谢功能衰退,粗老茶叶中氟、钙、镁等矿物质含量较高,过量饮用会影响骨代谢。老年人晚间、睡前尤其不能多饮茶、饮浓茶,以免兴奋神经,增加排尿量,影响睡眠。

(4)心血管疾病和糖尿病患者:适量持久的饮茶有利于心血管症状的改善,降低血脂,增强血液抗凝固性,增加毛细血管的弹性。糖尿病患者可适当增加饮茶量,最好采用低于50℃的温开水充分浸泡后饮用。

(5)消化道疾病、心脏病、肾功能不全患者:一般不宜饮高档绿茶,特别是刚炒制的新茶,以减轻茶多酚对消化道黏膜的刺激,减少心脏和肾脏的负担。

(6)放射科医生和从事放射性工作的人员:宜多饮茶,因为这一类工作人员会或强或弱地受到一定的辐射,茶叶中含有的茶多酚具有一定的抗辐射作用,多饮茶有利增强其抗辐射能力。

(六)茶的防癌抗癌作用

人们之所以喜欢喝茶,不仅因为茶叶清香滑润,爽口舒心,更重要的是由于茶叶有多种医疗保健作用。茶除具有提神醒脑、止渴生津、利尿降压、祛脂解毒

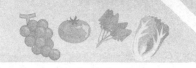

等作用外,近年来的医学研究表明,茶叶所含的许多生物活性成分具有明显的抗癌作用,可预防某些癌症的发生。

1.茶叶可通过直接杀伤癌细胞和提高带瘤机体免疫功能的双重作用而发挥防癌作用。

2.一定浓度的绿茶提取物对体外培养的人胃腺癌细胞克隆生长具有明显的细胞毒作用,其杀伤作用与药物浓度和作用时间呈正相关。

3.细胞动力学效应实验证明,茶叶提取物对 L-1210 白血病细胞由 G1 期向 S 期合成前阶段有抑制作用,这一结果为早期肿瘤的防治提供了重要依据。

4.对浙江、安徽等 7 省 145 种茶叶进行的研究发现,所有的茶叶品种均有不同程度阻断 N-亚硝基化合物在体内形成的作用。其中以绿茶作用为最强,阻断率高达 90% 以上,其次为砖茶、花茶、乌龙茶和红茶。取 3～5 克茶叶冲泡 2 次,每次泡 150 毫升水,饮服后就可阻止甚至完全阻断亚硝胺在人体内的合成。

5.中国预防医学科学院营养与食品卫生研究所以甲基苄基亚硝胺作致癌物进行了动物实验。经 3 个月观察,饮用茶叶同时给予致癌物的大白鼠,食管癌发生率为 42%～67%,患癌鼠平均瘤数为 2.2%～3%;未饮茶叶的对照组,食管癌发生率为 90%,患癌鼠平均瘤数为 5.2%。与此同时,他们还使用亚硝酸钠和甲苯苄胺作致癌物,结果饮茶组的大白鼠没有 1 只发生食管癌,未饮茶组食管癌发生率为 100%。从而证实,茶叶可全部阻断亚硝胺在体内生成,实验中使用的 5 种茶叶,抑癌效果以福建铁观音和福建花茶为最好,杭州绿茶、河南红茶和绿茶次之。

6.乌龙茶对汽车废气中致癌物环状碳化氢和二硝基芘有抑制作用,抑制率可达 70% 以上。

7.用色谱方法从绿茶中分馏出的成分抗氧化作用很强,能抑制黄曲霉毒素 B_1 的致突变作用,其效果与茶叶中的咖啡因、茶单宁和黄酮类含量有关。

8.茶单宁、鞣酸是亚硝胺类合成的抑制剂。茶叶可阻断人体 N-亚硝基化合物的内源性合成,特别以餐后饮绿茶的作用更显著。

9.饮茶能对抗烟、酒的危害。茶叶中茶碱对烟中所含的各种有害物均有对抗作用,且能促使经常饮酒者从尿中排出酒精,抑制烟、酒的致癌作用。

10.茶叶含一种芳香油,能刺激胃液的分泌,清除胃内积垢,减少胃肠肿瘤的发生。

11.以低纯度(化学纯)醇提取绿茶有效成分,75 克绿茶中可获得 2.3 克固体物,该物质对小鼠肉瘤-180 抑制率为 54.2%。

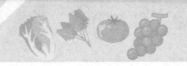

最近科学家们还发现,茶叶可抑制癌细胞的产生。他们把茶叶掺在饮料中喂给植入癌细胞的小白鼠,3周后,鼠体内癌细胞明显减少或受到抑制。日本科学家认为,未发酵的绿茶能抑制癌生长,他们发现茶叶所含的单宁成分中,有一种叫做儿茶素(EGCG)的物质,用小鼠做了抗癌实验,发现用儿茶素组小鼠细胞得到保护,且能抑制肿瘤细胞的生长,尤其是食管癌、胃癌和肠癌。这一研究成果已在国际上引起广泛关注。据称,一个人如果每天喝茶10杯以上,与不喝茶的相比,胃癌患病率降低一半。

(七)喝茶可减肥降脂

茶叶种类繁多,品种不同,作用各异,不可不知。例如,红茶善于暖胃,绿茶可以止痢,花茶长于止渴,砖茶长于除腻,苦丁茶善于降火,菊花茶擅长清肝,乌龙茶、绞股蓝茶可以抗癌。此外,民间饮茶经验认为,早茶提神,午茶消食,晚茶影响休息;凉茶伤胃,饱茶胀肚,久饮浓茶伤身体。但喝茶可以减肥降脂是各种茶叶所共有的作用。

喝茶减肥降脂,主要依据为以下3点:

1. 茶叶中的茶多酚有抑制酶活性的作用　在人的小肠中有一种酶,这种酶负责分解人体吸收的脂类物质,促使脂类被肠道吸收。茶多酚可抑制这种酶的活性,使得脂类物质难以分解,从而没有办法被肠道吸收。

2. 茶叶中的一些有效成分能够降低人体内的胆固醇和三酰甘油　茶中的黄酮醇可降低血液中胆固醇含量,防止血液中烯醇及中性脂肪的累积;茶中的肌醇具有抗脂肪肝的作用;茶中的维生素C有促进胆固醇排出的效果,可防止胆固醇在血液中沉积;茶中的叶绿素对胆固醇有超强破坏能力,不仅能破坏食物中的胆固醇,还能破坏肝肠循环中的胆固醇,从而降低体内总胆固醇含量。

3. 茶中的某些氨基酸、生物碱对机体的脂肪代谢能起到一定的调节作用　茶叶中的蛋氨酸和胱氨酸这两种含硫氨基酸在纠正脂肪代谢上能发挥重要作用,茶中的咖啡因和茶碱有降低胆固醇和防止动脉粥样硬化的作用。

由此可见,茶叶不仅可以抑制人体细胞对脂质的吸收,还可以分解或清除已进入主动脉壁的脂质,特别是茶中的茶多酚、维生素、叶绿素等成分共同作用可有效地降低血脂,促进脂肪分解,抑制脂肪组织的形成,减少脂肪细胞的堆积,这便是老百姓所说的"饮茶可以刮老油"。在所有茶类中,绿茶所含茶多酚、叶绿素、维生素C等成分是最高的,因此饮绿茶减肥降脂的效果更好。

（八）夏日凉茶不宜随便喝

凉茶起源于我国南方。起初，凉茶以茶叶为原料，后来为了增强茶叶清热生津的作用，或增加祛湿消滞、解表发散等功效，于是，人们在凉茶中添加了一些中草药。发展到后来，不少凉茶虽有茶之名，实际上全部是由中草药组成。随着凉茶概念的不断延伸，凡是能起到清热解暑、祛湿消滞、生津止渴、提神醒脑、养颜护肤等作用的中草药饮料，都已被人们称为凉茶。

在南方，凉茶已经成为人们喜欢饮用的消暑饮料；在北方，凉茶也悄悄地占据了饮料市场的半壁江山。有些人认为，无论何种凉茶，都是有病服之能治病，无病服之能防病，甚至天天喝凉茶。其实，这种做法是不科学的。凉茶不能滥服，更不能作为一般饮料长期饮用。如果随意服用，可能会产生不良反应。过量喝凉茶易伤脾胃，如果服用者脾胃较差，或者患有胃溃疡、胃出血、慢性胃炎等病，容易导致病情加重或复发。过量喝凉茶还可能阻碍消化功能，使人的胃口变差，胃部胀满难受，甚至会出现腹痛、腹泻等症状。凉茶中的大部分药物都偏寒，按照中医学的理论，少量服用能起到清理湿毒的作用，但如果服用过量，则"苦寒者必伤阳"，所以凉茶不可喝得太多，而且要因人而异。对于一些体质强壮、容易上火，经常咽喉肿痛、便秘、舌红苔黄的人来说，不妨经常喝凉茶来祛火，以安度盛夏。对于体质较弱者和婴幼儿来说，长期服用凉茶，易导致疲倦、面色苍白、多汗、易感冒等问题。对于大多数健康成年人来说，湿热的季节里，可以喝适量的凉茶以预防上火。

下面介绍几款适合夏季饮用的保健茶，可以凉服，也可以温服。

1. 薄荷茶 薄荷 10～20 克，洗净，加入适量的冰糖煮沸，冷却后饮用，有清凉解毒、发散风热、清润咽喉之功效。

2. 乌梅茶 将乌梅 10 枚捣碎，加水 1 000～1 500 毫升，煮沸半小时，加入适量白糖，饮之可生津止渴、开胃健脾。

3. 山楂麦冬茶 山楂、麦冬各 25 克，加水 1 000 毫升煎煮后分次饮用，可健脾消食、生津止渴。

4. 胖大海茶 胖大海 5 枚，沸水冲泡饮用，可清肺利咽、润肠通便。

5. 蜜茶 茶叶 10 克，适量蜂蜜及葡萄糖，用沸水冲泡饮用，能促进消化、生津止渴，也可补充铁、锌等微量元素及维生素 C、维生素 B_2 和乳酸、氨基酸等。

6. 双花茶 金银花 12 克，白菊花 10 克，用沸水冲泡当茶饮，有清热解毒、

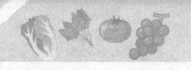

祛暑消炎、明目之功能。

7.玄麦甘桔茶 玄参、麦冬各 10 克,桔梗 5 克,甘草 2 克,混合后放入有盖杯中,用沸水冲泡当茶饮,有润肺生津、止咳消炎、利喉化痰之功效。

8.姜盐茶 生姜 2 片,食盐 0.5 克,绿茶 4 克,用沸水冲泡 30 分钟后饮用,具有清热润燥、和胃止呕之功效。

9.决明子茶 决明子 15 克,夏枯草 10 克,用微火将决明子炒至稍鼓起并微有香味后,放凉捣碎,与切碎的夏枯草一起用沸水冲泡饮用,有清肝明目、通便、降血压之功效。

10.青蒿茶 青蒿 10 克(或鲜品 30 克),金钱草 15 克,用沸水冲泡当茶饮用,有解毒消炎、杀菌解暑、利肝胆之功效。

(九)冷饮不能吃过头

冷饮中一般都含有一定的营养成分,是消暑解渴的佳品。但摄入过多的冷饮,会导致咽喉和胃肠道不适。大量冷饮咽下后,从咽喉到胃肠道因猛然受到冷刺激,黏膜下血管会急剧收缩,功能发生紊乱,容易出现咽喉疼痛、声音嘶哑、胃痛或上腹饱胀不适等症状。另外,由于冷饮摄入量太大,会冲淡胃液,刺激胃黏膜,引起消化不良,食欲缺乏,尤其是孩子和少数女性,喝饱了冷饮就不想吃饭,以致妨碍正餐食量,影响健康。在大量进食冷饮的人群中,已发现因冷饮对口腔黏膜的刺激,有的人会反射性地引起头部血管收缩。随后又被动扩张,造成所谓血管调节障碍性头痛。有的孩子一边吃冷饮一边玩,很容易被不卫生的环境污染,加上无节制地吃冷饮,特别容易发生急性胃肠炎和痢疾。

现在生活水平提高了,不少家庭在夏季整箱饮料往家里搬,并认为喝饮料既能增加营养,又能防暑降温,比喝茶强,比喝白开水档次高。殊不知,一般饮料中都含有合成色素,而这些色素对人体消化系统有不良影响。这些化学合成的色素在体内蓄积后,就会干扰多种消化酶的活性,从而影响糖类、脂肪、蛋白质的代谢,对儿童的生长发育不利。很多含气的碳酸饮料中,主要成分是小苏打,能中和胃酸、胃液,冲淡胃酸的杀菌和消化能力,影响人体对营养的消化吸收。虽然白开水淡而无味,但很容易透过细胞膜,促进人体新陈代谢,有利于体内废物的排泄,还可促进人体免疫功能的提高,因此各种消暑冷饮是无法取代茶水和白开水的。

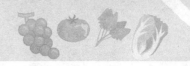

(十)饮用咖啡七不宜

1. 饭后不宜饮咖啡 饭后喝咖啡不利消化。吃完主食后,若马上喝咖啡有碍机体吸收钙、铁、锌等重要元素。

2. 缺钙者忌多饮咖啡 美国华盛顿州立大学的科学家们发现,饮咖啡会使人体内的钙减少。现代医学研究认为,人到老年期,钙的需要量逐渐增多,尤其是妇女。由于老年人的饮食有限,体内缺钙较为普遍。如果老年妇女嗜好饮咖啡,就会加剧体内钙缺乏,使骨骼因钙不足而造成骨质疏松,易发生骨折,因而老年人不宜经常饮用咖啡。

3. 婴幼儿不宜饮咖啡 婴幼儿对咖啡因特别敏感,饮用咖啡后易兴奋、发脾气、吵闹、失眠。1岁的小儿每天摄入咖啡因50毫克,可使记忆力降低。儿童如果经常饮用咖啡,可逐渐成瘾。咖啡中含有一种能与钙结合的生物碱,食用后使钙从大小便排出体外,所以婴幼儿饮用后会发生血钙减少。婴幼儿经常饮用咖啡还会引起维生素 B_1 减少症,轻则烦躁、食欲下降、记忆力减退、便秘,重则可发生多发性神经炎、心脏扩大、四肢水肿。所以,婴幼儿不宜饮用咖啡。

4. 孕妇不宜饮咖啡 药理学家发现,咖啡因对孕妇的危害很大,它不仅对孕妇本身会产生有害影响,而且还会危及腹中胎儿,使之发生先天畸形,并容易引起早产、难产等情况。咖啡因还可通过乳汁进入婴儿体内,使婴儿发生肠痉挛而腹部绞痛,小儿常无缘无故地突然啼哭。美国研究人员发现,过多饮用咖啡的妇女生出的婴儿瘦小。每天喝3杯咖啡的孕妇中,7.3%的婴儿体重低于正常婴儿,且没有正常婴儿活泼,肌肉发育也不够健壮。

5. 煮咖啡时间不宜太久 咖啡豆磨碎后需加水煎煮后饮用。煮咖啡时,其芳香类物质就聚集在表面,形成泡沫,咖啡的香味在很大程度上取决于泡沫的密度,长时间煮沸,会使咖啡的泡沫被破坏,芳香类物质随蒸气挥发掉。因此,咖啡烧沸后不宜再煮,应马上饮用,也不要放凉了再饮用,因为咖啡凉了泡沫也会遭到破坏,影响咖啡的芳香味。

6. 运动员不宜多饮咖啡 运动员饮用含有咖啡因的咖啡等饮料时需有节制,因为咖啡因的过度刺激会引起兴奋后更加疲倦。

7. 某些患者不宜饮用咖啡 精神病患者不宜饮用咖啡。有些病人喝了咖啡后病情骤然恶化,出现紧张、兴奋、易怒和挑衅攻击行为;有些精神病病情复发,就是由于咖啡因摄入过多所致。此外,胃病患者也不宜多饮咖啡,否则会导

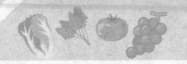

致胃病恶化。糖尿病患者不宜多饮咖啡，因为咖啡会使血糖升高，即使饮用不加糖的咖啡，每天饮咖啡如果超过 6 杯，就会明显影响糖尿病的治疗；皮肤病患者应尽量避免咖啡的刺激，以免症状加重。肥胖者饮咖啡虽然可以减轻饱胀感，但能刺激胃液分泌，增进食物的消化吸收，不仅不能减肥，反而可能促使肥胖。另外，心脑血管病患者、神经衰弱症患者均不宜饮用咖啡。

四、"五谷为养"好处多

（一）谷类是能量的主要来源

《周礼》上所说的五谷，是指黍、稷、菽、麦、稻。黍指玉米，也包括黄米，稷指粟，菽指豆类。现代所说的五谷泛指谷类和豆类，如米、谷、麦、豆类等五谷杂粮。五谷含的营养成分主要是碳水化合物（糖类），其次是植物蛋白，脂肪含量不高。古代医家们认为五谷能养五脏之真气。1997 年中国营养学会通过了《中国居民膳食指南》第一条就是"食物多样，谷类为主"，强调人们日常所必需的能量和蛋白质应主要由粮食供给，粮食是摄取营养素的主体和根本。可见，粮食在人们的饮食结构中是排在第一位的。古人强调"为养"的基本原则也是"精细搭配，杂食五谷"。

碳水化合物主要来源于米面等"五谷"之中。碳水化合物是由碳、氢、氧三种元素组成的一大类化合物，也是人体所需的营养素之一。碳水化合物是人类最主要、最经济的能量来源，富含碳水化合物的食物一般价格都比较便宜。碳水化合物在体内氧化较快，能及时提供能量，人体所消耗的能量 60%～70%都来自碳水化合物，每 1 克碳水化合物在体内被氧化后可提供 16.75 千焦的能量。碳水化合物是机体重要组成物质，如构成神经组织成分等。碳水化合物可促进消化道运动，防止便秘，排除有害物质，预防肠道肿瘤的发生。碳水化合物主要来源于我们日常所食用的米面食品中，如大米、粳米、小米、玉米、小麦、青豆、豌豆，其成品更为常见，如馒头、窝头、米饭等。许多蔬菜、水果中碳水化合物的含量也较丰富，如苹果、梨、橘子、葡萄、南瓜、菱角、核桃仁、杏仁、栗子等，但因为含单糖、双糖的碳水化合物较米面食品多，所以容易被人体吸收利用。含碳水化合物最多的要属日常食用的各种食糖了，如白糖、红糖等。

碳水化合物是维持心脏和神经系统正常功能所必需的物质，大脑所需要的主要是葡萄糖。大脑虽然只占人体重量的 2%，但所消耗的葡萄糖却占全身能量消耗总数的 20%。一般成人每人每天需要碳水化合物 480～600 克。

中国人以五谷为主食的传统习惯正在受到西方国家的羡慕和仿效。

对于吃主食,目前社会上存在两大误区:一是认为主食吃得越少越好。有些女性为了追求身材苗条,很少吃或几乎不吃主食。无论是碳水化合物还是蛋白质和脂肪,摄入过多,都会变成脂肪在体内储存。食物碳水化合物的能量在体内更易被利用,食物脂肪更易转变为脂肪储存。近年来,我国肥胖和糖尿病发病率明显上升,最主要的原因是由多吃少动的生活方式造成的,并不是粮食吃得多,而是其他食物特别是动物性食物和油脂吃得太多了。二是认为大米、面粉越白越好。大米、面粉并不是越白越好。谷粒由外向里可分谷皮、糊粉层、谷胚和胚乳四个部分,其营养成分不尽相同。最外层的谷皮由纤维素和半纤维素组成,其中还含有矿物质;糊粉层紧靠着谷皮,含有蛋白质和B族维生素;谷胚是谷粒发芽的部位,含有丰富的B族维生素和维生素E,而且还有脂肪、蛋白质、碳水化合物和矿物质;胚乳是谷粒的中心部分,主要成分是淀粉和少量蛋白质。因此,糙米和全麦粉营养价值比较高。如果加工过细,谷粒的糊粉层和谷皮被去掉太多,甚至全部被去掉,成为常说的精米、精面,就损失了大量营养素,特别是B族维生素和矿物质。在农村地区,食物种类比较少时,更应避免吃加工过精的大米、白面,以免造成维生素和矿物质缺乏,尤其是维生素B_1缺乏引起的"脚气病"。

(二)粗细粮混吃应二八开

古人强调的"五谷为养"的基本原则就是"粗细搭配,谷豆混吃,杂食五谷"。

我们把老百姓吃的米、面粉称作细粮。细粮不仅口感好,而且比粗粮更容易被人体消化和吸收。大米不仅含有丰富的人体所需的多种氨基酸,而且其蛋白质的含量也高于粗粮,可以有效补充人体对蛋白质的需求。

粗粮是相对我们平时吃的精米、白面等细粮而言的粮食产品,主要包括谷物类:玉米、小米、红米、黑米、紫米、高粱、大麦、燕麦、荞麦、麦麸等;杂豆类:黄豆、绿豆、红豆、黑豆、青豆、芸豆、蚕豆、豌豆等;块茎类:红薯、山药、马铃薯等。粗杂粮由于加工简单,而保存了许多细粮中没有的营养成分,如食物纤维素、B族维生素及多种矿物质,很多粗粮还具有药用价值。

现代研究发现,进食粗杂粮及杂豆类后的餐后血糖变化小于小麦和稻米,有利于糖尿病患者血糖控制,尤其是燕麦、荞麦、黑米、赤小豆、扁豆等,可明显缓解糖尿病患者餐后高血糖状态,减少24小时内血糖波动。与每天食用不到半片全麦面包或等量全麦食品的妇女相比,食用粗粮多者患缺血性脑卒中的可

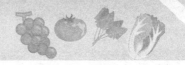

能性低30％～40％。另外,粗粮中的微量元素硒还是一种抗癌物质,可以结合体内各种致癌物,通过消化道排出体外。但粗杂粮也有弊病,它不容易消化,人体对粗杂粮的营养吸收率偏低。以豆制品为例,吃煮、炒黄豆,人体对其中蛋白质的吸收消化率最多只有50％;但把黄豆加工成豆腐后,吸收率马上升至90％～95％。老年人、孩子消化功能比较弱,一些久病脾胃受损者吃粗粮过多会引起消化不良。此外,粗粮影响人体对钙、铁、蛋白质、无机盐和某些微量元素的吸收。长期大量进食高纤维食物,会使人的蛋白质补充受阻,脂肪摄入量不足,微量元素缺乏,因而造成骨骼、心脏、血液等脏器功能的损害,降低人体免疫抗病的能力。所以食用粗粮、杂粮也应适量,并非多多益善。

当前,我国居民对谷类消费的主体是加工精度高的精米、白面,要适当增加一些加工精度低的米面,如糙米、中熟米、全麦面粉等。

杂食五谷可以营养互补。在吃白米、白面时,常搭配些玉米、甘薯、黄豆、胡豆等粗粮,不仅可获全面营养,且可提高食物的利用率,大米与玉米搭配就是一个很好的例子。大米不含维生素A,而玉米维生素A含量丰富;大米中的蛋白质含有色氨酸,所含赖氨酸少,而玉米中的蛋白质几乎不含色氨酸,但含有赖氨酸(赖氨酸和色氨酸均为人体必需氨基酸)。大米与玉米搭配使用,就可使蛋白质互相补充(叫互补作用),使人体获得的维生素和必需氨基酸更加全面,还能提高蛋白质的利用率。若单独食用大米,其中的蛋白质只能利用58％,如果将2/3的大米和1/3的玉米(或玉米面)混合食用,则能利用的蛋白质就可提高到71％。我国民间有一种"金裹银"的吃法,就是在大米中加入一些玉米粉,蒸(煮)熟以后色泽黄白相映,气味芬芳扑鼻,既能增进食欲,又全面提高了营养价值。

对于健康与亚健康的人群,粗杂粮占二成,细粮占八成;对于单纯性肥胖症、血脂异常、脂肪肝、糖尿病患者,粗杂粮占三成,细粮占七成。

(三)玉米是杂粮中的佼佼者

玉米营养丰富,含复合糖类,每100克玉米干品,其复合糖类高达66.7克。流行病学调查资料表明,以复合糖类为主食的国家或地区,居民平均血胆固醇含量和冠心病发病率均较低,这可能与玉米等谷类中含有较高的纤维素有关。临床研究还表明,用复合糖类(玉米等谷类)代替简单糖类,可使高脂血症患者的三酰甘油含量降低。玉米还含有一定量的蛋白质和脂肪,其脂肪含量达

3.8％左右。玉米还含生物碱、槲皮素、异槲皮苷、果胶、谷胱甘肽，以及维生素B_1、维生素B_2、维生素B_6、维生素E和烟酸、泛酸、生物素等，并且含铁、锰、锌、铬、硒等微量元素，所含磷、镁等无机盐均相当高，无论是白玉米，还是黄玉米，其含钾量均相当高，而含钠量则相对较低，是优质高钾食物。临床应用研究发现，长期食用玉米油，可清除"脂毒"，降低血中胆固醇并软化动脉血管，因其所含的维生素E相当高，因是高脂血症、动脉粥样硬化症、冠心病、高血压病、脂肪肝、肥胖症患者和中老年人的理想食用油。研究中还观察到，凡长期食用玉米油者，除了血中胆固醇下降，其临床症状均有显著改善。

此外，玉米还有健脾提神、防癌抗癌、预防胆石症、延年益寿等作用。玉米煮熟后，吃起来清香甜糯，所以又有"珍珠米"的美称。说起"珍珠米"，有这么一段轶闻：明正德皇帝有一次心血来潮，私自微服外出游玩，边走边玩，天色渐晚。玩了一天的正德皇帝，此时已是饥肠辘辘。到了村里一户人家，农夫端来一碗像珍珠似的食物招待，正德饥不择食，狼吞虎咽，吃得十分香甜，觉得比皇宫里的山珍海味好吃多了。便问农夫此系何种美味，农夫灵巧地告诉他，这是"珍珠米"。"珍珠米"至今在我国部分地区仍作为主食之一。

玉米是杂粮中的佼佼者，因此建议大家不妨经常啃食煮熟、新嫩的甜玉米、糯玉米，连同玉米粒底部的白色玉米胚一起嚼食则更有营养。此外，玉米须也是一个宝，能利尿、补钾、降血压、抗氧化，可以煮水代茶饮用。

（四）减肥不吃主食不科学

真实事例：16岁的小娟一直是个身体结实，成绩优秀的职业中等专业学校二年级学生。最近3个月，小娟和班上一群女同学纷纷在追求骨感，以瘦为美，有的女同学常常不吃早饭，有的连中晚餐也只吃一两口饭。3个月下来体重减轻了10多斤，但终日无精打采，原来按月来潮的月经也停止了。学习成绩从班上前10名滑落到20名上下。小娟妈妈看在眼里，急在心上。劝说几句根本听不见，说多了小娟很反感，不知怎么办？这便是当前在女青年中流行的"不吃主食减肥法"，她们认为吃主食会使人发胖，于是不吃或只吃少量主食，忍受着饥饿的煎熬，期待身材迅速苗条。更有甚者，每日三餐只吃黄瓜、西红柿等蔬果，而米饭、馒头、面条等主食一点儿也不碰。

社会上也有不少减肥瘦身、推拿减肥、道家减肥等减肥瘦身机构，为了聚敛钱财，让求诊者只吃少量的黄瓜、西红柿，不进主食，进行所谓的瘦身方法，承诺

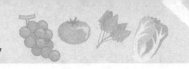

"不瘦身退还诊金"。短期内体重确实下降了几斤,其实减的只是水分,不是脂肪,对身体危害很大。

1. 大脑的主要能量来源是主食 大脑所能利用的惟一能量来源是血液中的葡萄糖,只有血糖维持在一定浓度范围,大脑才能正常工作。如果发生低血糖,大脑能量供应不足,脑细胞就会怠工,出现注意力不集中,记忆力下降等现象,严重低血糖甚至会导致昏迷。血糖的来源有三条途径:空腹时,血糖由体内储备的肝糖原和肌糖原分解而来;餐后,血糖主要由主食中所含碳水化合物分解而来;长期饥饿或半饥饿,就要靠分解体内的组织蛋白及脂肪来产生血糖。

2. 三大营养素都可产生热量 碳水化合物、蛋白质和脂肪均可产生热量。如果少吃或不吃碳水化合物类主食,势必多吃富含脂肪和蛋白质的食物,否则生命活动就无法进行,其结果导致摄入的总热量并不低,甚至更高。这样非但体重降不下来,还会发胖。其实,碳水化合物产生的热量并没有人们想象的高,如 100 克大米饭可产生 117 千卡热量,100 克馒头可产生 208 千卡热量,但 100 克瘦肉也可产生 143 千卡热量。由于肉类食物在烹饪过程中往往要加上烹调油,摄入的热量就会远远高于同量的主食。脂肪产生的热量是主食的 3 倍。因此,单纯性肥胖的发生并不单纯取决于吃多少主食,而在于摄取多少总热量。所以,单靠限食主食减肥是不科学的。

3. 长期不吃主食危害健康 不吃或少吃主食,不仅是对蛋白质、脂类营养素的浪费,而且会产生两类危害。

(1)人体热量供应不足,会动用组织蛋白及脂肪来解决这一问题。而组织蛋白分解消耗,会影响脏器功能。大量脂肪酸氧化,还会生成酮体。如酮体过剩,会出现酮症,甚至酮症酸中毒,危害健康。

(2)碳水化合物在体内燃烧后最终生成二氧化碳和水,二氧化碳很容易经呼吸道排出体外。而脂肪或蛋白质的分解代谢,不但加重肝、肾代谢负担,而且会生成酸性代谢废物。人体的内环境本应该是中性偏碱的,血液长期呈酸性,容易发生慢性疾病。

建议:每人每天热量摄入不能低于 800 千卡,每餐主食摄入不宜低于 50 克。

4. 减肥饮食应是低热量的平衡膳食 减肥饮食应该是在控制总热量前提下的平衡饮食,是一个相对低脂高蛋白质的饮食。每日饮食中要有 50% 以上热量由主食提供。一般减肥饮食每天热量应控制在 1 000~1 500 千卡(4 180~6 270千焦),每日主食提供的热量应为 500~750 千卡(2 090~3 135 千焦),折

合主食150～200克,才能达到碳水化合物的所需量。同时,还应限制肉类及油脂类的摄入量。中国人传统的主食结构是以谷类为主,如米、面、杂粮(燕麦、荞麦)等,这类主食含食物纤维、血糖生成指数较低,是值得推荐的减肥食物。

5. 减肥最好的处方是"饮食控制十运动" 饮食控制,坚持低热量、低脂肪、适量蛋白质的饮食,加上持之以恒的中等强度的健身运动,是减肥瘦身的最有效处方。

奉劝体重在正常范围,并未超重的姑娘、小伙及体型稍胖、体重偏重的中老年人,一定不要盲目减肥。

(五)方便面不能代替正餐

近期调查发现,大学生、研究生经常以方便面充饥,每人每天吃1～2包方便面者占80%。

1. 方便面原料 方便面是由精白面粉制成面条,先蒸煮熟,再用棕榈油快速炸制,脱去表面附着的油脂,加上料包,然后装袋而成。料包通常至少有两个袋,一个是液态调味油包,或者是加了不少动物油的酱包;另一个是盐、鲜味剂、香辛料和紫菜虾皮等混合而成的粉包。如果还有第三个,通常是一丁点儿脱水蔬菜。料包的第一大成分是脂肪。如果是酱包,油脂含量通常超过50%,往往在室温下结块,表明其中含有很高比例的饱和脂肪。如果是油包,其中所含脂肪超过95%,以不饱和脂肪为主。粉包当中含有过多的盐分,还有大量的鲜味剂,还可能有虾皮、紫菜、香辛料等其他原料。一包方便面含有多达14种食品添加剂,如果再吃其他食品(酱菜、饮料等),一个人一日三餐总计要吃进几十种食品添加剂,倘若各种食品摄取的数量较多,很可能使食品添加剂的总摄入量超过安全量值。

2. 方便面是营养价值不高的充饥食品 方便面实际上只是一种加了油和盐的主食,不能替代蔬菜、水果、肉类、蛋类、奶类等多种食品。说方便面营养不平衡,并不是说其作为主食一无是处,而是说方便面所含的营养成分承担不起满足正餐营养的职责。如果经常用方便面替代食物品种丰富的正餐,将会造成营养不平衡和多种微量营养素缺乏等一系列问题。在旅途、野外、救灾或抢险等紧急或非正常情况下,方便面可以暂时给人们补充能量,解决充饥,挽救生命。但在正常生活中,吃方便面只能是偶尔的权宜之计,不应成为经常的代餐选择。与正餐相比,方便面的蛋白质、维生素、矿物质均严重不足,营养价值较

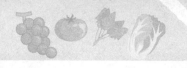

低,还常常存在脂肪氧化的问题,经常食用方便面会导致营养不良。另外,一袋(碗)方便面含有约 5 克盐,如果一天食用 1～2 袋(碗)方便面,则通过吃方便面就已摄取食盐 5～10 克,再加上食用其他食品,至少还可能摄入 5 克左右的食盐。如果经常食用方便面,根据世界卫生组织每人每天不超过 6 克食盐的建议,食盐的摄入量就远远超过了标准,随之而来,患高血压的可能性就增加了。

3. 吃方便面的建议

(1)吃方便面只能作为权宜之计,不能经常用它代替正餐和夜宵。

(2)方便面应煮着吃,煮时加一个鸡蛋,一点儿豆制品和一点儿新鲜蔬菜。餐后再加一点儿水果,以弥补维生素和矿物质的不足。

(3)方便面的汤料、盐分过多,每次应尽量少放,用 1/3～1/2 即可。

(4)方便面的汤汁虽然鲜美,但不必全部喝完。

(5)注意方便面的保质期,方便面含有较多脂肪,容易因为脂肪氧化而变味酸败,因此制造者通常会在其中添加抗氧化剂。消费者如果打开包后闻到面饼或料包有不新鲜气味,应当高度警惕脂肪氧化问题,最好不要食用。

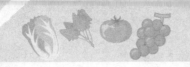

五、多吃蔬菜保平安

(一)蔬菜是每天必吃的副食

　　新鲜蔬菜和水果是人类平衡膳食的重要组成部分,是每天必吃的副食,也是我国传统膳食重要的来源之一。

　　蔬菜含水分多,能量低,富含植物化学物质,是提供微量营养素、膳食纤维和天然抗氧化物的重要来源。一般新鲜蔬菜含65%~95%的水分,多数蔬菜含水量在90%以上。蔬菜含纤维素、半纤维素、果胶、淀粉、碳水化合物等成分,大部分能量较低[209千焦(50千卡)/100克],所以蔬菜是一类低能量食物。蔬菜是胡萝卜素、维生素 B_1、维生素 B_2、维生素C、叶酸、钙、磷、钾、铁的良好来源。

　　在蔬菜的世界中,也有一个营养的金字塔。营养的种类,营养成分含量的多少,决定了各种蔬菜在金字塔中的地位。金字塔的顶层,也就是我们常说的甲级蔬菜,富含胡萝卜素、维生素 B_2、维生素C、钙、膳食纤维等,营养价值颇高,像小白菜、菠菜、芥菜、苋菜、韭菜、雪里蕻等,都是这一层的"居民"。金字塔的第二层,也就是我们说的乙类蔬菜,它们的营养成分仅次于甲类,通常又分为3个联盟:第一联盟核黄素家族,所有新鲜的豆类及豆芽都是这个家族的成员;第二联盟则是胡萝卜素、维生素的联盟,包括胡萝卜、芹菜、大葱、青蒜、番茄、辣椒、红薯等;第三联盟就是维生素C之家,大白菜、包心菜、菜花等都是这个家族的忠实成员。金字塔第三层虽然维生素的含量较少,但热量颇高,洋芋、山药、芋头、南瓜等都是第三层的丙类蔬菜。而冬瓜、竹笋、茄子、茭白等,因为只含有少量的维生素C,营养价值较低,所以只能以丁类蔬菜的身份居于蔬菜金字塔的底层了。

(二)蔬菜颜色营养密码

　　1. 绿色蔬菜　日常生活中吃绿色蔬菜最多。以绿色为主的蔬菜有菠菜、荠菜、芥菜、甜菜、蕹菜、韭菜、葱和蒜等。绿色蔬菜给人以明媚、鲜活之感。这种

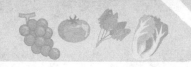

食品对高血压及失眠者有一定的镇静作用,同时有益肝脏。此外,绿色蔬菜中含有酒石黄酸,能阻止碳水化合物转化成脂肪,肥胖者不妨多吃些绿色蔬菜。

2. 以黄色为主的蔬菜　有金针菜、韭黄、胡萝卜、南瓜、金瓜等。它们给人以清香、脆嫩的感觉,使人备觉清新、味甜,可调节胃肠消化功能。黄色蔬菜富含维生素 E,不仅可减少皮肤色斑,延缓皮肤衰老,而且对肝脏、胰脏有益。

3. 以红色为主的蔬菜　有番茄、红辣椒、红心甜薯等。它给人以醒目、兴奋的感觉,能提高人们的食欲和刺激神经系统的兴奋性。红色蔬菜中还含有抗感冒因子,能增强人体对感冒的抵抗力,对心脏和小肠有助。

4. 以紫色为主的蔬菜　有紫茄子、紫苏、豇豆、紫豆等。这类蔬菜富含烟酸,其胡萝卜素和矿物质含量少于绿色蔬菜,但多于白色蔬菜。紫色蔬菜食之味道浓郁,能调节神经,使人心情愉快,并对防治高血压、咯血、紫斑病有益。

5. 以白色为主的蔬菜　有茭白、莲藕、竹笋、冬瓜、平菇、花菜、卷心菜、马铃薯和白萝卜等,它们给人以质洁、清凉、鲜嫩的感觉,对调节视觉平衡和安定情绪有一定作用,同时有益于防治高血压和心脏疾病。白色蔬菜的主要成分和糖分、胡萝卜素含量比不上深色蔬菜。

6. 以黑色为主的蔬菜　有发菜、豆豉、黑豆、海带、黑木耳、黑芝麻等。含有17 种氨基酸、14 种人体必需的微量元素及各类维生素。黑色蔬菜给人以质朴、味浓的食感和强壮感,能刺激人的内分泌系统,促进唾液的分泌,有益胃肠的消化和增强造血功能。

不过食用蔬菜也不能只看颜色吃单一品种,因不同的蔬菜含维生素各有侧重,不可能一种蔬菜含有全部 10 多种维生素。即使不同颜色的同一品种,其营养成分也有差异。美国农业部向国民建议,每天要食用 4 份蔬菜、水果,其中 1份为绿色叶菜,至少隔天吃 1 份黄褐色蔬菜或水果。这样才能"广吃兼收",得到均衡的营养。

蔬菜的营养价值有这样一种规律,深色蔬菜优于浅色蔬菜,叶类蔬菜优于瓜茄类蔬菜,野生蔬菜优于栽种蔬菜。深色蔬菜指深绿色、红色、橘红色、紫红色蔬菜,富含胡萝卜素尤其 β-胡萝卜素,是中国居民维生素 A 的主要来源。此外,深色蔬菜还含有其他多种色素物质,如叶绿素、叶黄素、番茄红素、花青素等,以及其他的芳香物质,它们赋予蔬菜特殊的丰富的色彩、风味和香气,有促进食欲的作用,并呈现一些特殊的生理活性。常见的深绿色蔬菜:菠菜、油菜、冬寒菜、芹菜叶、蕹菜(空心菜)、莴笋叶、芥菜、西兰花(花椰菜)、西洋菜、小葱、茼蒿、韭菜、萝卜缨等;常见的红色、橘红色蔬菜:番茄、胡萝卜、南瓜、红辣椒等;

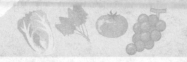

常见的紫红色蔬菜:红苋菜、紫甘蓝、鱼腥草等。建议大家每天吃深色蔬菜应占1/2以上。

(三)吃蔬菜的学问

蔬菜是我们膳食中极为重要的组成部分。早在2000多年前,我国最早的一本医书《内经》中就有"五谷为养,五果为助,五畜为益,五菜为充,气味合而服之,以补益精气"的论述,提出了饮食必须有蔬菜,尤其是中老年人。因为蔬菜类食物不但维生素C含量丰富,也是胡萝卜素、维生素B_2、纤维素、矿物质及多种微量元素的重要来源,又是维持体液酸碱平衡所需的碱性食物来源,是维持生命不可缺少的,中老年人更为需要。尤其蔬菜中的B族维生素均有防癌作用,蔬菜中的纤维素有通便降火作用,保证中老年人正常的新陈代谢,防止出现便秘、毒性物质积聚而出现癌症、心脑血管疾病及口舌生疮等表现。

某些蔬菜中所含的芳香油、有机酸及一些特殊的成分,能改善中老年人的食欲,促进人体的内分泌功能活动,防止出现更年期症状,甚至在杀菌、防治疾病方面也具有一定的作用。有的营养学家认为,多吃蔬菜也可以防蛀牙,保护口腔健康,因此营养专家提出多吃蔬菜是中老年健康的关键。

1.蔬菜有八大类 ①根菜类,如萝卜、胡萝卜、甜菜根、芥菜头等。②鲜豆类,如扁豆、刀豆、蚕豆、豆角、荷兰豆、毛豆、豌豆、黄豆芽、绿豆芽、豌豆苗等。③茄果、瓜菜类,如茄子、番茄、辣椒、菜瓜、冬瓜、丝瓜、南瓜、苦瓜等。④葱蒜类,如蒜(蒜头、苗、黄、薹)、葱(大、小、洋葱)、韭(韭菜、韭黄、韭薹)。⑤嫩茎、叶、花菜类,如白菜、菜花、西蓝花、芥菜、菠菜、冬苋菜、苦菜、木耳菜、芹菜、生菜、香菜、茼蒿、莴笋、竹笋、黄花菜等。⑥水生蔬菜类,如慈姑、菱角、莲藕、水芹、荸荠等。⑦薯芋类,如红薯、马铃薯、山药、姜、洋姜等。⑧野生蔬菜类,如马兰头、菊花脑、甘薯叶、车前草、鱼腥草、马齿苋、香椿、榆钱、蕨菜、枸杞菜等。

2.吃蔬菜要注意的问题

(1)食用蔬菜前注意把好"三关":一是蔬菜的性味关。人的体质,简单地分有怕冷、怕热两种。有的人不能吃热东西,而另外一部分人则不能吃凉东西。这就要求在购买蔬菜时,要了解蔬菜的寒热、温凉特性,才能合理地食用,保证健康。属于寒性的蔬菜有:白菜、竹笋、茭白、藕、番茄、苦瓜等;属凉性的有:芹菜、苋菜、菠菜、油菜、黄花菜、莴苣、芋头、萝卜、茄子、黄瓜、冬瓜、丝瓜、蘑菇等;属平性的有:青菜、圆白菜、洋葱、山药、胡萝卜、马铃薯、葫芦、扁豆、豌豆、黑木

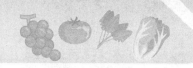

耳、番茄、银耳等;属温性的有:韭菜、芥菜、葱、蒜、姜、芦笋、南瓜等;属热性的蔬菜;有辣椒等。根据自身的体质采取性味相反的蔬菜,有利健康。二是蔬菜的种类关。选择尽量少污染的蔬菜。一般情况下,生长在地下的藕、马铃薯、山药等较少有农药污染;冬瓜、南瓜、茄子、辣椒、丝瓜、扁豆等受污染较少;对一些叶菜类,如韭菜、芹菜、菠菜、小白菜、油菜类则要慎选择。三是蔬菜的清洗关。购回的蔬菜食用前应认真清洗,做到先冲洗,后用洗涤液冲洗,再浸泡,再冲洗的方式进行。研究表明,经过清水浸洗和洗洁精搓洗,可除去相当多蔬菜上的残留农药。

(2)合理食用蔬菜:蔬菜种类繁多,营养价值高,在人体生理中起着不可小视的作用。它能够帮助机体吸收蛋白质、糖和脂肪,还能刺激消化腺体的分泌,促进人体对食物的消化吸收。蔬菜又能起到减肥作用,可降低血液胆固醇,这对预防心血管病有好处。绿叶菜营养丰富,经济实惠;粮食、肉类食品配合绿叶菜,营养会更全面、合理;黄色蔬菜所含维生素和矿物质虽少,但含其他营养成分却很高,黄色蔬菜常见的有胡萝卜、番茄、山芋、南瓜、玉米、豆类、圆白菜、黄豆芽、芹菜、菜花等;无色菜类,如黄瓜、茄子等,含维生素较少,不宜天天吃,应与黄叶、绿叶菜及粮食类食品配合,可大大提高营养价值;食用蕈类味道鲜美,是佐餐的佳品,含蛋白质、脂肪、糖及矿物质类丰富,如蘑菇等。根据各种蔬菜所含营养素成分的特点,吃菜必须进行合理的搭配,才能使营养互补,有利人体健康。

(3)蔬菜的合理烹饪方法:①蔬菜应先整洗后再切,切好后立即加热烹调。②一般的菜尽量不用沸水烫后再炒。③对于菠菜、苋菜等含草酸多的绿叶菜则可以用热水烫的方法除去其中的草酸。④尽量缩短洗、切、烹、食之间的时间,做到随洗、随切、随炒、随吃,把营养素损失降到最低。⑤烹调蔬菜时加热时间不可太长,加水不能太多,煮时盖不宜过紧,这样才能保持色鲜、营养不损失。⑥蔬菜炒好即将出锅时,适当放一些醋或淀粉勾芡,可避免水溶性维生素的流失,如醋熘的菜、藕片、豆芽等。⑦炒菜时,不要过早放盐,过早放盐容易减少维生素、造成矿物质过多丢失。⑧新鲜蔬菜最好采用凉拌方法,既美味可口,又保持营养素。

(四)有些蔬菜生吃有好处

生食蔬菜可以保证其营养成分不因烹调加热而遭破坏,从而摄取更多的自

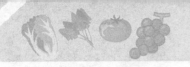

然性营养物质,对人体是大有益处的。经常生食新鲜蔬菜,不仅有利于容颜美貌,还有利于许多疾病的治疗。

蔬菜煮烂熟食,可使机体免疫系统和应变能力受到一定的干扰和破坏。有学者研究发现,带色蔬菜熟食后,人体白细胞会一过性迅速增多,导致免疫系统处于异常戒备状态。而生蔬菜的生物活性与人体接近,摄入后无上述弊端,生食能保护人体免疫系统处于稳定状态。

从萝卜、丝瓜、葫芦中提取出一种能抗细胞癌变和病毒感染的特殊物质——干扰素诱生剂。这种物质能作用于正常细胞的干扰素基因位点,使之产生干扰素。干扰素作为游离在体液中的"人体卫士",能有效地干扰癌细胞的生成,抵御病毒的入侵。组织培养证明,由蔬菜中提取的干扰素诱生剂作用于细胞而产生的干扰素,对食管癌、胃癌、宫颈癌等癌细胞均有抑制效果。然而,蔬菜中这种抗癌细胞的物质都十分娇嫩,尤其是耐热性差,当温度在100℃以上时,便呈不稳定状态,甚至丧失活性。只有在人们生食蔬菜时,它才能保持诱生干扰素的活性。同时能较快与人体黏膜细胞接触,进而发挥抗病毒侵袭的作用。这可能是生食蔬菜使人防病治病,益寿延年的机制之一。

蔬菜中的抗菌作用也早被公认,如生葱、生蒜的抗细菌、真菌作用显著,而且含有槲皮黄酮类物质,具有特殊抑癌效用。

当然,生食蔬菜必须保证新鲜、清洁、没有农药污染,否则生吃不干不净的蔬菜反而使人致病,得不偿失。

(五)菠菜在烹调前用沸水烫一下

菠菜炖豆腐,几百年来一直为人们所喜爱,无论是从饮食保健角度,还是从现代营养价值角度来说,此菜的配伍是很合乎科学道理的。传说,清朝乾隆皇帝下江南,六次南巡均驻宿镇江,而且多在位于镇江城外钱家巷的行宫临时休息。有一次,乾隆微服私访行至城市边时,正当赶集,十分热闹,走近一小吃摊点,那热气腾腾,色泽诱人的菠菜煮豆腐,引得他移不开步,就堂堂正正地坐了下来,一时兴起地吃起来,边吃边品,嘴里念念有词地说:"好吃!好吃!"直呼农妇"再来一碗,再来一碗!"吃罢,还回味不尽,这道菜清淡素雅,嫩绿透鲜的老百姓家常菜触发他的灵感,起名为"金镶白玉饭,红嘴绿鹦哥",当下便谕封农妇为皇姑,由此,菠菜又多了一个"皇姑菜"的美名。

菠菜是人们十分喜爱的蔬菜之一。在我国,自古以来就一直把它当作上等

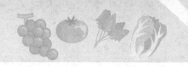

蔬菜入馔,既可凉拌,又可做什锦菜,还可炒食或做汤羹,许多西方国家甚至誉称菠菜为"蔬中之王"。菠菜的营养价值很高,现代医学研究资料表明,菠菜含有蛋白质、脂肪、碳水化合物(糖类)、粗纤维等成分;含有钙、磷、铁、锌、氟,以及胡萝卜素、维生素 B_1、维生素 B_2、维生素 C、维生素 K 和烟酸、α-生育酚等活性成分;菠菜叶还含叶酸、氨基酸及叶黄素、β-胡萝卜素等类胡萝卜素和菠菜甾醇、胆甾醇、万寿菊素、菠叶素等;菠菜根含菠菜皂苷 A、皂苷 B 及蔗糖、棉籽糖、木苏糖等成分。

菠菜不仅是很好的食用妙品,而且还具有重要的药物价值。中医药学认为,菠菜味甘,性凉,有凉血止血、补血润肤、敛阴润燥、下气通肠、疏通血脉等功效。

菠菜含有丰富的胡萝卜素和维生素 C,两者对人体健康和补血具有重要作用。胡萝卜素参与调节细胞的各项功能,并能有效地防治夜盲症,维生素 C 在体内能将三价铁还原为二价铁,有利于机体吸收和利用,可起到生血、补血的作用。菠菜含有丰富的铁,是提供人体铁质的良好来源,尤其适用于缺铁性贫血的女性食用;对老年性缺铁性贫血患者,经常适量服食菠菜烹饪的食疗汤肴,可明显改善贫血症状。菠菜可以辅助治疗巨幼细胞性贫血,具有益颜美容价值。菠菜还含有多量维生素 E(即生育酚类活性成分)和一种称之为辅酶 Q10 的活性物质。国外学者最近研究发现,菠菜具有抗衰老、活化皮肤黏膜细胞、增强皮肤弹性使其充满青春活力的作用,与其所含的维生素 E 和酶类有密切关系。儿童正处在骨骼、牙齿生长的时期,菠菜中的草酸可把钙质结成难溶性草酸钙,久而久之便会影响儿童骨骼和牙齿的健康生长,故不宜多吃菠菜。

有科学研究资料表明,100 克菠菜含钙 72 毫克,含草酸 606 毫克,若单吃菠菜为去除草酸需 177 毫克钙,那么还差 105 毫克钙。如果和豆腐一起煮,在 100 克点卤的豆腐里含钙 277 毫克,而被草酸结合的钙 95% 是点卤水的无机钙,豆腐里结合状态的有机钙能够充分被人利用,且吸收率高。这样,既消除了草酸对人体的危害,又保证了钙的供给。豆腐和菠菜中的其他营养可以获得最大限度的利用,这种科学饮食方法是应该大加称赞和推广的。令人更加高兴的是,同豆腐一起烧的菠菜没有了草酸的涩味,更加觉得甜美舒心。"菠菜煮豆腐",配伍科学,只要用量有度,烹调得法,一定会艺惊四座,回味不尽的。推而广之,菠菜豆腐汤、菠菜炒千张、香菇炒菠菜、虾皮炒菠菜、油豆腐果切丝炒菠菜、虾米炒菠菜、菠菜肉丝豆腐汤……无论是素炒素汤,还是荤素兼顾,或炒或烩,都会使人欣喜开胃,心满意足。

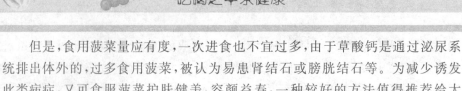

但是，食用菠菜量应有度，一次进食也不宜过多，由于草酸钙是通过泌尿系统排出体外的，过多食用菠菜，被认为易患肾结石或膀胱结石等。为减少诱发此类病症，又可食服菠菜护肤健美，容颜益寿，一种较好的方法值得推荐给大家，就是在吃菠菜时，宜先用沸水烫一下（或在沸水中焯一下），可将菠菜所含草酸的80％以上留在水中，然后将捞出的菠菜再炒或凉拌，这样既可免除隐患，又可保全其营养成分。患有肾炎及泌尿系结石的患者不宜吃菠菜及菠菜烹饪的菜肴，否则有可能加重病情。

在烹调前需要用沸水烫一下的含草酸钙较多的蔬菜还有竹笋、茭白等。

（六）魔芋的神奇作用

魔芋原产于印度、斯里兰卡，大约在1000多年前传入我国，现在我国江南各地及台湾等都有野生和栽培，且以四川、湖南、福建、浙江、江苏等地出产为多。

魔芋的块茎相当大，有的大如排球，味淡，无臭，辣而麻舌，含有丰富的营养，所含淀粉量高。魔芋因具有奇特的保健和医疗功效，日益引起人们的关注，被称为"减肥瘦身魔力食品"而身价倍增。中华民族是研究和利用魔芋最早的民族。早在西汉时期的《神农本草经》就首次确信魔芋是治疗的药物，后在元、明、清代均有魔芋入药及荒年充饥的记载。《本草纲目》中还系统地介绍了魔芋的生态环境、栽培方法、主治功能、服用方法和加工烹调技术。食用魔芋制品是我国南方人民早有的习惯。单就四川来说，以魔芋块茎加工制成的魔芋豆腐、黑豆腐等多种菜肴，别有一番风味，几乎家喻户晓。魔芋还可加工成糕、丝、片等各种食品，并可酿酒。如今在香港，人们把魔芋豆腐视作一种名菜佳肴；笔者在香港曾品尝正宗魔芋制作的鱼翅，几乎达到了以假乱真的地步。在日本，魔芋制品的销量正逐年递增，已经越来越多地走向平民百姓的餐桌。

魔芋是一种低能量、低蛋白、低维生素、高膳食纤维的食品。现代营养学研究发现并证实，魔芋所含葡甘聚糖是一种半纤维素，吸水性极强，吸水膨胀后可使体积增长50～80倍，形成体积很大的凝胶纤维状结构，提高了食物的黏滞度，延缓了胃排空和食物在肠道内的消化和吸收，不仅可有效降低餐后血糖，而且有降脂作用。据药理研究显示，魔芋精粉具有瘦身减肥、降低胆固醇和抗脂肪肝的作用。其作用机制仍不十分清楚，可能与胆固醇经肝脏代谢后，部分转变成胆酸，胆酸排入肠道后，被魔芋多糖吸附，使胆酸再循环入肝的量减少

有关。

我国魔芋的传统食用方式是将魔芋或魔芋角加工成灰黑色的魔芋豆腐食用。这种土法加工的魔芋豆腐常常由于加碱较多而影响魔芋的保健功能。

魔芋的主要成分是球茎中所含的葡苷聚糖。从球茎的解剖结构中可以看出,球茎含有大量的大型异细胞,异细胞含葡苷聚糖,通过去掉异细胞周围的淀粉和其他成分,即可获得魔芋葡苷聚糖的精制品——魔芋精粉。将魔芋精粉进一步的提纯和纯化,可加工成质量更高、使用更方便的魔芋微粉。加工制成魔芋挂面、魔芋饼干、魔芋粉丝、魔芋脆片等各种食品,对糖尿病、脂肪肝、高脂血症、便秘、肥胖症及体重超标患者来说,可谓是一个福音。

(七)豆芽是个宝

豆芽有黄豆芽、绿豆芽,还有黑豆芽。其中,黄豆芽的维生素、微量元素含量优于其他芽类蔬菜,算是"冬季第一菜""活体蔬菜"。黄豆芽是黄豆发芽后的产物,它既有在"母亲"身上带来的遗传基因"高蛋白",也有出于自身的奇妙变化和营养特点。

黄豆芽的胡萝卜素要比黄豆增加 $1\sim2$ 倍,维生素 B_2 可增加 $2\sim4$ 倍,而维生素 B_{12} 是黄豆的 10 倍左右。此外,还有丰富的维生素 E,含大量在黄豆中不具备的维生素 C。氨基酸和矿物质的含量都通过发芽被释放出来了。

冬天是 B 族维生素缺乏症的多发季节,常容易患口角炎和口腔溃疡,冬春季多吃些黄豆芽可以有效地防治 B 族维生素缺乏。黄豆芽中所含的维生素 E 能保护皮肤和毛细血管,防止动脉粥样硬化,防治老年高血压病。另外,因为黄豆芽含维生素 C,也是美容食品。

在蔬菜品种还不多的冬季和早春,吃些黄豆芽营养最给力。青少年多吃黄豆芽,其核黄素、叶酸能为孩子生长提供动力。成年人多吃些黄豆芽,有利于消除身体疲劳。一寸左右的黄豆芽养身效果最佳,因为这是黄豆芽营养素最饱满的时候。

"毒豆芽"是不法商贩在豆芽的生产过程中,通过大量非法加入尿素、恩诺沙星、6-苄基腺嘌呤等化学物质,催产出的 10 多厘米长、白净无根须的"畸形"豆芽。这些化学物质中,尿素属高浓度含氮肥料,恩诺沙星为抑菌剂类兽用药,6-苄基腺嘌呤虽然是无根豆芽生长调节剂,但是其用量受到严格限制,人食入含有上述化学物质的"毒豆芽"后,会在体内产生亚硝酸盐,长期食用可致癌。

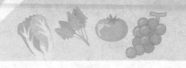

1.识别毒豆芽有四看

(1)看豆芽秆:自然培育的豆芽是芽身挺直稍细,芽脚不软、脆嫩、光泽白。而用化学物质浸泡过的豆芽,芽秆粗壮发水,色泽灰白。

(2)看豆芽根:自然培育的豆芽菜,根须发育良好,无烂根、烂尖现象,而用化学物质浸泡过的豆芽,根短、少根或无根。

(3)看豆粒:自然培育的豆芽,豆粒正常,而用化学物质浸泡过的豆芽豆粒发蓝。

(4)看折断:豆芽秆的断面是否有水分冒出,无水分冒出的是自然培育的豆芽,有水分冒出的是用化学物质浸泡过的豆芽。

2.自家泡发豆芽的方法 制作黄豆芽,可以先把黄豆用水泡8小时,如果想时间短一点儿的话,可以加温水泡,大约5小时。泡过之后要捂,要把豆子装进塑料袋里捂一下,看到冒出一点点芽头时拿出来放在脸盆内继续捂,注意脸盆要打十几个或二十几个漏水的孔,豆子上面要用毛巾或纱布盖着,记得3小时就要洒一次水,7天之后就可以食用了。温度要保持在18℃~25℃,为防止发制过程中产生细菌,其实不需要添加杀菌剂,只要勤换水就可以了。自己发豆芽经济实惠,一般情况下,500克黄豆至少可以发出1 500克豆芽,而50克黄豆发成的豆芽就能炒上一大盘。

(八)远离"毒果蔬"

由于各种农药、化肥、除草剂、催熟剂等大量化学物质的广泛使用,一方面对大幅度地提高农产品产量和质量起了重要的保证作用,另一方面也引起了世界性的污染,形成了公害。特别是造成了对食品的污染,其污染的渠道主要有:通过喷洒直接污染食品;通过对土壤、水和空气的污染,使许多动、植物体内都含有一定数量的农药。这些残存的农药可经过"食物链"进入人体,逐渐积蓄。所谓食物链是指在生态系统中,由于摄取食物的关系,把多种生物联系在一起。一种生物以另一种生物为食,另一种生物又以第三种生物为食,以此类推。这种食物关系相互连接,像铁链子一样一环扣一环,形成一个以食物为锁链的连接关系,俗称"食物链"。人们一旦食入农药超标的蔬菜和水果,就会给身体带来巨大伤害——致癌。

1.果蔬喷洒农药后上市的最短间隔时间 近年来,因吃入被农药污染的食品引起的中毒事件在我国频频出现。人类长期大量摄入含有农药的蔬菜、水果

等食物,将对人体造成一定的危害。美国犹他州科学家皮埃特不久前指出:人类的癌症,65%以上是食物引起的,由于环境污染直接引起的约占15%。人们吃了被农药污染的食品,后果相当严重,轻则中毒,重则致癌、致畸、致突变和致死。例如,六六六、滴滴涕、敌百虫、乐果等农药,特别是六六六、滴滴涕不易分解,失效期可长达几十年,并且是国际上公认的致癌物质。高毒农药如1605、甲胺磷、呋喃丹、杀虫脒等;高残留农药六六六、二二三等,这两类农药毒性大,致癌性强,残留时间长,对人畜生命造成的危害大,国家已规定这些农药严禁使用于蔬菜和果树。我国目前在蔬菜上使用的多是高效、低毒、残留时间短的农药。使用了这些农药的蔬菜,需经过7~15天后才能采收、上市出售。具体要求是:喷洒上乐果的蔬菜需要经过10天,敌百虫7天,敌敌畏5天,乙酰甲胺磷7天,二氯苯醚菊酯2天,最后一次喷农药到收获上市必须保证这样的时间间隔,蔬菜才符合条件。据化验分析,如果让猪、狗、鸡、鸭等吃了被农药污染的饲料,农药的毒性还会残存在畜禽的肉里,其中80%以上分布在脂肪中;水果皮上残留的农药比果肉中的高2~10倍。由于农药不是浮在水果的表皮上,而是浸透在水果表层,所以用水洗只能洗去表皮上的灰尘和虫卵,而农药是不易洗掉的。

2. 致癌农药 目前认为,与癌症关系密切的农药主要是有机氯、有机磷及砷类杀虫剂。滴滴涕和六六六都是有机氯杀虫剂,能通过皮肤、呼吸道和胃肠道进入人体,长期接触容易发生慢性中毒,主要损伤中枢神经系统和肝脏。目前已有用滴滴涕和六六六长期喂养大鼠,诱发肝癌的报道。美国国立癌症研究所已经把滴滴涕列为致癌物质。

有机磷农药包括对硫磷、马拉硫磷、甲基对硫磷及二嗪农药等。据美国报道,其中有些在动物实验中显示出致癌性。

砷与肺癌有关,长期吸入含砷农药能引起肺癌。例如,德国有一个葡萄种植园,长期使用含砷杀虫剂,而且防护条件不好,80名工人中有5名发生肺癌。

另外,据几位台湾学者报道,农药阿特灵、地特灵及二氯松(DDVP)也有致癌的可能性。还有些农药单独没有致癌作用,但和其他因素联合作用时有致癌效果,如杀虫剂西维因,若和食物中的硝酸盐同时进入胃内,在胃酸作用下能形成新的有致癌作用的化合物亚硝基西维因。

3. 被农药污染果蔬的识别与分析 根据各地蔬菜市场农药监测的综合分析,农药污染较重的蔬菜有白菜类(小白菜、鸡毛菜)、韭菜、黄瓜、甘蓝、花椰菜、菜豆、豇豆、苋菜、茼蒿、番茄、茭白等,其中韭菜、小白菜、油菜受到农药污染的程度最重。青菜虫害小菜蛾抗药性较强,普通杀虫剂难以将其杀死,种植者只

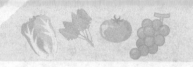

好使用高毒农药；韭菜虫害韭蛆常生长在菜体内，表面使用的杀虫剂难以起作用，所以部分菜农用大量高毒杀虫剂灌根，而韭菜具有的内吸毒特征使得毒物遍布整个株体。另一方面，部分农药与韭菜中含有的硫结合，也增强了受污染的韭菜对人体的毒性和致癌作用。

4. 清除蔬菜瓜果上残留农药的简易方法

蔬菜、瓜果是否被农药污染从外观上是很难辨别的，尽管有些媒体刊登了一些民间流传的说法，如辨色泽、看虫眼、闻味道等，但实践证明这些方法是靠不住的。可采用以下方法清除。

(1)浸泡水洗法：污染蔬菜的农药品种主要为有机磷杀虫剂。有机磷杀虫剂难溶于水，此种方法仅能除去部分污染的农药。但水洗是清除蔬菜、瓜果上其他污物和去除残留农药的基本方法。主要用于叶类蔬菜，如菠菜、金针菜、韭菜、生菜、小白菜等。一般先用水冲洗掉表面污物，然后用清水浸泡，浸泡不少于10分钟。果蔬清洗剂可促进农药的溶出，所以浸泡时可加少量果蔬清洗剂。浸泡后要用清水冲洗2～3遍。

(2)碱水浸泡法：有机磷杀虫剂在碱性环境下分解迅速，所以此方法是去除农药污染的有效措施，可用于各类蔬菜、瓜果。方法是先将表面污物冲洗干净，浸泡到碱水(一般500毫升水中加入碱面5～10克)中5～15分钟，然后用清水冲洗3～5遍。

(3)储存法：因为农药在环境中可随时间的推移而缓慢地分解为对人体无害的物质。所以，对易于保存的瓜果蔬菜可通过一定时间的存放后再食用，以减少农药残留量。此法适用于苹果、猕猴桃、冬瓜等不易腐烂的种类。一般存放15天以上。不应立即食用新采摘的未削皮的水果。

(4)加热法：随着温度升高，氨基甲酸酯类杀虫剂分解加快。所以对一些其他方法难以处理的蔬菜瓜果可通过加热的方法来去除部分农药。常用于芹菜、菠菜、小白菜、圆白菜、青椒、菜花、豆角等。方法是先用清水将表面污物洗净，放入沸水中烫2～3分钟捞出，然后用清水冲洗1～2遍。

(5)去皮法：能剥皮或削皮的蔬菜和水果应去皮后食用，能去皮的蔬菜(如黄瓜、番茄)应尽量去皮后再烹调。

(6)综合处理法：将以上5种方法选择几种同时运用，效果更好。

当然，更重要的是各地可在加强对农药使用监管、安全检测、市场准入、技术培训工作的同时，必须尽快建立农产品质量追溯、责任追究等多种有效的管理制度，确保消费者吃上放心蔬菜和放心水果。

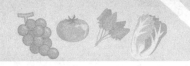

（九）不宜吃辣的人

在我国湖南、湖北、江西、贵州、四川及东北的朝鲜族地区等地居民大多喜食辣。我国流传着"贵州人不怕辣，湖南人辣不怕，四川人怕不辣"之说。川湘一带为什么喜欢吃辣？从地域上看，这里多为水乡泽国，气候湿热，食辣可以散热发表，预防湿热所引发的各种病症。四川地处盆地，更是潮湿多雾，一年四季少见太阳，这种气候导致人的身体表面湿度与空气饱和湿度相当，难以排出汗液，令人感到烦闷不安。时间久了，还容易使人患风湿寒邪、脾胃虚弱等病症。吃辣椒浑身出汗，汗液当然能轻而易举地排出。经常吃辣可以驱寒祛湿，养脾健胃，对健康极为有利。东北地区吃辣与寒冷的气候有关，朝鲜族聚居地气候湿润多雨，冬春阴湿寒冷，吃辣可以驱寒。据报道，我国辣椒年产量据说已经达到2 800万吨，占全球总产量的46%，堪称为世界第一辣椒大国。

1. 吃辣椒的好处　辣椒含有辣椒素（香美兰胺），吃进去后可以刺激舌尖、口腔黏膜和口腔的神经末梢，通过大脑反射，促进唾液分泌，有利消化食物，并使人感到轻松兴奋。吃辣椒也增加胃肠道消化液的分泌。由于消化液含内啡肽，不仅可以帮助食物的消化，而且能加强胃肠道蠕动。绝大多数辛辣食物属于温热性质，能促进血液循环，使气血运行通畅，脏腑得到适当滋养和推动。

每100克辣椒中维生素C含量高达198毫克，维生素B_2、胡萝卜素及钙、铁等营养素含量也很丰富。吃辣椒可以提高免疫功能，寒冷的冬天适当地吃辣可以促进体内胶原蛋白的合成，防止毛细血管破裂，并可延缓衰老。

吃辣椒，能增加饭量，增强体力，改善怕冷、血管性头痛等症状。辣椒含有一种特殊物质，能加速新陈代谢，促进激素分泌，保健皮肤。辣椒还富含维生素C等营养素，有助于控制心脏病及冠状动脉粥样硬化，降低胆固醇。辣椒含有较多抗氧化物质，可预防癌症及其他慢性疾病。

2. 慎吃或不宜吃辣椒的人

（1）患有心脑血管疾病、高血压病者不宜吃辣椒，慢性气管炎、肺心病、肺结核患者也不宜吃辣椒。因辣椒素使循环血量剧增，心跳加快，心动过速。短期内大量食用，可致急性心力衰竭、心脏猝死，即使没发生意外，也会妨碍原有的心脑血管病及肺部病变的康复。

（2）对于慢性胃炎、胃溃疡、十二指肠溃疡、食管炎的患者，由于辣椒的刺激，使黏膜充血水肿、糜烂，胃肠蠕动剧增，而引起腹痛、腹泻等，亦影响消化功

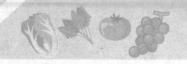

能的恢复。

(3)对于慢性胆囊炎、胆石症、慢性胰腺炎的患者,由于辣椒的刺激,引起胃酸分泌增加,胃酸增多可引起胆囊收缩,胆管括约肌痉挛,造成胆汁排出困难,从而诱发胆囊炎、胆绞痛及胰腺炎。

(4)对于痔疮和肛裂的患者,由于辣椒素的刺激,痔静脉充血水肿,可以加重痔疮或加重肛裂出血,甚至形成肛门脓肿。另外,辣椒又可加重便秘,使痔疮、肛裂加重。

(5)患红眼病、角膜炎的患者忌食辣椒,中医学认为吃辣椒容易上火而加重病情。

(6)产妇、孕妇不宜食用辣椒,因吃辣椒不仅可出现口舌生疮,大便干燥,也可因哺乳而使婴儿患病。

(7)肾病患者不宜食用辣椒,因辣椒素是通过肾脏排泄,有损肾实质细胞,严重的可引起肾功能改变,甚至出现肾衰竭。

(8)甲亢患者不宜食用辣椒,因甲亢患者本来心率增快,食用后更加快心跳,症状更加明显。

(9)皮炎和一些皮肤病患者不宜食用辣椒,因食后常加重病情。

(10)瘦人慎吃辣椒,因瘦人常有咽干、口苦、烦躁易怒,如果食用辣椒,不仅加重上述症状,而且易导致出血、过敏和炎症,严重时会发生皮肤化脓性感染等。

(11)口腔溃疡患者的口腔对咸、辣、酸、苦等味道敏感,吃辣椒会加重疼痛。

(12)服阿司匹林者慎吃辣椒,因辣椒会抑制人体对阿司匹林的吸收。

(13)正在服用中药治疗疾病的患者禁吃辣椒,因食用辣椒素会影响中医中药的疗效。

(十)薯类食物不可少

常见的薯类有红薯(又称甘薯、白薯、山芋、地瓜等)、马铃薯(又称土豆、洋芋)、木薯(又称树薯、木番薯)和芋薯(芋头、山药)等。薯类干品中淀粉含量可达80%左右,而蛋白质含量仅5%,脂肪含量约0.5%,所以具有控制体重、预防便秘、痔疮、肛裂、大肠癌的作用。

1.红薯 蛋白质含量一般为1.5%,其氨基酸组成与大米相似,脂肪含量仅为0.2%,碳水化合物(糖类)含量高达25%。红薯中胡萝卜素、维生素B_1、维生

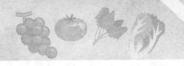

素 B₂、维生素 C、烟酸含量比谷类高,红心红薯中胡萝卜素含量比白心红薯高。甘薯中膳食纤维的含量较高,可促进胃肠蠕动,预防和治疗便秘。

红薯是薯类中最常吃的品种,红薯的营养很丰富,据科学分析,红薯含有人体必需的 8 种氨基酸,所含蛋白质超过大米、面粉、小米等;红薯所含的维生素 A、维生素 B₁、维生素 B₂、维生素 C 和烟酸等均比其他粮食作物高,甚至高出 4～7 倍,还含有钙、磷、铁等矿物质和微量元素。经测试证实,每 500 克红薯含糖类 145 克,蛋白质 10 克,脂肪 1 克,所含的纤维素高在 7%～8%。红薯内含有一种含胶原和黏多糖的物质,这种多糖蛋白质复合具有特殊的保健功能。

近年来,人们在研究中发现红薯有防癌的功效。在国外被当作保健食品,认为它能抗癌延年,减肥益寿,所以备受青睐,在美国、日本、西欧等国相继出现了吃红薯热。美国和日本的科学家正在进行合作研究,拟将红薯作为未来的太空作物,引种在航天器中,供太空人员食用。红薯为高纤维素食物,且含有较多淀粉,吃了以后能在肠内大量吸收水分,增加粪便体积,刺激肠管蠕动,缩短大便在肠道里的停留时间,对结肠癌、直肠癌等癌症的防治有显著功效。所以民间有"一斤红薯二斤屎,回头望望还不止"的俗语。维生素 A 可以有效地防止化学致癌物的致癌作用,对大肠癌也具有阻断作用。在红薯中能转化为维生素 A 的胡萝卜素,其含量在块根类食物中名列前茅,除稍低于胡萝卜外,比马铃薯、山药、芋头要高 50～100 倍。β-胡萝卜素可抑制癌细胞的繁殖,推迟癌症的恶化。红薯的黄色越深,β-胡萝卜素的含量越大,红皮红薯的含量是其他品种的 5 倍。

红薯里含有一种叫"气化酶"的成分,生吃或一次吃得较多时,会产生胃脘部嘈杂胀满,甚至出现反酸、矢气多等现象。食用时应采用蒸熟煮透的方法,将气化酶尽最大地破坏;或将洗净的红薯切片或切块后放在淡盐水中,浸泡 15～30 分钟,捞出洗净后再蒸煮食用。生了黑斑病的红薯或腐坏的红薯有毒,不可食用。由于薯类蛋白质含量偏低,儿童长期过多食用,对其生长发育不利。

2. 马铃薯 在我国种植广泛,作为薯类食物的代表受到大众的喜爱。马铃薯淀粉达 17%,维生素 C 含量和钾等矿物质的含量也很丰富,既可做主食;也可当蔬菜食用。

3. 木薯 含淀粉较多,但蛋白质和其他营养素含量低,是一种优良的淀粉生产原料。木薯植株各部分都含有氢氰酸,食用前必须进行去毒处理。

八、五果为助益健康

（一）天天吃水果，老头变小伙

我国地域辽阔，果品资源极为丰富，水果是膳食中维生素（维生素 C、胡萝卜素及 B 族维生素）、矿物质（钾、镁、钙）和膳食纤维（纤维素、半纤维素和果胶）的重要来源。红色和黄色水果（如芒果、柑橘、木瓜、山楂、沙棘、杏、刺梨等）中胡萝卜素含量较高；枣类（鲜枣、酸枣），柑橘类（橘、柑、橙、柚）和浆果类（猕猴桃、沙棘、黑加仑、草莓、刺梨等）中维生素 C 含量较高；香蕉、黑加仑、枣、红果、龙眼等水果的钾含量较高。成熟水果所含的营养成分一般比未成熟的水果高。水果的营养价值如下：

1. 水果是供给维生素 C 的良好食物　所有鲜果或多或少都含有维生素 C，而水果一般都是生吃，其中所含的维生素 C 不会受烹调影响而遭破坏。含维生素 C 较多的水果有刺梨、柑橘、山楂、鲜枣、柿子、草莓、柚子、柠檬等。

2. 水果中的碳水化合物容易消化吸收　水果中的碳水化合物（糖类）主要是葡萄糖、果糖，还有些蔗糖。葡萄糖和果糖都是单糖，食入后不必经消化分解便可直接被肠道吸收。水果为什么较甜呢？这是因为它含果糖较多，在几种食糖中果糖是最甜的。

3. 水果是很好的轻泻剂　水果含有纤维素、半纤维素和果胶，它们能促进肠蠕动，尤其是果胶在肠道中吸水膨胀，增加粪便体积，使之软化加快粪便排出，有利于预防大肠癌。

4. 水果能助消化　水果除它的色、香、味能促进食欲外，还含有几种有机酸（如柠檬酸、苹果酸等）。这些有机酸能刺激消化液的分泌，有助于消化。

5. 水果有助于维持体液的酸碱平衡　水果含有的矿物质和有机酸在体内经过代谢作用后，产生碱性物质如钾、钠、镁、钙等，有利于维持体液的酸碱平衡。

6. 水果还有其他营养特点　苹果含有鞣酸，制成干苹果粉，有止泻作用，可以给腹泻患者食用。据报道，桃、杏、李等有促进血红蛋白再生的作用，适用于

贫血患者食用。

由于水果有这么丰富的营养成分和保健价值,所以民间一直流传着"天天吃水果,老头变小伙"的谚语。

(二)吃水果的最佳时间

在餐馆请客吃饭时,酒足饭饱后常常上一道果盘。在家请客时,放下碗筷后往往剥根大香蕉或削个大苹果请客人享受,这些似乎已成习惯性"流程"。其实餐后就吃水果,胃内容物还没有消化,刚刚吃进去的食物尚滞留在胃中,水果也会在胃肠道内蓄积,与胃酸作用,会影响食物的消化与吸收,给消化功能带来不良影响。对于人体的血糖来说,无疑是"火上加油"。

那么,吃水果的最佳时间是何时?最佳时间是餐后2小时。不论是早餐与中餐之间,中餐与晚餐之间,还是晚餐至睡觉之前,只要是在饭后2小时,都对身体有好处。空腹吃水果不仅会影响正餐的摄入,对胃肠道也有影响,因为水果中含有较多的有机酸,空腹吃会产生大量的胃酸,对胃肠道产生刺激和伤害,容易引起反酸、烧灼感、胀气、腹泻、消化不良等症状。

社会上对于何时吃水果曾流传"上午吃水果是金,中午到下午3点是银,3点到6点是铜,6点之后则是铅"的说法,我们认为,这毫无科学根据。最佳吃水果时间仍然是在两餐之间。睡觉前2小时最好不要吃水果,以免加重夜间胃肠道的负担。

(三)当心胃柿石症

柿子,为柿子科落叶乔木柿的果实。柿子原产于我国,从总产量来看,仅次于苹果、梨、柑橘,居全国各类果品产量的第四位。柿子中含有丰富的营养,鲜柿中含有多种糖分,主要有蔗糖、葡萄糖、果糖;还含有多种维生素和钙、磷、铁、钾等矿物质。尤其值得一提的是,柿子的含碘量较高,每百克柿子中碘的含量可达50毫克。此外,柿子的维生素C含量也高出一般水果1～2倍。

柿子还有较高的药用价值。因其性寒,味甘、涩,入心、肺、大肠经,具清热、润肺、止渴等功效,能够治疗烦热口渴、热性咳嗽、轻度呕血、口疮等病症。中医学研究表明,柿子可以补虚健脾、生津止渴、抗菌消炎、降低血压、增加心脏冠状动脉的流量。

根据脱涩（成熟）程度的不同,柿子可分为甜柿和涩柿;根据脱涩方法的不同,柿子又可分为烘柿、白柿、乌柿和西林柿。涩柿必须经过脱涩才能食用,脱涩后的柿子汁多、味甜、肉细、爽口。其中,陕西欢心黄柿和尖柿、北京大磨盘柿、河北莲花柿、山东菏泽镜面柿、河南红柿、浙江铜盆柿和方柿、安徽铃灯柿、青岛金瓶柿等,都是名贵的品种。柿子适用于秋季进补,可谓物美价廉效果好。

由于柿子属寒凉之品,故凡脾胃虚寒、痰湿内盛者,均不宜食。民间流传柿子与螃蟹不能同食,也是因为两者均属性寒之物,同食确有伤身之患,因此应予以重视。柿子含有大量的柿子酚、果胶、可溶性收敛剂等成分,遇酸会凝结成不溶性硬块,小的如枣核,大的如鸡蛋,滞留在胃中,难以消化及排出,有人会感到胃痛、恶心、呕吐,医学上称为"胃柿石症"。小块的柿石会随着胃蠕动而聚积成较大的团块,将胃的幽门口堵住,引起胃内压升高,如果原有胃溃疡,可导致胃出血或穿孔,所以柿子不宜空腹食用,一次不宜吃得太多,吃柿子后不能进食酸性食物,更不能食用不成熟的柿子,以避免发生"胃柿石症"。

另外,生山楂中也含有较多的鞣酸,如果空腹食用,所食的鞣酸与胃酸结合也容易形成胃石。所以应尽量少吃生山楂,更不要空腹时吃,山楂还是煮熟后再吃为好。

(四)水果蔬菜不能相互替代

蔬菜和水果在营养成分和食疗功效方面有很多相似的地方,但毕竟是两大类不同的食物,营养价值各有千秋。应按"顿顿有蔬菜,天天有水果"的营养要求进食,两者不能相互替代。

1.蔬菜不能代替水果　一些水果具有特殊功能的物质,如白藜芦醇、苹果酸、苦杏仁苷、柠檬苦素、木瓜蛋白酶、番茄和西瓜中的番茄红素等。水果含碳水化合物(糖类)较蔬菜多,主要以双糖或单糖形式存在。水果中的有机酸,如果酸、柠檬酸、苹果酸、酒石酸等,含量也比蔬菜丰富,能刺激人体消化腺分泌,增进食欲。水果中含较多的果胶,这种可溶性纤维进入小肠后会形成一层胶状体,将胆汁酸包围,阻止其被再次吸收,从而降低血液中有害的低密度脂蛋白胆固醇,还能与肠道中的有害物质如铅结合,促使其排出体外。

2.水果不能代替蔬菜　多数蔬菜的维生素、矿物质、膳食纤维的含量高于水果,蔬菜富含钙、铁、胡萝卜素、叶酸,且能量低。有些家长在孩子不爱吃蔬菜时,经常就让他多吃点水果,认为这样可以弥补不吃蔬菜的损失,这是非常不科

学的做法。经常以果代蔬会导致身体摄入过量的果糖。当孩子体内果糖太多时,不仅会造成身体缺乏铜元素,影响骨骼发育,造成身材矮小,还会使孩子经常有饱腹感,导致食欲下降,食量减少。

(五)冬令进补话干果

1. 冬令进补干果的挑选

(1)核桃仁:以果实饱满,肉质肥厚,油多,色泽淡黄,口味香甜者为佳,购买时应避免干瘪,果肉萎缩,发霉变味的品种。

(2)红枣:以色红,肉厚饱满,个大核小,味甜者为佳,避免购买肉质干瘪,色泽灰暗,发霉变质变味的品种。

(3)黑枣:以色黑发亮,肉质饱满,味甜者为好,避免购买肉质干瘪及腐烂变质的品种。

(4)桂圆:按大小色泽可分为1~3级,以福建产的品种为佳,目前市场上桂圆的伪品较多,有一种假桂圆叫龙荔,与桂圆同科同属植物,形状极为相似,很容易混淆。其果实有毒,核仁毒性最大,多吃会引起中毒,一次吃龙荔果肉100粒或吃龙荔核仁30粒左右,轻者头昏、吐泻、无力、表情淡漠;重者神志模糊、狂躁、抽搐、瘫痪,甚至死亡,所以龙荔又称"疯人果"。那么,如何鉴别呢?真桂圆果壳较平,表面较光滑,呈棕褐色,容易剥离,果肉有点透明,比龙荔果肉薄,果核圆形而光滑,无纹路,果肉具有桂圆特有的香甜味。假桂圆(疯人果)为圆球形,一般比桂圆大,壳的表面常裹上黄色或土黄色的细粉加以伪装,用手摸时细粉易脱落,不裹细粉的疯人果呈灰黄色,果壳有明显的鳞状突起,很像荔枝,壳内壁发白或淡黄色,不光滑、不光泽,果内黏手不易剥离,剥下的果肉黏而无韧性,易被手捻碎,无桂圆的香味,味虽甜,但不如桂圆浓厚,其味有轻度苦涩味。

(5)莲子:以身干饱满,表面灰黑色,质重坚实,内肉黄白色,粒大粉性足,无瘪粒、霉粒,入水沉者为佳。

(6)白果:以粒大色白,肉质饱满者为好。

(7)松子仁:以肥大饱满,含油量高,气香味美者为佳品。

2. 冬令进补干果的营养价值

(1)核桃仁:含有大量的具有特殊结构的脂肪油、蛋白质、碳水化合物(糖类)、胡萝卜素、多种维生素、多种矿物质,为机体和大脑组织代谢的重要物质。现代营养学研究认为,500克核桃仁相当于2 500克鸡蛋或4 500克鲜牛奶的营

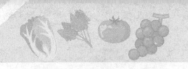

养价值;可以补肾健脑、养血润肺、定喘通便、抑制肿瘤生长,治疗头晕健忘,遗精阳痿,腰膝酸软,肺肾虚喘、习惯性便秘、病后体虚。美国科学家发现,一个人每天吃 3 个核桃,约 30 克重,可使心脏病发病的危险减少 10%。

(2)红枣、黑枣:黑枣为大枣的加工品。红枣、黑枣含糖量达 60%,维生素 C 含量名列各种果品前列,比柑橘高 7~14 倍,比苹果、桃子高 100 倍左右,维生素 P 和维生素 E 在百果中也名列前茅,所以大枣有"天然维生素丸""活维生素丸"的美称。亦含有蛋白质、有机酸、钙、磷、铁、胡萝卜素等成分。现代研究资料表明,吃枣有提高人体的免疫功能,促进白细胞的新陈代谢,降低血清胆固醇,增强血清总蛋白及白蛋白的作用,还有美容与抗衰老作用。中医学认为,大枣有益气生津,健脾益胃作用,可治疗神疲乏力、心烦失眠、贫血、血小板减少、白细胞减少、肝病等。

(3)桂圆:含糖、粗蛋白、维生素 A、B 族维生素、维生素 C、维生素 P 及多种氨基酸。除营养全身外,特别对脑细胞有补养作用,可增强记忆,消除疲劳。中医学认为,桂圆可益心脾,补气血,安心神,用于久病体虚、年老及产后虚弱、心悸、健忘、失眠,为中国传统的名贵滋补品和治病良药。

(4)莲子:富含淀粉和棉籽糖,含糖量与桂圆相当,而蛋白质和脂肪含量高于桂圆,还含有多种维生素和钙、磷、铁等无机盐,能提供足够的能量和多种维生素。中医学认为,莲子能健脾固涩肠道,固精止带,养心安神。治疗脾虚所致慢性腹泻,心悸失眠,男性遗精,女性带下病等。

(5)白果:含丰富的淀粉、蛋白质、脂肪及钾、钙、磷等多种元素,有较强的滋补作用,对老年病、妇科病有独特的疗效,能补肺气、定咳喘、止带下、缩小便,对慢性支气管炎、肺气肿、肺心病、妇女带下病均有效。白果虽好,但多吃会引起中毒,其中绿色胚芽最毒。曾有报道,一位小儿吃了 10 粒生白果而中毒死亡,中毒症状一般是呕吐、腹痛、腹泻、发热、发绀等。严重的可昏迷、抽搐,也可因呼吸麻痹而死亡。所以,白果不能生吃(尤其是儿童),也不能大量食用,煮透后弃水食用,剥去胚芽后煮熟食用则不会中毒。

(6)松子仁:含丰富的脂肪油、蛋白质及多种氨基酸、矿物质,有补养脏腑,滋润皮肤的作用,对头晕眼花、肺燥咳嗽、便秘、神经衰弱均有作用,被称为茶余饭后的抗衰美容干果。

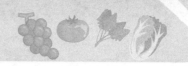

（六）从"一个荔枝三把火"说起

1. 荔枝　在民间一直流传有"一个荔枝三把火"的谚语,意思是说荔枝性温、动火,一次吃的过多容易导致口干舌燥、口腔溃疡或发热等"上火"的现象。一次吃荔枝过多,某些人还会出现一种特殊的"低糖血症",这时可出现头晕乏力,出冷汗,心悸,血糖降低,甚至出现昏迷等症状,医学上称为"荔枝病"。这是因为荔枝含有大量果糖,但能被细胞利用的葡萄糖含量较低,过量食用可能导致低血糖症状。所以每人每次吃荔枝 10 粒左右较为适宜。另外,吃荔枝前要在剥皮后用凉开水冲一下果肉,或用淡盐水浸泡片刻再吃。一旦有人出现低血糖症状,应急方法是口服一小杯葡萄糖水。

2. 橘子　橘子肉、橘皮、橘核、橘络都有很高的营养价值和食疗功效。有研究表明,每天吃一个橘子,可以降低癌症的发生率,如喉癌等。还有研究表明,吃橘子的人患冠心病、糖尿病、高血压病、痛风的几率较低。每天吃 3 个橘子就够了,就能补充人体所需的维生素 C。过量食用效果会适得其反,就会上火,容易引起口舌生疮、牙周炎等。橘子内含大量胡萝卜素,入血后转化为维生素 A,积蓄在体内,使皮肤泛黄,即导致"胡萝卜血症",俗称"橘黄症",继而出现恶心、呕吐、食欲缺乏、全身乏力等综合症状。患"橘黄症"后,应适量多食植物油,并多喝水,以加速其溶解、转化和排泄。此外,橘子中富含维生素 C,如果摄入过多,体内代谢的草酸也会增多,容易引发泌尿系结石。

3. 苹果　富含糖类和钾盐,摄入过多不利于心、肾保健,患有冠心病、心肌梗死、肾炎、糖尿病者,切忌多食。

4. 梨　性寒,脾胃虚寒、口吐清涎、大便溏泄者应慎食。又因其含糖量高,过食会使血糖升高,所以糖尿病患者少食或不吃。

5. 石榴　性温,体虚阴虚燥热者慎食。泻痢初起有湿热者也不宜吃鲜果,即使常人也不宜多食,多食伤齿,且使人厌食。

6. 香蕉　性凉,脾胃虚寒,大便稀溏不成形者不宜多食。

7. 板栗　质地坚实,生食难以消化,熟食易滞气积食,一次不宜多食。板栗有涩肠止泻作用,便秘者忌食,否则加重便秘程度。

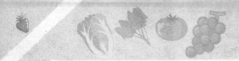

（七）台湾热带水果的"果性"

随着海峡两岸经贸活动的日益频繁,异域风情的台湾热带水果已走向大江南北的超市和农贸市场。现参考相关资料介绍一些热带水果具有的特性和养生功效。

1. 榴莲　榴莲性热,有"热带果王"之称。榴莲可活血散寒,缓解痛经,特别适合受痛经困扰的女性食用。榴莲的果壳不应丢弃,它和骨头一起煮汤,是民间传统的食疗验方。榴莲虽好,但一次不可多吃,如果实在经不住那种浓郁香味的诱惑,吃得过多,也不要着急,吃几个山竹就可以"一物降一物"了。

2. 凤梨释迦　它外形独特,其果实表面有很多突起的鳞目,外表酷似佛祖释迦牟尼的头形,台湾人习惯称它为释迦果,又叫番荔枝。凤梨释迦是释迦与凤梨杂交的后代,外形有点像凤梨,果实味道与荔枝有几分相似,又有几分不同,它清甜而不腻,且食用不易上火。吃法就像吃西瓜一样,纵向剖开后切片食用。特别需要注意的是,熟软的凤梨释迦可放进冰箱冷藏保鲜;表皮青绿的未熟凤梨释迦不可放进冰箱,若放进一段时间后拿出来,就不会再自熟。释迦具有降血糖的功效,但释迦含有鞣质,不要与乳制品或高蛋白的食品同时食用,以免生成不易消化的物质,损伤脾胃。

3. 莲雾　莲雾味甘,性凉,富含蛋白质、糖类、多种维生素、膳食纤维,并带有特殊香味。台湾民间视莲雾为消暑解渴的佳果,习惯用它煮冰糖,治干咳无痰或痰难咳出。在宴席上,莲雾常常切片作为冷盘,还是解酒妙果。在莲雾中心挖个洞,塞进肉茸,大火蒸10多分钟,便是台湾著名的传统名吃"四海同心"。挑选购买莲雾的时候,如果选红的,就要挑全是红颜色的;如果选粉的,就要挑全是粉颜色的,不要挑选那种带白的。莲雾的底部张开越大表示越成熟。莲雾底部比较容易藏脏东西,要用自来水冲洗干净,放在淡盐水中浸泡片刻后再吃味道更好,吃的时候可将果实底部的果脐切掉。

4. 杨桃　杨桃颜色呈翠绿鹅黄色,皮薄如膜,肉脆滑汁多,甜酸可口。除含糖10%外,还含有丰富的维生素A和维生素C。其果肉具有利尿止痛、祛热解毒、消食解酒、降压舒心等功效。杨桃性稍寒,茶余酒后吃几片杨桃,顿觉口爽神怡。购买时用手掂一掂,一般越沉的汁越多。清洗干净后切除带有涩味的棱边,生食时最好切成条状而非星状,能保证每块甜度均匀;由果头吃到果尾,会越吃越香甜。

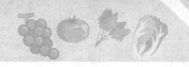

5.芭乐 营养丰富,可增加食欲,促进儿童生长发育,富含维生素 A、B 族维生素、维生素 C,以及钙、磷、铁等微量元素。食疗药用价值极高,对于肥胖症及肠胃不佳之患者,是最为理想之食用水果。

6.凤梨 凤梨味甘、微酸,性平。含丰富的营养成分,削皮后即可食用。能生津止渴,助消化。台北百年老店的梨记凤梨酥便是以凤梨酱加辅料精制而成,早已"饼香遍寰宇"。

7.山竹 山竹被称为"热带果后",当然只有水果王后才能"降服"水果之王。山竹的果脐像一朵小花,这朵小花有几片花瓣,就有几粒果肉;果肉瓣粒越多,果核也就越细小,品质也就越好。山竹性凉,若皮肤生疮,长青春痘,可生食山竹。台湾南部居民常用山竹煲汤,据说可以去火。剥果壳时要注意,不要将紫色的果壳汁液染在肉瓣上,以免影响口味。一般人都可食用山竹,但每天不宜超过 3 个。

8.火龙果 仙人掌科植物火龙果,集水果、茶卉、蔬菜、保健、医药为一体,可谓果中之宝。在拉丁美洲传统的祭礼上,火龙果是必备的"神圣之果"。火龙果名字和颜色一样火爆,其实它属于凉性水果一类,寒凉体质者不宜多吃。火龙果果肉甜而不腻,清淡中有一点芬芳,具有润肠通便、降血糖、降血脂、降血压、降低胆固醇和皮肤美白、防黑斑的功效,还具有解除重金属中毒、抗衰老等功效。火龙果果肉中芝麻状的种子有促进肠胃消化之功能,是糖尿病和高血压患者的理想选择。另外,由于火龙果整个生长期无病虫危害,几乎可以不使用农药,因此火龙果是绿色食品。

9.百香果 成熟的百香果采收后存放一段时间,果壳会有凹陷现象,里面的果瓤却更加香甜,散发出香蕉、菠萝、柠檬、草莓、桃子、石榴等多种水果的浓郁香味,因而被誉为百香果。百香果具有降脂降压、滋阴补肾、增强免疫力等保健作用。将百香果剖开,可用调羹挖出瓤直接食用,也可将果肉舀入杯中,加水和少许蜂蜜冲成果汁食用。

10.甜角 甜角果实饱满,味道微酸多甜。许多认识或者喜爱酸角的人们并不认识甜角。甜角除口味优于酸角之外,还具备酸角的全部优点和功效。甜角可补脑补钙,消除咽喉疼痛,洁齿固齿,为老少皆宜的药食兼用佳果;对孕妇而言,不仅能开胃,还可减轻妊娠反应引起的呕吐,是孕早期的首选水果。

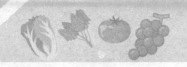

七、终身不要断奶

（一）一袋奶强壮了整个民族

20世纪中期，日本免费给婴幼儿、中小学生每人每天一袋牛奶，一直到18周岁。十几年后发现，孩子的营养状况明显改善，在体能、身高等方面有很大提高。1960～1975年，日本青少年身高每10年增长为2.8厘米（男）和2.5厘米（女）。东京大学教授原岛弘在经过人群调查研究后认为，100年前矮胖、土气、粗鲁的日本人在不知不觉间变得纤瘦，温文秀气了。而且，日本人的容貌得到重大改善的同时，形体也有相当大的改进。美国对乳类消费量与身高关系的研究显示，青春期前每日增加1杯牛奶，可使儿童在青春期身高增加0.5～0.6厘米；同时，增加喝牛奶的频率，可使成年后身高增加0.3～0.7厘米。《2005年美国膳食指南》建议，9岁以上儿童及成人应该每天食用700毫升脱脂或低脂牛奶或乳制品。

在我国，城市奶类消费量平均每人每天66克，农村只有11克。我国儿童生长发育虽有进步，但5岁以下儿童身高未能达标者仍然占17％以上，贫困地区甚至高达1/3。我国居民膳食中维生素A和核黄素含量普遍偏低，而奶类所含这两种维生素比较丰富。

大量事实让我们相信，中国人的营养离不开牛奶。适量饮用牛奶对保障儿童、青少年的正常生长发育，对提高国民膳食质量，对改善民族健康素质都具有重要作用。应当积极宣传奶类对人体健康的好处，为尽快达到每日1～2袋奶的战略目标而努力奋斗。

（二）反驳"牛奶有害论"

牛奶除了不含有膳食纤维外，几乎含有人体所需要的各种营养素，并且易于被消化吸收，是适合所有人群的营养食品。乳类蛋白质的生物价值仅次于蛋类，也是一种优质蛋白，其中赖氨酸和蛋氨酸含量较高，能补充谷类蛋白质氨基

酸结构的不足,提高其营养价值。乳类中还含有丰富的矿物质,特别是钙和磷。每升牛奶可提供 1 200 毫克的钙质,同时其钙的吸收利用率很高。因此,牛奶是补充钙质、促进生长、防治骨质疏松的佳品。有的营养专家强调:牛奶是一种好东西,营养成分齐全,组成比例适宜,容易被人体吸收利用,因而被誉为"最接近完美的食品"。

专家们强调,牛奶是一种营养全面、易于消化吸收、有利于健康的食品;增加牛奶消费是改善我国居民营养状况的重要措施;牛奶不是导致我国居民慢性病增加的主要膳食因素。文章透露,内地居民的牛奶消费量平均每人每天只有 26 克,与美国的推荐量相差 20 多倍,不可能对人体能量代谢产生很大的影响,预防慢性病的主要膳食措施应该是控制油脂和肉类的消费。文章还认为,过量摄入蛋白质确实可能影响钙在体内的保留。但是,我国居民膳食中的蛋白质水平并未达到西方居民那种过量的程度,适量摄入奶制品决不会引起钙的丢失。文章还认为,牛奶和人的乳汁确实在某些营养素的含量和比例上有差异,对于新生儿及出生 6 个月以内的小婴儿来说,母乳肯定比牛奶更好。但是,在少年儿童快速生长发育期间,牛奶无疑是可供选择的最佳食品之一。

1. "牛奶致癌"论是误导　来自日本、美国、芬兰等国的研究发现,常饮牛奶不仅不会致癌,反而有助于降低胃癌、结肠癌、乳腺癌等肿瘤的患病风险。近年来,我国科研人员从牛奶中分离出遏制癌细胞增生的物质。

2. "喝牛奶可引起糖尿病"并不确切　此说法是出自某国一些学者的调研,他们认为出生 6 个月以内的婴儿,如果用牛奶代替母乳喂养,成年以后或者若干年以后会出现糖尿病发病率升高的现象。但这是针对 6 个月以内的婴儿而言。迄今没有任何证据表明儿童、青少年和成年人正常饮用牛奶会增加糖尿病的发病风险。

3. "喝牛奶容易引起过敏反应"的论点是站不住脚的　根据国内外的调查发现,喝牛奶的过敏发生率不到 3%。这个比例相对于喝牛奶不过敏的人来说是很低的。如果我们把牛奶与鸡蛋、花生、鱼、虾、海产品甚至橘子相比就会发现,牛奶导致的过敏远低于这些食品。如果因为有 3% 的人喝牛奶过敏,就做出 97% 的人不能喝牛奶的结论,岂不是因噎废食了吗?

4. "喝牛奶会导致蛋白质过量"缺乏说服力　牛奶和等量的其他常见食物相比较,我们会发现牛奶并非高蛋白食品。在 100 克的各种食物里,牛奶蛋白质的含量是 3 克,大米是 7~8 克,面粉是 10 克左右,豆制品、鸡蛋、猪肉、虾、海

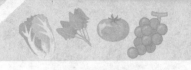

产品等要比牛奶高出3～5倍。我们平时喝一袋鲜奶,大约是250毫升,里面含蛋白质总量为7～8克,只占国家推荐标准的12.5%。因此,如果有人认为自己蛋白质吃得过量了,那不一定是喝牛奶引起的,至少不是由正常饮用了一袋牛奶而引起的。

5.“牛奶越喝体质越酸”是一种错误观点 根据我国最新食物成分表,每100克牛奶里面平均含钙135毫克,磷仅为60～80毫克。按照食物酸碱度分类,牛奶应归属于碱性食物。不可能因为喝牛奶而使人体变成酸性体质,而且人体有5个酸碱调节系统,即使多吃了荤菜、粮食等酸性食物也可以自动调节。这些道理已在本书“酸性食物有害健康是误导”一节作了介绍。

(三)牛奶应“吃”不应大口喝

“牛奶应吃不应喝,更不应空腹喝”的方法是指喝牛奶时应搭配馒头、面包等淀粉食物,让牛奶在口腔中慢慢咀嚼后再咽下肚,让牛奶与唾液消化酶充分接触,吞下后也可以延长牛奶在胃中的停留时间,与胃液中消化酶进行酶解作用,让牛奶缓慢地排到肠道(大约要2小时才能完全排空),这样便于肠道吸收利用,如果大口大口地喝牛奶,则在胃中滞留时间太短(大约30分钟便可从胃中排空),不利于肠道吸收,还会加重肠道负担。

(四)中国人每天应喝多少奶

一些西方的国民把牛奶当水喝,每天喝1 000毫升以上牛奶者大有人在。加上西方某些国家高动物性食物、高蛋白、高脂肪、高能量的膳食特点,确实会增加慢性病、富贵病的发病风险。这些西方的研究结论与我国居民的实际情况是完全不同的。中国居民,尤其是农民,牛奶不是喝多了,而是喝少了。

1.中国人每人每天喝多少牛奶才适合 为了改善我国居民的钙营养状况,最新版的《中国居民膳食指南》建议,每人每天饮奶300毫升,或者食用其他相当量的奶制品。笔者认为,条件允许的话,每天饮2袋牛奶也不为多。饮1～2袋奶会不会导致蛋白质过量呢?回答是:不会。

根据2004年最新版的《中国食物成分表》,每100克牛奶中含有3克蛋

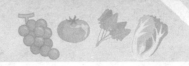

白质,远远低于豆腐的 12 克(每 100 克食物),猪肉的 15 克(每 100 克食物),虾肉的 19 克(每 100 克食物)等。目前,市场上最为常见的袋装牛奶为每袋 250 毫升(约合 250 克),蛋白质总量为 7～8 克。我国营养学会推荐的成年人蛋白质膳食供给量标准为每天每千克体重 1 克,以一个 60 千克体重的人为例,其每天需要的蛋白质总量为 60 克左右。如果其每日饮用 1 袋(250 毫升)牛奶,摄入 7.5 克蛋白质,仅占其每日蛋白质需要量的 12.5%。即使摄入 2 袋(共计 500 毫升)牛奶,摄入蛋白质 15 克,也仅占每日蛋白质需要量的 25%。

2.什么时间喝牛奶比较适合　什么时间喝都可以,但是不要空腹喝,否则牛奶中的蛋白质会作为能量来源而消耗掉,如果在喝牛奶的同时吃些烧饼、馒头等富含碳水化合物的食物,就能使牛奶中的营养素发挥更大的作用。如果喝 1 袋牛奶,早晚均可以,大多数人习惯将牛奶与早餐一道混合食用,习惯已成自然,便无须改动。如果每天喝 2 袋牛奶,可以早餐喝 1 袋,临睡觉前半小时喝 1 袋。晚上喝牛奶也要同时吃点饼干或小馒头等含碳水化合物的食物。其总能量要从晚餐中扣除一些。晚上喝牛奶比早餐喝牛奶的意义更大。因为夜间血液中钙的水平处于最低状态,为了弥补血钙的不足,往往会从骨骼中"借钙",日久便会导致骨质疏松症状而诱发骨折。临床上曾有一位老太太打了两个大喷嚏而断了 2 根肋骨。另一个 80 岁的老先生因为连续的剧烈咳嗽而咳断了 3 根肋骨。这些都是骨质疏松惹得祸。晚上若能喝 1 袋牛奶,可以"雪中送炭",弥补血钙的不足。因为牛奶中含有丰富的色氨酸,不仅有抑制大脑兴奋的作用,还能使人产生疲倦感觉,所以有催眠作用,失眠者可临睡时喝牛奶。

有些学校将牛奶放在课间食用,加几块饼干,是比较好的选择,既补充了早餐热能的不足,也不会因此而影响正餐的食欲。

(五)酸奶的营养价值与禁忌

酸奶是用鲜牛奶经乳酸菌发酵制成的,酸奶有丰富的营养价值。

1.营养价值

(1)增加营养素的吸收:酸奶不仅保存了鲜奶的一切营养素,而且乳酸使蛋白质结成微细的凝乳,能增加消化吸收率。同时酸奶中的钙吸收率也比鲜牛奶中要高。

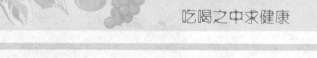

(2)维生素C含量较高:某些乳酸菌能合成维生素C,所以酸奶里的维生素C含量较高。

(3)乳酸含量高:乳酸菌能分解奶中的乳糖,形成乳酸,所以对于那些缺乏乳糖酶而喝了鲜牛奶容易腹泻的人,喝酸奶较合适。某些缺少胃酸的人,喝了酸奶能提高食欲,增进消化,促进体内新陈代谢,使营养更容易吸收。

(4)有一定的保健作用:乳酸菌在酸奶中除产生有机酸外,还能产生抗菌物质,在肠道中能控制腐败菌的繁殖,减少腐败菌在肠中产生毒素,起到较好的保健作用。并有一定的延缓衰老的作用。

(5)酸奶中含有丰富的益生菌:如双歧杆菌、嗜酸乳杆菌、干酪乳杆菌等,这些益生菌在人体的肠道内繁殖时会分泌对人体健康有益的物质,提高机体免疫力,并能够有效地调节体内菌群平衡,促进胃肠蠕动,缓解便秘,还可达到一定的减肥效果。

(6)预防疾病:加有双歧杆菌的酸奶在肠道内代谢的产物是醋酸,能降低肠道的pH值,抑制有害菌,达到预防疾病的目的。

(7)降低胆固醇:酸奶中的叶酸比牛奶高1倍,胆碱含量也显著提高。能降低胆固醇,达到预防心血管疾病的目的。

(8)治疗小儿腹泻:用加有双歧杆菌的酸奶治疗小儿腹泻,无不良反应。

(9)辅助放疗、化疗:手术后的癌症病人喝含有双歧杆菌的酸奶可使肠道内微生物正常,而有利于放疗、化疗的顺利进行。

2. 喝酸奶五大理由

(1)增强抵抗力:酸奶内含活性乳酸菌,乳酸菌可产生乳酸和醋酸等代谢物,增加肠道酸性,令有害细菌难以繁殖,更加强免疫能力。

(2)巩固肠胃功能:酸奶有助于巩固消化功能、吸收营养、促进血液循环,令身体健康。

(3)预防癌症:酸奶内的乳酸菌能抑制有害细菌繁殖,减少病菌分泌致癌物,降低大肠癌患病率。

(4)降低胆固醇:酸奶能增加肠道酸性,阻碍胆汁经肠道吸收转化成胆固醇。高胆固醇患者若连续服食,持之以恒,有助降低胆固醇水平。

(5)瘦身强体:低脂肪、低能量、低胆固醇,加上酸奶所含钙质比牛奶高出三成,属易被人体吸收的乳酸钙,只需用一杯,已可吸收每日所需钙的三成,有效预防骨质疏松,又可避免饮用牛奶而产生的轻泻作用。

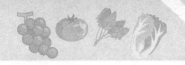

3.饮用酸奶的禁忌证

(1)对于胃酸过多、脾胃虚寒、腹胀者来说,酸奶很容易导致体内胃酸过多,影响胃黏膜功能及消化酶的分泌,降低食欲,破坏电解质平衡。

(2)对于正处于生长发育期的婴儿来说,酸奶中的乳酸菌在抑制有害菌的同时,也影响到正常消化功能,这些都不利于婴儿的正常生长。

(3)酸奶在制作时一般按比例加入5%的白糖,对于糖尿病患者来说,要特别注意选择无糖酸奶。

4.饮用酸奶的注意事项

(1)空腹时不宜喝酸奶。因为此时胃内酸度较大,易将益生菌杀死,减弱酸奶的保健作用。

(2)不能用酸奶服药,氯霉素、红霉素、磺胺类药物等会杀死或破坏酸奶中的益生菌,使其失去保健作用

(3)酸奶中的乳酸菌对牙齿,尤其对乳牙有一定的腐蚀作用,喝完后一定要及时漱口。

(六)牛奶为啥让人爱恨交加

有些中老年人长期不喝牛奶,偶尔喝一次,会出现腹痛、腹泻等症状,因此认为自己对牛奶过敏,不能喝牛奶,从此与牛奶断绝关系。其实,这并不是对牛奶过敏,医学上称这种现象为"乳糖不耐受症"。这种症状产生的原因正是长期不喝牛奶,体内缺乏乳糖酶。乳类和乳制品中含有乳糖,这是一种其他任何食物中都不含有的营养素,要将它们转化为葡萄糖和半乳糖后才能被人体吸收。婴儿在出生时,肠道中就含有乳糖酶,所以人体具有天生的消化吸收乳糖的功能。但如果长期不吃乳制品,而其他食物中又不含有乳糖,那么肠道产生乳糖酶的功能就会慢慢减退,甚至完全消失。在这种情况下再喝牛奶时,乳糖不能被人体消化吸收,肠道中的细菌则利用乳糖发酵,产酸、产气,引起人体的消化道症状。所以,我们应该从小培养孩子饮用牛奶的习惯。

有不少人对我说:我知道牛奶是个宝,但我一喝牛奶就肚胀、肠鸣,甚至腹痛、拉肚子,真是"爱恨交加"噢!我该怎么办?建议这类对牛奶"爱恨交加"的人尝试以下办法:

第一步,将喝牛奶改为"吃"牛奶,把牛奶与主食混吃,在口中一起咀嚼20

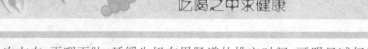

次左右,再咽下肚,延缓牛奶在胃肠道的排空时间,可明显减轻乳糖不耐受症的种种反应。

第二步,每次饮用牛奶不超过1袋(瓶),并分为2～3次加热后饮完。经观察每次饮用1袋牛奶(250毫升)出现不耐受的几率不超过15%,但一次饮用两袋者(500毫升),不耐受的发生率可超过30%。饮用过凉的牛奶可引起胃肠不适,甚至胃肠痉挛。一般从冰箱取出的牛奶在室温下放置半小时后才可饮用,也可煮沸后降温至适宜温度再饮用。

第三步,用酸奶代替牛奶,因为酸奶在加工过程中,有1/3的乳糖已经被分解。夏季应避免饮用刚从冰箱取出的酸奶,否则会加重腹胀、腹痛、腹泻等胃肠道反应。

第四步,选用无乳糖奶粉代替牛奶。牛奶去糖可有效减少乳糖不耐受的现象。目前,国家对奶制品的乳糖含量尚无明确要求,但规定单糖和双糖总含量低于0.5%的牛奶才可称之为无糖牛奶。所以,消费者在购买去糖牛奶,务必注意产品标示为真正地去糖牛奶。

最后一步,在以上四步均无效的情况下,可以用豆浆或豆奶替代牛奶,虽然其营养价值有所下降,但是也是不得已的方法。

(七)哪些人不宜吃奶类和奶制品

常见的奶类有牛奶、羊奶和马奶等鲜奶,其中以牛奶的食用量最大。进一步加工可制成各种奶制品,如奶粉、酸奶、炼乳、奶酪等。

以下几种人不宜吃奶类和奶制品:

1. 对牛奶过敏 可见于正常人,更多的是过敏体质者,其中大多是婴儿。这部分人常在饮奶后出现腹痛、腹泻、哮喘及荨麻疹等症状。

2. 乳糖不耐症 少数人由于体内乳糖酶不足或缺乏,喝奶后导致腹部胀气、放屁增多、腹痛和腹泻。因此,这部分人应慎饮牛奶或改喝酸奶、豆浆。

3. 反流性食管炎 这是由于食管下端贲门括约肌压力降低,胃和十二指肠液反流食管所引起的炎症。含脂牛奶会加重食管炎不适症状。

4. 食管裂孔疝 本病好发于50岁以上的肥胖经产妇女。裂孔疝可破坏贲门的正常保护机制而引起胃和十二指肠液反流入食管造成炎症。饮用含脂奶同样会使食管裂孔疝病人加重食管炎症状。

5. 慢性结肠炎和溃疡性结肠炎 早在20世纪60年代,人们就发现爱喝牛

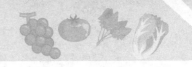

奶的本病患者停饮牛奶及其制品后病情好转,若再恢复饮奶则又出现腹痛、腹泻、脓血便等症状。

6. 肠道易激综合征　这是常见的肠道功能性疾病,特点是肠道肌肉运动功能和肠道黏膜分泌黏液功能对刺激的生理反应失常,主要症状为腹痛、便秘或腹泻,也可出现黏液便。其病因与精神因素有关,饮用牛奶后会使症状加重。

7. 严重胆囊炎和胰腺炎　牛奶中脂肪需要胆汁和胰酶来消化,因此饮用含脂牛奶会在一定程度上加重胆囊和胰腺负担。

(八)喝牛奶的种种误区

误区一　空腹喝牛奶。有人认为,空腹喝牛奶吸收得更好,其实不然,空腹喝牛奶后,在胃中排空较快,牛奶在胃肠通过的时间较短,消化吸收率会大打折扣。同时会加重乳糖不耐受的程度而腹胀、腹泻。

误区二　用高温或冷冻低温方式处理牛奶。有人担心买来的牛奶不卫生,喜欢将牛奶放入锅中高温久煮,结果使牛奶中的维生素等营养物质受到破坏。同时,牛奶中的蛋白质受高温的作用,会由溶胶状态转变成凝胶状态,导致沉淀物出现,营养价值降低。如果考虑消毒而煮沸牛奶大可不必,因为正规厂家生产的鲜牛奶都是经过巴氏消毒法消毒的。也有人喜欢用刚刚煮沸的水冲奶粉。其实,这种方法并不科学。因为从营养角度来说,高温会使奶中的酪蛋白、乳清蛋白变性;从卫生角度来说,即使用100℃的沸水来冲,也达不到消毒作用。

用70℃～80℃温开水冲对奶粉,可减少营养成分的损失,牛奶也不宜冷冻储存,因为冷冻会使牛奶中的蛋白质变性,脂肪分层,且解冻后,蛋白质和脂肪沉淀、凝固,既不利于人体的吸收,也会使牛奶的营养价值大为降低。当然,冬天喝冷牛奶,如果感到太凉,可放到微波炉里温一下即可。

误区三　与咖啡一道饮用。牛奶中含有丰富的钙离子,而咖啡中的咖啡因是强脱钙剂。据统计,大量饮用咖啡的人群(特别是喜欢饮用浓咖啡的人),骨质疏松发生率相对更高。

误区四　用牛奶送服药物。用牛奶服药容易使药物表面形成覆盖膜,使牛奶中的钙与镁等矿物质离子与药物发生化学反应,生成非水溶性物质,这不仅降低了药效,还可能对身体造成危害。牛奶所含的蛋白质与多种金属离子结合,会影响一些含金属离子的药物在人体内发挥正常药效。送服药物还是用温

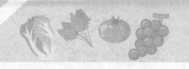

开水为好。

误区五 喝牛奶加糖。牛奶中含有乳糖,是一种带有淡淡甜味的糖,慢慢品尝后还会感到有一种特殊的香味,因此不必再加糖。牛奶中加糖,会增加牛奶的能量,无论对儿童还是成年人都是不利的。特别对于儿童,食用过多的精制糖,龋齿的发病率会增加;同时,吃过甜的食物会对儿童的味觉造成一种疲劳,不利于儿童良好饮食习惯的培养。

误区六 单纯饮用脱脂奶。首先,牛奶之所以有特别的香气,全靠脂肪中的挥发性成分。如果没有了脂肪,香味就不足,喝起来也就没有味道。其次,牛奶中含有多种维生素,其中脂溶性维生素 A、维生素 D、维生素 E、维生素 K 都藏在牛奶的脂肪当中。如果把牛奶中的脂肪除去,这些维生素也就容易跟着失去而对孩子的生长发育不利。再次,牛奶脂肪中含有很多种抗癌物质,如含量较多的亚油酸。这种亚油酸能抑制多种癌细胞,还能抑制致癌物在体内发挥作用,对预防乳腺癌等特别有效。所以,如果完全脱脂牛奶,会影响其营养价值、口感、风味和保健作用。即便对于需要减肥和患有心血管病的人来说,脱脂牛奶也应该和普通牛奶交替食用。

误区七 在牛奶中添加果汁。有人为了增加牛奶的风味,喜欢在牛奶中添加橘汁或柠檬汁。实际上,橘汁和柠檬均含有果酸,果酸会使牛奶中的蛋白质变性,影响人体对蛋白质的吸收,从而降低蛋白质的营养价值。牛奶和果汁不能混服,应间隔1小时分别服用。

八、金豆银豆不如大豆

(一)大豆是"绿色乳牛"

豆类包括大豆、蚕豆、豇豆、绿豆、赤小豆、豌豆和芸豆等。按照豆类中营养成分含量可将豆类分为两大类，一类是大豆(又分为黄大豆、黑大豆和青大豆、红大豆等)，含有较高的蛋白质(35％～40％)和脂肪(15％～20％)，碳水化合物(糖类)相对较少(20％～30％)；另一类是除大豆以外的其他豆类，含有较高的碳水化合物(55％～65％)，中等含量的蛋白质(20％～30％)，少量的脂肪(低于5％)。所有豆类蛋白质的氨基酸组成都较好，其中大豆为最好，其氨基酸组成接近人体需要，且富含谷类中较为缺乏的赖氨酸。与谷类相比，豆类的种子都含有高得多的蛋白质和脂肪。大豆是植物性食物中惟一能与动物性食物相媲美的高蛋白、高脂肪、高能量的食物。

许多人都知道鸡、鸭、鱼、肉营养丰富，往往忽略了豆类食品。其实，豆类虽然是一种植物食品，但它们的蛋白质所含的必需氨基酸在数量和相互比例上都接近于动物蛋白。豆类含有丰富的蛋白质，含量高达35％～40％，而猪肉一般含蛋白质15％～20％，所以500克黄豆的蛋白质含量相当于1 000克猪瘦肉或1 500克鸡蛋或6 000克牛奶的蛋白质含量。其中，大豆蛋白是最好的植物性优质蛋白质，不仅如此，大豆还含有丰富的钙、磷、铁及B族维生素。经常吃豆类食品既可改善膳食的营养素供给，又可避免吃肉类过多带来的不良影响。因为豆类食品蛋白质含量丰富，而胆固醇含量却远远低于鱼、肉、蛋、奶。并且豆类食品中含有丰富的亚油酸和磷脂，能促进儿童的神经发育。亚油酸还具有降低血中胆固醇的作用，所以是预防高血压、冠心病、动脉硬化等的良好食品。经常吃豆类食品，既可改善膳食的营养素供给，又可避免吃肉类过多带来的影响。

大豆等豆类食物与其他食物相比，在营养上具有下列特点：

1. 蛋白质含量高 大豆植物体的繁殖器官在生长过程中积累了大量高分子营养物质，因此含有大量的蛋白质，大豆的蛋白质含量一般在40％左右，个别品种甚至高达52％。与肉类食物相比，1千克大豆所含蛋白质的数量(按40％

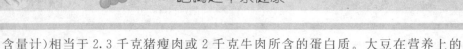

含量计)相当于2.3千克猪瘦肉或2千克牛肉所含的蛋白质。大豆在营养上的这一特点使之在膳食结构中具有重要的意义。

2. 蛋白质的营养价值较高 蛋白质营养价值的高低,取决于氨基酸组成符合人体需要的程度。大豆蛋白质中8种必需氨基酸的组成十分符合人体的需要,因此是一种优良的植物性蛋白,特别是它含有丰富的赖氨酸,其含量比谷类粮食高10倍;所含的苏氨酸比谷类高5倍左右。因此,如果把大豆制品与其他粮食混合食用,不仅可以弥补谷类食物蛋白质的含量不足,而且由于补充了其他谷类食物所不足的氨基酸,从而使混合食物蛋白质的营养价值有了明显的提高。如果在小麦粉中添加15%的大豆粉,人体对小麦粉蛋白质的利用率将提高1.8倍,因此大豆是谷类理想的互补食物。其他豆类食物,如绿豆、赤小豆、豌豆、蚕豆等,其蛋白质的含量也明显高于谷类食物,赖氨酸的含量也比较丰富,所以它们也是谷类的良好互补食物。

3. 矿物质与维生素的含量丰富 大豆和其他豆类还含有丰富的钙、磷、铁、锌等矿物质元素,B族维生素的含量都明显高于大米、面粉和玉米粉等谷类食物。有的高出几倍,甚至几十倍。豌豆中维生素 B_1 的含量居各种粮食之冠。大豆和其他豆类虽不含有维生素C,但用大豆或绿豆生成的豆芽,如果生产得法,其维生素C的含量可达20毫克/100克,因此豆芽还是维生素C的良好来源。故经常食用豆制品可补充人体所必需的矿物质和维生素,促进新陈代谢,增进食欲,提高健康水平。

4. 碳水化合物含量较低 与谷类食物相比,大豆碳水化合物(糖类)的含量要低得多,仅为25%~30%,而且其中约有一半是人体不能消化吸收的棉子糖和水苏糖,所以豆制品是糖尿病患者的优良食物。其他豆类碳水化合物的含量比大豆高得多,为50%~60%,赤小豆更高些,用赤小豆和大米(或小米)一起焖饭、煮粥,不仅使饭或粥的营养更加全面,而且会增加芳香扑鼻的小豆香味,增进人们的食欲。赤小豆蒸煮后呈粉沙性,很适合做豆沙,可用来加工各种糕点食物。

(二)分清名目繁多的豆制品

豆类食物可以做成名目繁多、各式各样的豆制品。我国大众吃得最多的豆制品是豆腐、豆浆和豆芽。

公元前164年,刘安被封为淮南王,建都寿春。刘安好道,为求长生不老之

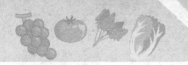

药，招方士数千人，有名者为苏非等八人，号称八公。他们常聚在北山即今天的八公山谈仙论道，著书炼丹。在炼丹中以黄豆汁培育丹苗，豆汁偶与石膏相遇，合成一片白嫩的东西。当地胆大农夫取而食之，竟然美味可口，于是取名豆腐。北山从此更名为八公山，刘安也于无意中成为豆腐的老祖宗。民间谚语说："鱼生火，肉生痰，白菜豆腐保平安。"可见豆腐在百姓心目中的地位。豆腐为补益清热的养生食品，更适于热性体质、肠胃不清、热病后调养者食用。大豆蛋白的氨基酸组成比较好，含有人体所必需的 8 种氨基酸。豆腐因为含有丰富的植物蛋白，所以有"植物肉"之美称。豆腐的营养价值极高，宋代《清异录》中就有记载，"日市豆腐几个，邑人呼豆腐为小宰羊"，认为其营养价值如同羊肉。

豆腐性凉、味甘，具有益气和中、生津润燥、清热解毒、延年益寿、减肥美容等功效，可用于头晕、神疲乏力、早衰、健忘、病后体虚等亚健康状态的人，以及赤眼、消渴、久痢、疮疖、痈肿、慢性支气管炎等病症。现代医学研究表明，豆腐等豆制品中只含豆固醇，不含胆固醇，豆固醇具有抑制人体吸收动物性食品所含胆固醇的作用，有助于预防心血管系统疾病。常吃豆腐对呼吸系统有益，可治疗咳嗽多痰等。肥胖症患者和心血管病人常吃豆腐可降低胆固醇、防止血管硬化。流行病学调查表明，每天吃豆腐、豆浆者可使患胃癌的相对危险性减少 50％，因为豆腐中含有 5 种抑制癌细胞生长的物质。此外，豆腐还含有半胱氨酸，能加速酒精在身体中的代谢，以减少酒精对肝脏的毒害。

大豆煮食，人体对大豆蛋白质的消化吸收率只有 65％；而制成豆腐以后消化吸收率就可以提高到 92％～95％。大豆油脂的亚油酸比例较大，且不含胆固醇，不但有益于人体神经、血管、大脑的发育生长，而且还可以预防心血管病、肥胖等常见病的发生。豆腐含有丰富的植物雌激素，对防治骨质疏松症有良好的作用，还有抑制乳腺癌、前列腺癌等恶性疾病的功能。豆腐中的甾固醇和豆甾醇等，均是抑癌的有效成分。另外，两块豆腐即可满足一个人一天钙的需要量。

1. 豆腐　品种较多，基本上有以下四种。

（1）北豆腐：北豆腐俗称老豆腐，以盐卤（氯化钠）做凝固剂，含水指标 85％。它质地比较坚实，适合熬、塌、炸、瓤、煸、炖和制馅等，如北方的小葱拌豆腐、粉条炖豆腐、上海炸豆腐块等。

（2）南豆腐：南豆腐又称嫩豆腐，以石膏（硫酸钙）做凝固剂制作，含水量 90％。宜吃鲜嫩，适于拌、炒、烩、烧和制羹、汤，加热时间不宜过久。

（3）内酯豆腐：这是近代豆腐制作工艺进步的产物，吃起来更为滑嫩。生产内酯豆腐所用的凝固剂为葡萄糖酸内酯。葡萄糖酸内酯在内酯豆腐生产中既

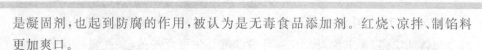

是凝固剂,也起到防腐的作用,被认为是无毒食品添加剂。红烧、凉拌、制馅料更加爽口。

(4)日本豆腐:日本豆腐始创于日本,经马来西亚传入我国南方,然后风靡全国各地。日本豆腐完全不同于普通豆腐,它是以鸡蛋为原料,加水、添加剂等制成,似豆腐又不是豆腐。日本豆腐采用食品塑料真空包装,全密封加热杀菌,保质期较长。

豆腐质地洁白,可与各种荤素原料配用,适合多种工艺加工(包括瓢式菜、丸式菜、糕式菜等)和各种烹调法,宜于各种调味(包括甜菜),烹调应用十分广泛。一般来说,豆腐可适用于拌、炒、烩、烧、煎、炸、熬、炖、做汤等烹调方法。豆腐有豆腥味,烹调前用沸水氽一下或蒸一下即可去除。如制作菜肴,可以制作成冷菜、热炒、大菜、汤羹、火锅等各种菜式,也可用于作馅。以豆腐制作的菜肴可以多达数千种,既可作家常菜,又可作筵席菜。豆腐中含嘌呤较多,所以嘌呤代谢失常的痛风、血尿酸浓度增高的患者应慎食豆腐。在服用四环素类药物时,也不能吃豆腐。

此外,豆腐性偏寒,胃寒、腹泻、腹胀、脾虚者不要多吃。老年人和肾病、缺铁性贫血、动脉硬化患者更要控制食用量。

2. 豆制品 除豆腐之外,常吃的还有豆制品。

(1)白干:又称豆腐干、豆干。白干是以豆腐脑用布包成小方块,或盛入模具压去大部分水分而形成的半干性豆制品,含水分指标不超过75%。白干切成片、丝、丁、粒等可用作菜肴配料。江苏一带常用一种特制大白豆腐干切成薄片,再切成细丝,供制江苏名馔烫干丝和大煮干丝。用白干经刀工加工再经炸后卤制的兰花干,是常见的小吃和下酒小菜。

(2)香干:即香豆腐干。香干是将豆腐浆料灌入特制的小方木模里,压去水分,形成坯料,然后用香味调料烧煮而成的。烹饪应用类同于白干。

(3)百页:百页又名千张、豆腐衣、豆腐片、豆腐皮、豆片。百页是用大块豆腐干坯子切片而制成,或用豆腐脑压成的薄片制成。百页属半干性豆制品,可以切成细丝,烫煮后拌食。也可单独烧、烩成菜,或配炒韭菜、菠菜,或配烧白菜、青菜,或切成大片,包裹做菜。百页还可以切成长条,捻转后打成百页结配红烧肉等,颇有特色;或运用其包卷特性,制成素鸡、素火腿、素香肠、素鹅等。如切细丝,过油后加料烧煮,可以制成豆皮松。百页多用于家常菜或作小吃,仅素馔用于筵席。素鸡等常用作一般筵席的凉菜或烩菜原料。

(4)油豆腐:油豆腐色泽金黄,鲜亮有光泽。它的特点是外皮略韧,有咬劲,

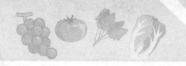

内部有孔洞,有油香味。在烹调过程中,其中空的特性能饱吸汤汁或调料,使其鲜美滋味得以增强。油豆腐的金黄色可增加菜肴的色彩,其油香和韧性也形成了它独有的质感。烹饪中主要用于卤、炒、煨、煮等方法。

(5)腐竹:腐竹是豆浆加热后形成薄膜,挑起后干燥成为豆腐皮(或叫"豆油皮"),在其干燥前卷成卷,然后烘干,因其形类似竹枝状,故称为腐竹。腐竹实际上是大豆蛋白膜与脂肪组合成的一定结构的产物。腐竹是素食中的上等原料,烹调前要先水发至柔软后再用,可以制成素干贝,也可以单独成菜,还可以与荤素原料配合成菜,应用相当广泛。由于腐竹中空味淡,善于吸收外加调料,其柔软带韧的质地具有一定特色。烹饪中常取炝、拌、烧、烩、焖等烹调方法。

(6)油皮:又称豆腐皮、腐竹皮、油豆腐皮等,油皮中的脂肪物质较多,外观呈透明胶质状态。油皮与腐竹的制法相似,都是用煮浆和揭皮的办法生产的。但是,油皮与腐竹不同,油皮挑上来后要用湿布回潮、展平,最后才烘干和包装。油皮烹调前要先水发至柔软,烹调中常取烧、煮、卤、炸、蒸、烩等方法,一般不做炒食用,常用作汤料,也常用于包裹料制作肉卷之类,同时还是制作素肉松、素鸡的原料。

(7)素鸡:素鸡是豆制品中的一个品种,是用百页制成的。这种素鸡不同于素菜荤做的素鸡,而是因为这种豆制品的柔嫩质感好,细腻的质地有点像鸡肉的味道,故而得名"素鸡",可用来烹制多种不同风味的佳肴。家庭最常用的烹法是切片油炸或油煎,然后切碎炒或是整个加料焖烧。可与猪肉、鸡、排骨等一起焖烧,借外来鲜味补充自身,以增加鲜美滋味。素鸡做汤,会使汤色乳白,味道也很好。在烹制素鸡时,若能加些醋,可中和碱味,则更为合理。

(8)凉粉:凉粉是以绿豆或其他豆类、玉米、薯类为原料,经过浸泡、发酵、变软、湿磨成粉浆后,用布滤出而成的块状淀粉,然后再加工成凉粉。主要用于凉拌,制成冷盘,也可炒、烧、煎、炸成各式美味佳肴。新鲜的块状淀粉呈白色或青白色,质地细腻,无异味。若将块状淀粉保存于室内数日,又未及时晾晒通风,块状淀粉上就会出现红、黄、绿等杂色霉点或霉斑,这种霉变的块状淀粉中含有紫青霉毒素。人如果食用了这种霉变的淀粉加工的凉粉,2～4小时后即可出现恶心、呕吐、腹痛、腹胀等症状,严重者可出现抽搐、昏迷,甚至可导致死亡。此外,一些不法商贩在质次的淀粉中加入蓝墨水或绿色颜料,制成的凉粉呈绿色,便吹嘘其产品是纯绿豆粉制成的,这种凉粉食用时口腔内有异味和不适。绿豆粉制作的凉粉并不是绿色的,应呈白色或青白色。发酵豆制品有豆豉、豆瓣酱、腐乳、臭豆腐、豆汁等。

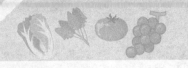

（三）"豆腐西施"的故事

我国民间流传着一个"豆腐西施"的故事,传说古代有位姑娘外貌较丑,皮肤黑而粗糙。后来,她家里开了一爿豆腐作坊,姑娘因为经常吃大豆制品——豆腐,喝豆浆,皮肤变得白皙细嫩,美如西施,被街坊邻居称为"豆腐西施"。这个故事是否真实,虽然无法考证,但大豆及豆制品的养生、美容作用是确实的。

大豆类食物中含有一定的"类雌激素"生物活性物质,它是一种植物雌激素,与人体内的雌激素不是一回事,并且有一定的竞争关系,它可以与体内的雌激素受体相结合,起到双向调节作用。形象地说,如果体内雌激素水平高了(如患乳腺增生),它有助于降低过高雌激素水平引起的不良作用;而如果体内雌激素水平偏低(如更年期和老年女性),它又有助于提高雌激素水平,而且这种调节作用比较温和且持久。因此,对不同年龄段的女性来说,豆浆都是一种非常营养而有保健功效的饮品。当然,男性喝豆浆也非常好,这种植物雌激素不会对男性产生什么不良影响,不会使男子女性化。其实,男性体内也存在雌激素受体,植物雌激素对男性同样能起有益的生理作用,如降低前列腺癌的发生率。

（四）豆浆是大众优质蛋白饮品

豆浆即大豆饮料,是以大豆为原料,经过浸泡、磨制、过滤、烧煮等工艺而制成的白色乳状液,像奶浆一样,故得名豆浆,是一种大众化的饮料。我国早在西汉以前就知道用大豆加工豆浆了。盛唐时期传到日本,其后逐渐传到其他国家。

现代营养学研究资料表明,豆浆含有水溶性的营养物质。分散在胶体的蛋白质成分,其含量与牛奶相当,其中饱和脂肪酸、碳水化合物含量低于牛奶,适合老年人及心血管疾病患者饮用。豆浆含铁十分丰富,为牛奶的 12.5 倍,且很容易被人体吸收。豆浆还含有锌、硒、钙、磷及维生素 B_1、维生素 B_2 和烟酸等,对大脑中枢神经系统有重要作用的活性成分。豆浆可在家庭自己制作,方便易得,而且豆浆的价格比牛奶低得多。营养学家们认为,养成每日喝豆浆的好习惯,有益于提高身体素质,增强预防疾病的能力。

大豆含有一些抗营养因子,如胰蛋白酶抑制因子、脂肪氧化酶和植物红细胞凝集素。喝生豆浆或未煮沸的豆浆后数分钟至 1 小时可能引起中毒,出现恶

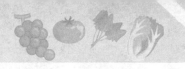

心、呕吐、腹痛、腹胀和腹泻等胃肠道症状。这些抗营养因子都是不稳定的,通过加热处理即可消除。家庭磨制的生豆浆必须先用大火煮沸,再改用文火维持5分钟左右,使这些有害物质被彻底破坏后才能饮用。

饮用豆浆除上述的必须煮透之外,还有三忌:一忌加放红糖。因为红糖中的一些物质可与豆浆内蛋白质结合而产生沉淀,降低乃至失去两者应有的营养成分。二忌冲泡鸡蛋。因为鸡蛋中的黏液性蛋白易与豆浆中胰蛋白酶相结合,使豆浆、鸡蛋的营养成分破坏。三忌用热水瓶盛放贮存。因为豆浆内所含的皂苷会溶解热水瓶内水垢中所含的汞、镉、钾、铅等各种金属,饮后对人体产生危害。豆浆饮用应适量,一次饮用不宜过多,否则容易出现腹胀、腹泻等不适症状。

(五)豆浆好还是牛奶好

常有人问:牛奶和豆浆哪个最好? 在民间,对牛奶与豆浆也流行着:"男人喝牛奶,女人喝豆浆""儿童喝牛奶,老人喝豆浆""早晨喝豆浆,晚上喝牛奶"等不同的吃法。其实,牛奶和豆浆各有不同的营养特点。

1. 先说豆浆 豆浆含有容易消化的优质蛋白质,脂肪低、能量低,所含脂肪85%为不饱和脂肪酸,不含胆固醇,而卵磷脂、脑磷脂、α-亚麻酸却很丰富,是防治肥胖、高脂血症、高血压、动脉硬化等疾病和健脑、益智的理想食品。豆浆含有较高的铁质,对一些缺铁性贫血患者更为适合。豆浆中的低聚糖有利于肠道益生菌的生长,改善肠内细菌群结构,可使大便通畅。此外,对糖尿病患者来说,在饮食上首先要考虑挑选血糖指数低的食品,而豆浆的血糖指数不到葡萄糖的1/5。豆浆中还含有大豆皂苷、异黄酮类等具有防癌、抗衰老、抗氧化作用的化合物。被誉为"植物脑黄金"的异黄酮有雌激素样作用,能调节内分泌系统,减轻女性绝经期的种种不适症状,降低乳腺癌、子宫癌、结肠癌和前列腺癌的发病危险。但豆浆不是钙质的好来源,即使有的厂家在豆浆中添加了钙和维生素D,也比不了牛奶中所含的钙,而且吸收率低。如今,美国人看重豆浆中异黄酮素的保健防病作用,流行每天吃豆浆。

在价格上,豆浆只有牛奶的1/5,对于工薪家庭、农村贫困地区及乳糖不耐症患者来说,豆浆是一种不错的选择。

2. 再说牛奶 牛奶营养成分齐全,是蛋白质、钙、维生素 A、B 族维生素、烟酸的良好来源。牛奶内的必需氨基酸含量及构成与鸡蛋近似。牛奶含钙高,而且含有乳糖、优质蛋白质等，使钙的吸收率达到87％。牛奶及其制品是人类钙质的最好来源。为促进儿童少年的生长发育，预防中老年骨质疏松和其他疾病，提出了"终身不要断奶"的口号。但牛奶也有缺点，就是缺乏维生素C、铁和膳食纤维。因为是动物性食品，牛奶含有一定的胆固醇和脂肪酸。对于乳糖不耐症的人来说，喝牛奶会腹胀、腹泻，溃疡性结肠炎的患者也不能喝牛奶。

牛奶与豆浆毕竟是两种不同的食物，有许多相似的营养特点，各有各的不足之处。牛奶含钙高，含铁量低；豆浆含铁高，含钙低。二者无法简单比较和相互替代。科学饮食讲究食物之间的互补和总体平衡。如果能既喝豆浆，又喝牛奶，两种食物取长补短，在营养上便可起到互补作用。至于喝牛奶与豆浆的时间可因人而异。

（六）都是臭豆腐惹得祸

山东农村一位熟人突然中年病故，举家悲痛不已。后来听说是吃臭豆腐惹得祸。臭豆腐有闻起来臭，吃起来香的独特风味，很受食客欢迎，为何会置人于死地，原来是肉毒杆菌中毒引起的。

臭豆腐引起的肉毒杆菌中毒，常有12～36小时的潜伏期，潜伏期越短，病情越重。与一般食物中毒不同，患者消化道症状，如恶心、呕吐、腹痛等大多不明显，而是以肌无力症状为主。起初全身软弱、疲乏，感觉头痛、眩晕。眼部症状也很突出，表现为畏光、复视、视力减退。之后，患者可出现眼外肌瘫痪，表现为眼睑下垂和复视；嗜睡，但容易被唤醒，并有吞咽、咀嚼、言语、呼吸困难等。患者睁不开眼，看不清东西，不想说话，连吃饭的力气都没有。患者一般不全瘫，体温正常，神志清楚。随着病情的发展，逐渐出现抬头困难，共济失调，继而呼吸肌及双侧下肢肌力减弱，可出现呼吸衰竭及心力衰竭。重症患者可于发病3～10天因呼吸衰竭、继发感染或出现难以预测的呼吸骤停而死亡。

有学者认为，吃臭豆腐引起的肉毒杆菌中毒有3个条件：

1. 有肉毒杆菌污染　在有氧环境下，肉毒杆菌不能生长，只生成芽孢。这种芽孢对环境的适应力极强，能长久在土壤中生存。一旦环境适宜，特别是某些食物被芽孢污染，又处于厌氧环境中，芽孢就能从芽孢状态转变成繁殖体而大量孳生，同时产生肉毒毒素（简称肉毒）。

2. 有蛋白质和厌氧环境　霉制臭豆腐制作罐头、豆豉时的厌氧环境，有利于肉毒杆菌生长和产生毒素。过去，肉毒毒素主要来自过期变质的熟肉罐头食

品,现在却以霉制豆制品为主。被污染了肉毒杆菌芽孢的霉制豆制品产生毒素的过程比较长,芽孢必须借助其他细菌对蛋白质进行分解,耗尽密闭环境中残余的氧气,芽孢才能转变成繁殖体,大量孳生并产生肉毒毒素。

3.吃前未充分加热　肉毒毒素是目前所知的毒性最强的一种毒素,它对人的致死量为 0.001 微克/千克体重,肉毒毒素对酸的抵抗力极强,即使在胃液中浸泡 24 小时也不能将其破坏。胃肠中的各种消化酶也无法破坏毒素分子。但这种毒素不耐热,煮沸 10 分钟,或加热到 80℃并维持 30 分钟,即可使其遭到破坏。可见,快速霉制豆制品、煎炸的臭豆腐是不含肉毒毒素的,而生食霉制豆豉则存在中毒的危险。肉毒毒素中毒病情凶险,应及时到三级甲等医院用特制的抗毒素血清进行治疗。

肉毒杆菌中毒的预防措施如下:①不吃已经腐败(哪怕很轻微)的食物。②家庭自制豆制品要敞开种霉,以短时霉制为主。③腌制肉制品及家庭自制瓶装食物要煮沸 10 分钟后再食用。④不吃已经鼓起或变质的罐头。

九、人类离不开水产品

(一)从"卧冰求鱼"的故事说起

在民间相传有"卧冰求鱼"的故事,说的是古代有个孝子叫王祥,在隆冬腊月冰雪覆盖大地的日子里,他的母亲得了重病,百味不思,只想喝点新鲜鱼汤。可是家家都在围炉取暖,市场上没有地方可买到鱼。王祥孝母心切,来到一个已结冰的养鱼塘里,脱去上衣,将自己热乎乎的身体贴卧在冰上,过了一会儿,塘冰化开一个洞,一条大鲤鱼跃了出来,王祥高兴极了,把鱼捉住,拿回家去给母亲做了一碗鲜美的鱼汤,母亲喝了鱼汤后,病就好了。这个故事反映了劳动人民对鱼的营养与食疗价值的肯定。

我国医学典籍特别重视鱼类的药用价值,上古至清代的各种医药经典著作中论述了30余种鱼类的性味、功效及主治病症,对鱼类的健脑益智、养颜美容、延年益寿作用也有不少精彩的描述。现代营养学研究资料表明,鱼类含有许多营养成分,鱼肉蛋白质的质量优于禽肉,更优于畜肉,其所含的人体必需氨基酸比较全面。鱼油含有较多的必需脂肪酸,特别是海洋冷水鱼类,如沙丁鱼、鲭鱼、鳕鱼、鲑鱼、鲱鱼等,含有较多的二十二碳六烯酸(DHA)和二十碳五烯酸(EPA)。鱼油含有较多的 ω-3 脂肪酸,是一种人体必需的脂肪酸,用于防治肥胖病、心脏病等,且有显著效果。鱼肉含有丰富的核酸,它是构成细胞的重要物质。青少年在成长时期需要较多的核酸类物质,到了中老年体内核酸的代谢日益衰退,不能合成足够的核酸,而且核酸的质量逐渐降低,是造成衰老的原因。新鲜的鱼类,是补充核酸的理想食物。吃鱼有助于健康益寿。鱼类食物还能提供多种维生素和无机盐,特别是钙、磷、镁、锌、碘、铁、锰、氟等元素。鱼类所含的许多成分中,有不少是直接作用于脑及中枢神经系统的,与脑功能的改善和增强密切相关。

现代医学研究资料证实,鱼油所含的二十二碳六烯酸和二十碳五烯酸,是同系物,在含有二十二碳六烯酸的原料中,常并存二十碳五烯酸。二十二碳六烯酸是构成大脑细胞主要物质之一,存在于大脑皮质、视网膜、乳汁、生殖细胞

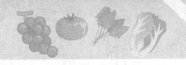

内,胎儿和婴儿可分别通过胎盘和母乳获得。动物实验证实,缺乏二十二碳六烯酸和二十碳五烯酸,会降低视网膜细胞接受刺激的能力,降低眼睛对视像的敏锐度。实验研究还进一步证实,二十二碳六烯酸和二十碳五烯酸存在于大脑皮质中,尤其是二十二碳六烯酸在大脑皮质中的浓度较高,这些脂肪酸是大脑磷脂的组成部分,大脑磷脂的熔点越低,其活动能力越高,脑力活动的灵敏度也越高,人也越聪明。

值得一提的是鱼鳞和鱼子。营养学家们近年来研究发现,鱼鳞含有丰富的蛋白质、脂肪和多种矿物质。有许多人记忆力下降,其原因是血液中胆碱含量较低而影响到脑细胞的记忆功能。鱼鳞含有较多的卵磷脂。卵磷脂含有丰富的胆碱,它不仅可增强记忆力,而且可控制脑细胞的退化,具有防衰老的作用。鱼子含有丰富的蛋白质、卵磷脂及矿物质元素钙、磷、铁、锌等,还含有多种维生素,营养极其丰富,是大脑和骨髓的良好滋养剂。尤其是对儿童、青少年的生长和发育极为重要,不仅可以促进身材增高,体形健美,而且可健脑益智,使人思维敏捷。据国外《食品科学》报道,在对日本鲑鱼、鲷鱼、鲻鱼、日本鲭、沙丁鱼、鲱鱼、大马哈鱼、赫尼黄盖鲽、油鲽、乌贼等10多种鱼类的卵(即鱼子)和鱼肉进行比较时发现,鱼子有16种氨基酸,与鱼肉是相当的,在有些项目上比鱼肉还稍好。因此,应该让儿童、青少年吃更多无毒的鱼子,但应注意吃鱼子时须多咀嚼,慢慢地吃。此外,有一些鱼子是有剧毒的,如河豚鱼子是绝对不能食用的。

尤其值得一提的是覆盖在带鱼身上的银白层并非鱼鳞。据文献报道,它是一层油脂,含有的多种不饱和脂肪酸,比鱼肉还高。动物实验证明,带鱼银白色油脂可使大鼠血中胆固醇显著下降。科研人员在实验中还意外地发现,饲喂带鱼银白色油脂的大鼠,其毛皮长得特别好。有人将此鱼油喂食头发枯黄的小孩,1个月后孩子的头发完全变成了黝黑色。要十分珍惜吃鱼的价值,吃带鱼时,不应该刮掉银白色的"鱼鳞"层。

鱼作为餐饮食品的方法很多,各色菜谱烹饪搭配,已不下数百种之多。以营养滋补、健脑益智而言,自然以白煨、清蒸、淡饮为佳,而且吃鱼一定要吃新鲜的,越新鲜越好,变质的鱼不能吃。对于海鱼来说,尽量少去鳞,鱼肚中的鳔、肝等洗净可一同煮食。塘鱼、河鱼、湖鱼、海鱼均有食疗价值,间断地吃些海鱼更好。孕妇和乳母都应当经常摄入鱼类,以促进胎儿和婴儿的大脑发育。

(二)水产动物是个宝

水产品中,除鱼类之外,其他水产动物还包括甲壳类和软体动物类,主要有虾、蟹、贻贝、扇贝、牡蛎、章鱼、乌贼等。其蛋白质含量多数在15%左右,尤以河蟹、对虾、章鱼等较高;脂肪和碳水化合物含量较低;维生素含量与鱼类近似,有些含有较多的维生素A、烟酸和维生素E。矿物质含量多在1.0%~1.5%,其中钙、钾、钠、铁、锌、碘、硒、铜等含量丰富。一般每100克水产品的钙含量多在150毫克以上,其中河虾高达325毫克;微量元素以硒的含量最为丰富;牡蛎、扇贝中锌含量较高;铁的含量以河蚌和田螺为最高。

1.螃蟹 螃蟹有河蟹和海蟹之分。河蟹为蟹科动物中的中华绒螯蟹,又称为毛蟹、湖蟹、大闸蟹、河螃蟹、清水蟹等,是我国500多种蟹类中经济价值最高的一种,以江南为多,是餐桌上最受欢迎的品种。螃蟹所含蛋白质与猪肉、羊肉、黄鱼、鲫鱼相近;脂肪比一般鱼类、鸡肉为多;碳水化合物比其他鱼虾和一般食物为高;维生素A够一个成年人一天的需要量;维生素B_2比一般肉类多5~6倍,比蛋类多2~3倍;铁的含量特别高,要比一般鱼类高出5~10倍以上。肌肉中含十余种游离氨基酸,其中谷氨酸、甘氨酸、脯氨酸、组氨酸量较多。蟹味鲜美,肉质细嫩,能增进食欲,补益肝肾,生精益髓。

食用螃蟹应注意以下10点:①忌食死蟹。因蟹体内含丰富的组氨酸,蟹死后,细菌可在蟹体内迅速繁殖,使组氨酸产生有毒组胺,可致中毒。②忌贪食醉溪蟹。山区溪流中的溪蟹卫氏并殖吸虫囊蚴感染率在50%以上,酒醉等于生吃易引起肺吸虫病。③忌吃存放过久的熟蟹。熟蟹存放过久易受细菌污染,所以不要吃这种存放过久的熟蟹。④忌吃蟹胃。蟹胃内有致病菌与有毒杂物,所以忌吃。⑤忌吃蒸的时间短的蟹。蒸蟹要在开锅后再蒸半小时,以防蟹内微生物未被彻底杀死。⑥忌食蟹时不加作料。因蟹性寒,吃蟹时应佐以姜末、醋等,以防寒凉伤胃。⑦忌吃蟹后吃柿子。柿子里含有大量鞣酸,可与螃蟹中的蛋白质相结合,进而造成恶心、呕吐、腹痛、腹泻等症状。⑧忌过敏体质者吃蟹。以免引起荨麻疹、哮喘等病。⑨某些疾病忌吃蟹。有伤风发热、胃痛、腹泻、胆囊炎、胆石症、肝炎活动期患者均不宜吃蟹,以免加重病情。⑩某些疾病忌吃蟹黄。有冠心病、高血压、动脉硬化、高血脂的患者应控制吃蟹黄,因为蟹黄中胆固醇含量较高。

2.虾 虾是一个庞大的家族,有龙虾、对虾、海虾、白虾、青虾、毛虾等,江河

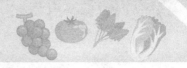

湖海都有生长,我国南北各地均有分布。虾所含蛋白质量较高,并含脂肪、碳水化合物、钙、磷、铁、碘,以及维生素 A、维生素 B_1、维生素 B_2、烟酸等。其中以海虾的营养价值较高,它所含的蛋白质高出河虾和猪瘦肉的 20%,所含脂肪比河虾和猪肉低 40% 左右,维生素 A 的含量要比河虾和猪肉高 40%,还含有丰富的抗衰老的维生素 E 及碘等。虾皮中含钙量很高,是任何食品都无法比拟的。每百克虾皮含钙 2 000 毫克,是肉类食品含钙量的 100 倍以上,虾具有独特鲜美的滋味,能增进食欲。

(三)每周吃两次海鱼

建议每周吃两次以上的海鱼。多吃海鱼能预防心脑血管疾病,对中老年人尤为有利。

牛、羊、猪肉及其内脏的脂肪主要是由饱和脂肪酸分子构成。这种饱和脂肪酸中胆固醇和三酰甘油的成分较高,胆固醇、三酰甘油与血液中的蛋白质结合后形成低密度脂蛋白和极低密度脂蛋白。这种脂蛋白的颗粒比较大,不易穿透血管壁,所以容易沉积在血管壁上,就导致了动脉粥样硬化。鱼类,特别是海鱼虽然也同肉类一样含有大量的动物脂肪,但它们所含的大部分是不饱和脂肪酸,而且长碳、多不饱和脂肪酸的比例较大。这种脂肪酸与蛋白质结合后主要形成高密度脂蛋白,这种脂蛋白的颗粒非常小,可以自由地透过血管壁,不但不会沉积在血管壁上,反而可以清除血管内的有害物质,起到"血管清道夫"的作用。

可喜的是,海鱼中的不饱和脂肪酸在血小板里还可形成一种伪凝血因子,它不会像促凝血因子那样促进血小板凝集、血管收缩,而且有保持血管扩张的物理活性。此外,在血管壁上,不饱和脂肪酸还可形成与前列腺素功能相同的其他能抵消促凝血因子的作用,这对防止血栓的发生有积极意义。平时多吃鱼和海产品对预防动脉粥样硬化、高血压病等疾病的发生是十分有用的。因此,营养学家一致肯定地认为,多吃海鱼能起到预防心脑血管疾病的作用。

(四)不宜多吃鱼的人

1.痛风患者　因为鱼类为高嘌呤类食物,而痛风则是由于人体内的嘌呤代谢发生紊乱而引起的。所以,痛风患者及高尿酸血症患者不宜多吃鱼。

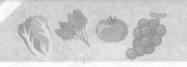

2. 出血性疾病患者 如血小板减少症、维生素 K 缺乏等出血性疾病患者要少吃或不吃鱼,因为鱼肉中所含的二十碳五烯酸,可抑制血小板凝集,从而加重出血性疾病患者的出血症状。

3. 肝硬化患者 肝硬化患者体内难以产生凝血因子,加之血小板偏低,容易引起出血,如果再食用富含二十碳五烯酸的沙丁鱼、青鱼、金枪鱼等,会促使病情急剧恶化,甚至危及生命。

4. 结核患者 肺结核等结核病患者在服用异烟肼时,如果食用某些鱼类容易发生过敏反应,轻者恶心、头痛、皮肤瘙痒、皮肤潮红、眼结膜充血等,重者会出现心悸、口唇及面部麻胀、皮疹、腹泻、呼吸困难、血压升高,甚至发生高血压危象和脑出血等。

(五)海鲜味美,安全食为先

人们在享受鲜美的味道和滑嫩的口感时,需要把握好食用海鲜的安全与禁忌。

1. 忌吃不熟海鲜 海鲜中的致病菌主要是副溶血性弧菌等,这类病菌的耐热性大多比较强,需要加热到 80℃ 以上才能将其杀灭。除了细菌,海鲜还可能存在寄生虫卵,或是在运输、加工过程中污染上病菌和病毒。在沸水煮 4~5 分钟才能有效杀灭致病微生物,不熟透的海鲜应忌食,吃火锅时尤其应该注意。

2. 忌吃死贝 贝类通常带细菌量比较大,因此其蛋白质的分解过程很快,一旦死去便立即有大量致病菌繁殖,并产生毒素。同时,其中所含的不饱和脂肪酸也容易氧化而酸败,产生较多的胺类和自由基,常常可以在很短的时间内造成严重的食物中毒。

3. 忌与维生素 C 同食 虾、蟹、蛤、贝、牡蛎等多种海产品的体内均含有一定数量的有毒化学元素砷。进食海鲜后,一次性摄入维生素 C 超过 500 毫克时,维生素 C 就能让无毒的五价砷转变成为有毒的三价砷(即俗称的砒霜)。当三价砷达到一定剂量时,即可导致人体中毒。所以在吃海鲜的同时应暂时停止服用维生素 C。

4. 忌与水果同吃 鱼、虾、蟹等海产品富含蛋白质等营养素,而水果含有较多的鞣酸。如果吃完海产品后马上吃水果,不但影响人体对蛋白质的吸收,海鲜中的钙还容易与水果中的鞣酸相结合,形成难以溶解和吸收的钙,对胃肠道

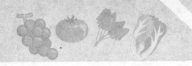

产生刺激,甚至引起恶心、呕吐、腹痛等症状。所以,吃水果最好安排在吃海鲜2小时之后。

5.忌同时喝啤酒　虾、蟹等海产品在人体代谢后会形成尿酸,而尿酸过多会引起痛风、高尿酸血症及肾结石等病症。如果在大量食用海鲜的同时又喝啤酒,会加速体内尿酸的形成。啤酒加海鲜极易引起痛风发作。

6.忌吃海鲜后喝茶　茶叶所含的鞣酸与水果同样,能与海鲜中的钙形成难以溶解吸收的钙。所以喝茶(尤其是浓茶)应在吃海鲜2小时后。

此外,应该尽量不吃或少吃近海鱼类。据抽样调查,近海海水和海底的农药、多氯联苯、二噁英等的含量,要远远高于远海。由于一些污染物在海鲜内易发生生物蓄积,并且会沿着生物链逐渐放大。近海鱼类,特别是含脂肪高的鱼类、食用小鱼的大型鱼类,体内往往积蓄着较高浓度的污染物。人在食物链中处于最高营养级,因此应尽量避免摄入污染物含量高的食物。尽量不食用近海鱼类,肯定有益于健康。

(六)海藻类食物不可少

作为菜肴,我们常吃的海藻类食物有海带、紫菜、裙带菜等。以海带为例,每百克海带中含蛋白质 8.2 克,碳水化合物 5.62 克,钙 1 177 毫克,铁 150 毫克,碘 240 微克,这些都是大多数陆地蔬菜所不能相比的。海带中还含有相当数量的胡萝卜素、维生素 B_1、维生素 B_2、烟酸等。它几乎不含脂肪,而含大量膳食纤维、褐藻胶质,并含有多种人体必需的微量元素。

海藻类是重要的碱性食品,为了保证人体正常的能量代谢,维持神经和心脏等器官的正常功能,人的体液必须保持为弱碱性(pH = 7.4)。健康人的这种调节功能主要是通过肾脏排尿和肺部呼吸来完成的。含磷、硫、氯多的为酸性食物,鱼、肉、蛋、大米、白面等属于酸性食品,含钙、镁、铁、钾、钠多的为碱性食物。在人们每日的膳食组成中,酸性食物的比例越来越多,机体为了调节自身体液的酸碱度,必须动用体内的钙、镁、铁、钾等碱性元素来中和多余的酸性元素,这就会造成体内碱元素的消耗和减少,从而出现许多身体不适症状,如便秘、易疲劳、骨质疏松等。

虽然,人体内对酸碱度有调节功能,我们不必过于关注酸碱度,但在进食各类食物时还是应该注意一下酸性食物与碱性食物的平衡。在我们日常的菜谱中应增加碱性食物的成分,而海藻类食物,无论从钙、铁等元素的质量,还是菜肴的品位上来看，都是极好的碱性食物原料。

海藻类食品的第二个优点是膳食纤维和碘含量高，它可以加速食物通过肠道的时间并增加排便量，特别对因摄取酸性食物过多而引起的便秘有非常显著的作用。由于海藻类食物含碘高，可以有效地避免因缺碘而引起的碘缺乏症。因此在日常的食谱中，需要每周吃些海藻类食物。

十、"五畜为益"餐桌上不可少

(一)畜禽肉是优质蛋白质的主要来源

很多人,尤其是孩子都爱吃肉,甚至没有肉就不吃饭,人们都知道肉类食品有营养,但具体来说,肉类食品中到底都有哪些营养呢?

肉类分为畜肉和禽肉两种。畜肉包括猪肉、牛肉和羊肉等;禽肉包括鸡肉、鸭肉和鹅肉等。它们能提供人体所需要的蛋白质、脂肪、矿物质和维生素等。肉类营养成分因动物种类、年龄、部位及肥瘦程度而有很大差异。蛋白质含量一般为 10%～20%;碳水化合物在肉类中含量很低,平均为 1%～5%;维生素的含量以动物的内脏,尤其是肝脏为最多,其中不仅含有丰富的 B 族维生素,还含有大量的维生素 A;矿物质总量为 0.6%～1.1%,一般瘦肉中的含量较肥肉多,而内脏器官又较瘦肉中的多。由于肉类食品能提供人体所需要的蛋白质、脂肪、矿物质和维生素等,所以对于中小学生的生长发育十分重要。

肉、禽类蛋白质的氨基酸组成基本相同,含有人体需要的各种必需氨基酸,并且含量高,其比例也适合于合成人体蛋白质,生物学价值在 80% 以上。所以称为完全蛋白质或称为优质蛋白。但是在氨基酸组成比例上,苯丙氨酸和蛋氨酸偏低,赖氨酸较高,因此宜与含赖氨酸少的谷类食物搭配使用。肉类脂肪的组成以饱和脂肪酸居多,不易为人体消化吸收。猪肉的脂肪含量因牲畜的肥瘦程度及部位不同有较大差异,如猪肥肉脂肪含量达 90%,猪里脊 7.9%,前肘 31.5%,五花肉 35.3%。如果吃大鱼大肉过多,很容易使脂肪摄入量过多,从而对健康产生不利的影响。

食用肉类食品应注意以下两点:第一,肉类食品宜和谷类食物搭配使用,也就是说不能光吃肉,不吃主食,这一点一定要引起人们的重视。第二,各种烹调方法对肉类蛋白、脂肪和矿物质的损失影响较小,但对维生素的损失影响较大。从保护维生素的角度出发,肉类食品宜炒,不宜烧、炖、蒸、炸。另外,一天吃 100克猪肥肉就可使人体的脂肪摄入量超标;一天吃猪前肘 100 克,炸薯条 100 克也可使人体的脂肪摄入量超标。

(二)胆固醇的功与过

胆固醇是人体一种重要的生命物质,是性激素、肾上腺皮质激素、维生素 D 和胆汁酸的原料。胆固醇过低,同样会对人体产生不利影响。英国有一位医生在临床医疗中对 5 200 人作了统计,研究结果发现,有些血液中胆固醇含量较低的人患结肠癌的发病率大大高于正常人。他在分析后指出,在膳食中摄入胆固醇过低的人,对维生素 A 的吸收明显低于正常人。而许多胆固醇含量较高的动物性食物中,往往也含有较丰富的维生素 A。因为维生素 A 是属于脂溶性的,如果没有脂肪的存在,便难对维生素 A 加以吸收。临床实践证明,维生素 A 有防癌作用。

食物中的胆固醇有低密度脂蛋白胆固醇和高密度脂蛋白胆固醇之分,低密度脂蛋白胆固醇和冠心病的发生有密切关系,而高密度脂蛋白胆固醇可以消除前者对人体的危害。因此,胆固醇总量内如果高密度脂蛋白胆固醇占大多数,那么即使胆固醇含量高也不会导致冠心病;反之,如果低密度脂蛋白胆固醇占大多数,即使胆固醇含量低,也可能导致冠心病。此外,由于民族和性别的不同,体内对调节两类胆固醇的能力也不相同。对欧美人来说,人体内调节高、低密度脂蛋白胆固醇两者比例关系的能力比较差,东方民族则比较强。同样的动物性食物,对欧美人可能使体内低密度脂蛋白胆固醇迅速增高,对东方民族来说则不一定。加之欧美人食用的动物性食品和脂肪又较多,这就是造成他们患冠心病较多的原因。从性别来看,妇女体内调节胆固醇比例的能力优于男子,因此,从患冠心病的总人数来看,妇女少于男子。所以,对胆固醇应一分为二地看待,尤其是高血压病、心脏病和动脉粥样硬化患者,不能把所有症状都归咎于它。胆固醇对人体并非都是有害的。营养学家给胆固醇食物排了个队,结果是:

"冠军"有 4 种食物,按食物部分 100 克计算。猪脑为 2 571 毫克,羊脑 2 004 毫克,鹅蛋黄 1 696 毫克,鸡蛋黄 1 510 毫克。

"亚军"有 16 种食物,按食物部分 100 克计算。①蛋类:鹅蛋 704 毫克,咸鸭蛋 674 毫克,皮蛋 608 毫克,鸡蛋 585 毫克,鸭蛋 565 毫克,鹌鹑蛋 515 毫克。②肉类:鱿鱼 871 毫克,白水羊头肉 591 毫克,猪肝(卤煮)496 毫克,虾皮 428 毫克,鸡肝 356 毫克,猪肝 288 毫克,墨鱼 226 毫克,鸡 211 毫克。③油类:酥油 351 毫克,黄酒 296 毫克。

"季军"有 20 种食物,按食物部分 100 克计算。①肉类:牛肉松 169 毫克,奶油 168 毫克,羊肉串 166 毫克,猪大排 165 毫克,猪肚 165 毫克,鹌鹑 157 毫克,鸭肫 153 毫克,羊肥肉 148 毫克,猪肥肠 137 毫克,猪肉 135 毫克,牛油 135 毫克,牛肥肉 133 毫克,牛肉干 120 毫克,鲜贝 116 毫克,猪肉松 111 毫克,猪肥肉 109 毫克。②鱼类:鲫鱼 130 毫克,黄鳝 126 毫克,泥鳅 124 毫克,甲鱼 101 毫克。

日常饮食中其实有许多不含胆固醇的食物,包括硬壳果类,如杏仁、核桃;五谷类、蛋白、水果类;还有蔬菜类、花生、植物油脂及人造奶油、面筋、豆制品等。尤其是水果,不仅不含胆固醇,还能降低人体内胆固醇含量。

(三)肥肉不是禁品

许多人认为,肥肉中含有大量的胆固醇,因此视之为诱发血脂异常、动脉粥样硬化、脂肪肝、高血压病、冠心病的罪魁祸首,望而生畏,甚至将肥肉当作禁品。其实,这是一个误区。

肥肉中含有丰富的脂肪,可以促进脂溶性维生素 A、维生素 K、维生素 E、维生素 D 及胡萝卜素的吸收与利用。长期不吃脂肪类食物,可引起脂溶性维生素缺乏症,造成视力减退、凝血机制发生障碍、骨骼系统出现异常;肥肉中的脂肪是人体能量的重要来源,脂肪产生的能量比糖高 1 倍以上。所以,肥肉对体力劳动者和运动员来说,就显得尤为重要,可以防止疲劳,减少饥饿感,防止低血糖发生;老年人如果脂肪储备量不足,免疫功能便会下降;育龄妇女体内脂肪若少于体重的 17%,则容易发生不孕症;体内脂肪过少,体重过轻者,胃下垂等内脏下垂的患病率就会增高。

营养学家发现,肥肉中所含的花生四烯酸是其他油脂中所没有的,它有助于降低血脂水平,能与亚油酸、亚麻酸合成具有多种生理功能的前列腺素;肥肉中的双碳多烯酸为长链不饱和脂肪酸,可参与人体神经系统及大脑组织的生长发育;它还可以防止胆固醇堆积、血小板凝聚;这些也是植物油所欠缺的。肥肉中还含有一种能延长寿命的 α 脂蛋白,这种脂蛋白不但不会使血管硬化,还可预防血管疾病。

肥肉的弊病在于含有饱和脂肪酸,过量食用会有损于血管的健康。国外有营养学家研究发现,肥肉经过长时间小火炖煮之后,其中的饱和脂肪酸可以减少 50%;每 100 克肥肉中的胆固醇含量可以由 220 毫克下降到 102 毫克。所

以，除了总胆固醇、三酰甘油、低密度脂蛋白增高的患者，以及肥胖症、体态臃肿肥胖的人，安逸少动、长期卧床者应少吃或不吃肥肉外，请君勿把肥肉当"禁品"，只要烹调方法得当，不论男女老幼都可以适当吃一点肥肉。

（四）营养"四条腿论"不适用于少年儿童

"吃四条腿（肉类）的，不如吃两条腿（禽类）的；吃两条腿的，不如吃没有腿（鱼类）的"。也有"吃两条腿的，不如吃一条腿（蕈类）的"的说法。这句关于膳食营养的顺口溜，由于形象易懂，好听好记，在百姓中越来越广泛地流传并应用，有人把它戏称为营养"四条腿论"。

"四条腿论"本来是针对中老年人说的，因为中老年人的心脑血管系统已经定型并趋于衰退，四条腿的猪、牛、羊肉中含饱和脂肪酸多，容易形成动脉血管粥样硬化，堵塞血管，所以中老年人不适合过多食用。而禽、鱼类蛋白质高，脂肪低，肉的纤维短，容易消化。蕈类则是植物蛋白质的丰富来源，对中老年人也比较适宜。少年儿童正处于生长发育期，需要全面均衡的营养。动物肉是膳食中优质蛋白质的主要来源，而且在动物蛋白中含有丰富的 B 族维生素、宏量元素、微量元素，这些都是孩子发育成长中不可缺少的。因此，他们需要适量吃一些"四条腿"的食物。

动物性脂肪对于儿童来说是十分重要的，因此限制儿童吃脂肪类食物的做法是不可取的。这样会导致：①能量不足。脂肪产热能力较强，1 克脂肪产热37.8 千焦。在平衡膳食中，每天需要脂肪提供的能量占总能量 30％左右。如果脂肪供应不足，会导致热能不足，机体被迫利用蛋白质分解来供应能量，使小儿生长发育受到影响。②内脏器官易受损。体内的脂肪多分布于皮下、腹腔、肌肉间隙及内脏的周围，起着填充间隙，保护内脏，缓冲外界撞击的作用。如果缺乏脂肪，这种庇护作用就会不足，内脏就容易受损。③影响神经系统发育。磷脂是构成脑细胞、神经组织的重要物质。缺少则使神经系统发育受到阻碍，也会改变神经递质（如多巴胺）的含量，甚至影响智力。④脂溶性维生素吸收及利用障碍。脂溶性的维生素 A、维生素 D、维生素 E、维生素 K 不溶于水而溶于脂肪，随脂肪一同被人体吸收。如果缺乏脂肪，可引起脂溶性维生素缺乏症。缺乏维生素 A 可引起皮肤干燥、易感冒；缺乏维生素 D 则患佝偻病；缺乏维生素 E 则生殖系统发育差、易患早老症；缺乏维生素 K 易引起出血。⑤脂肪中的不饱和脂肪酸对皮肤及微血管有保护作用，是构成人体各组织细胞的重要成分,缺乏不饱和脂肪酸将影响小儿的健康成长。

(五)兔肉就是保健肉

近年来,国外兴起吃兔肉之风,兔肉在国际市场上十分受青睐。特别在欧洲更为畅销,不少超级市场只要兔肉一上市,很快被抢购一空。人们为什么对兔肉有这么大的兴趣呢?专家经过比较,认为吃兔肉是肥胖者和心血管疾病患者的理想食品,是真正的"保健肉"。在日本、法国等经济发达的国家,兔肉被誉为"美容肉",特别是一些国家的妇女们喜欢吃兔肉,认为吃兔肉不会引起肥胖,可以使她们身体保持苗条和健美,被列为受人青睐的"健康食品"。

兔肉为什么越来越受世界人民的喜爱呢?除了兔肉肉质的细嫩,味道鲜美,价格较低等原因外,主要是兔肉蛋白质含量高,而且含有人体所必需的 8 种氨基酸。据现代研究资料表明:兔肉中蛋白质含量为 21.5%,比猪肉多 1 倍以上,比羊肉也多近 1 倍,比牛肉多 18.7%,比鸡肉高 33%。脂肪含量仅为 3.8%,为猪肉含量的 1/16,羊肉的 1/7,牛肉的 1/5,低于其他畜禽肉。更有意义的是,在兔肉的脂肪组织中,人体不可缺少的不饱和脂肪酸的比例高于饱和脂肪酸近 1 倍。此外,兔肉中还含有较多的磷脂、卵磷脂,以及麦芽糖、葡萄糖等成分,还含有多种维生素和磷、硫、钙、钾、钠、铁等矿物质。值得一提的是,人体对兔肉的消化率达到 85%,兔肉被人体利用率居各种畜禽肉之首,而胆固醇的含量却低于其他肉食品。

现代医学研究认为,兔肉中含卵磷脂,可以生成溶血卵磷脂,有较高的抑制血小板凝聚的作用,可阻止血栓形成,使血液循环包括脸部皮下微循环血流畅通,有保护血管、防止动脉粥样硬化的作用。研究中证实,兔肉结缔组织少,不仅肉质细,而且食后易于消化吸收。兔肉所含的赖氨酸、色氨酸含量较高,而这些都是人体最易缺乏的。所以,常食兔肉可以全价的营养供给组织细胞,被科学家称之为抗细胞衰老的保健食品。兔肉所含的优质蛋白质、维生素 E、烟酸等营养素,有保护皮肤细胞活性,维护皮肤的弹性,增强皮肤、黏膜、毛发等组织活力等作用,并在研究中证实,经常适量吃兔子肉,能使皮肤变得更细腻、润泽、光滑。

兔肉采取烧、焖、煨、炒、卤等烹调方法,都可以收到补益健身,美容减肥的功效。通常女性在青春期后转入中青年状态时,由于多种因素的影响,有相当一部分人会逐渐变"胖",在这个时期,副食以兔肉、鱼肉为主,常可以遏制肥胖,

保持体型健美。处于青春期,具有油性皮肤且有脸部容易皮肤感染的男性,吃兔子肉也是十分适宜的。有临床医师报告,糖尿病、慢性胃炎、胃及十二指肠溃疡及结肠病患者也适宜吃兔肉,不仅可以补充足够的营养素,而且也有助于润泽皮肤,增强肌力,取得较好的护肤美容效果。

(六)既要喝汤更要吃肉

香港及广东气候湿热,喜欢多喝些汤补充水分是必需的,但往往一煲就是 8 小时,甚至一天,认为煲的时间越久,营养越好。其实,由于煲汤时间过长,汤中的鸡、鸭、龟、鳖等食材中的蛋白质变性了,老得吃不动,被称为"汤渣"。香港人、广东人只喝被他们称之为最有营养的"老火汤""靓汤",很少吃或不吃"汤渣"。我对香港听众说:即使老火汤煲煮得时间再长,其中的营养不到 10%,汤里的维生素大部分被破坏,其中维生素 C 全部流失,维生素 B_1、维生素 B_2、维生素 B_6、维生素 A 等也有八成被破坏。而 90% 以上的营养却仍然保留在"汤渣"中,所以"既要喝汤,更要吃肉"。

煲汤一般只需 1 个半小时,煲母鸡时,提起鸡大腿,发现很容易分离;煲鸭子时,用筷子戳两下鸭脯肉,一戳一个孔,便提示肉已煲烂,即成。煲 1 个半至 2 小时的汤,所煲的肉类、家禽类、水产类的蛋白质口感正好。

(七)香肠火腿不宜多吃

香肠是新鲜猪肉做成的,为了使其保鲜度和存放的时间久一些,加工部门在制作过程中需要加入一定比例的防腐剂——亚硝酸钠。而亚硝酸钠在人体中能与肉类蛋白中的胺结合,形成一种叫做二甲基亚硝基胺的物质,这是一种强致癌物。火腿是加用硝酸盐制作的,硝酸盐在一定条件下可形成具有强烈致癌性的亚硝胺。

能否既保存香肠、火腿的色、香、味,又减少亚硝胺的致癌危险性呢?某研究单位作了很好的研究,冰冻能阻硝酸盐转变成可能的致癌物,腌制时加维生素 C 也可减少亚硝酸盐的致癌性。最近又有学者研究,以葡萄糖代替硝酸盐腌制食物,可以保存腌制品的色香味特色,大大减少亚硝胺致癌的危险。

在吃香肠、火腿的同时,适当多吃一些黄豆芽、绿豆芽、青椒、菠菜、黄瓜等新鲜蔬菜,或者在吃过香肠后吃点橘子、鲜枣、番茄等新鲜水果,就能消除致癌物对人体的危害。这是因为在蔬菜和水果中,维生素 C 的含量极为丰富,而维生素 C 能阻断亚硝酸钠与胺的结合,从而可避免致癌物在消化道内形成。

适量食用正规厂家生产的香肠、火腿应该是安全的,但为了安全起见,香肠、火腿不宜多吃。

(八)不吃用沥青、松香煺毛的畜禽肉

目前的农贸市场上出售的猪头、猪蹄、鸡、鸭等家禽畜肉成品及半成品,表面大多洁白光亮,杂毛及小绒毛都煺得十分干净。电视台多次曝光显示,这些个体加工作坊都是用沥青或松香,或石蜡进行煺毛,他们把猪头、猪蹄及宰杀后的鸭子放进熔化加热的沥青锅中,待沥青糊严后捞出来,放入冷水桶中冷却,再剥去沥青,皮肉上的小毛便轻而易举地随之煺得干干净净。这些看似省时省力的加工煺毛方法,却对身体健康不利,且易污染食品,诱发癌症。

沥青,俗称柏油,它是有机化合物的混合物,呈黑色或棕黑色,胶状,有天然的,也有从分馏石油或煤焦油中得到的,成分不尽相同,可用来铺路面,用做建筑物防水材料、防腐材料和电气绝缘材料。

松香,是松脂蒸馏后剩下的物质,为透明固体,质硬而脆,呈淡黄色或棕色,是油漆、肥皂、造纸、火柴等工业原料。

石蜡,是从石油中提炼出来的白色或淡黄色的固体,供制造脂肪酸、高级醇及蜡烛、绝缘物、药剂等使用。

以上三种化学物质共同的特性是遇热后熔化为黏汁,高热时可以燃烧。这些东西都是有毒的。它们当中含有各种有机性挥发物,能够刺激人的皮肤和其他器官。它们当中都含有多环芳烃,有很强的致癌作用,如在煤气厂、炼焦厂、钢铁厂和燃料厂的工人多与沥青和焦油接触,患沥青疣颇为多见。那些与沥青有关的职业,如浸制枕木、连接排水管、建造储气罐、制造沥青纤维管和屋面材料、制造油毡、碳电极和石墨坩埚等与沥青有关的职业工人,其健康也受到影响,肺癌(也可能为膀胱癌)发病率增加。用沥青、松香、石蜡加工家禽、畜肉时,会严重污染被加工的肉食,使其染上致癌物质。有学者将新鲜牛奶装入涂有石蜡的容器中,1 小时后,石蜡中的苯并芘便可全部或大部分转移到牛奶中。个别食品厂在逢年过节时,包装盒装点心,常用石蜡油封黏包装封皮。这样不仅污染了空气,损害了工人的健康,而且也污染了食品。人们吃了这些被污染的食品,容易导致癌症的发生。

十一、禽蛋是廉价补品

(一)禽蛋知识知多少

禽蛋食品中常见品种有鸡蛋、鸭蛋、鹅蛋、鹌鹑蛋等,其中以鸡蛋的消费量为最大。各种禽蛋的结构和营养成分大致相同。禽蛋食品及制品含有人体所必需的优质蛋白质、脂肪、类脂质、矿物质、微量元素、维生素,易于人体消化吸收,属于酸性食品类。

鸡蛋中的蛋白质是天然食品中最优质的完全蛋白质,人体对其消化率为98%,生物价高达94%。鸡蛋的蛋白质中必需氨基酸的含量及其相互间的比例与人体的需求十分相近,氨基酸评分同人奶蛋白质一样定为100。鸡蛋的矿物质含量主要存在于蛋黄中,如钙、磷、铁等,但铁的吸收率相对较低。鸡蛋所含维生素也大多集中在蛋黄,包括维生素A、维生素C、维生素B_1、维生素B_2和维生素E等,呈乳融状,易于人体消化吸收。其中中性脂肪为62.3%,磷脂为32.8%,固醇(甾醇)为4.9%。鸡蛋所含卵磷脂成分对人体的生长发育十分重要,是人体大脑和神经系统活动不可缺少的重要物质,也是人体生理功能所必需的物质。现代医学研究结果认为,蛋黄卵磷脂的主要功效有如下几点:①能合成乙酰胆碱,有利于人体脑髓发育,增加神经传递物质,增强记忆力,防治健忘和老年痴呆症。②调节血脂,可降低血液中胆固醇和中性脂肪含量,从而有效预防心脑血管疾病(心肌梗死、脑卒中等)。③对改善脂肪肝、脂肪代谢障碍有辅助作用。④清洗血管壁,改善血流量,能使血液流畅的输送氧气到达毛细血管,提高耐缺氧能力,预防血栓症发生。

20世纪90年代初,美国纽约发生一起车祸,一位34岁的女性受伤丧失了思维和记忆。医学博士沃尔顿决定用卵磷脂治疗,2周后,患者奇迹般地康复了。从此卵磷脂作为健脑食品引起了人们的极大兴趣,在美国形成了一股"卵磷脂热"。同时,美国医学者还将富含卵磷脂的食品(制品)连续数月供给一批老年痴呆症患者,结果其中很多人记忆力得到好转。给高胆固醇患者每天服用卵磷脂25~40克,数月后其血液中胆固醇水平显著降低,这是因为卵磷脂是一

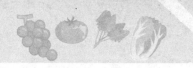

种很强的乳化剂。现在,在美国卵磷脂被称为"胆固醇的一号克星"。在日本1955年就利用卵磷脂作为血脂异常者的治疗药物。

2000年10月,日本某公司利用鸡蛋开发脑营养食品。他们从鸡蛋中提取出胆碱和维生素 B_{12},并把它们科学地组合在一起,生产出了可改善人体大脑功能的营养食品。如果人体内缺乏乙酰胆碱,常会导致阿尔茨海默症的发生。患者通过食用鸡蛋黄等食品可以补充乙酰胆碱。鸡蛋黄中含有丰富的胆碱,易于被大脑吸收。维生素 B_{12} 则是把胆碱合成为乙酰胆碱所必需的营养素。每个鸡蛋含胆固醇在 200~340 毫克,是胆固醇含量较高的食品。鸡蛋还是人体蛋白质和叶黄素很好的来源,可以有效防止白内障等慢性眼病。医学研究资料显示,妇女1周食用6个鸡蛋可将乳腺癌的几率降低44%。

对于鸡蛋的营养价值和保健价值,我国的中医药学界也早已认识和应用。对于人们常食用的禽蛋食品,中医学认为,鸡蛋味甘性平,有滋阴润燥、养血安胎等功效。可用于治疗热病烦躁、产后口渴、胎动不安等病症。鸡蛋黄味甘性平,具有滋阴润燥、养血息风的作用,可用于治疗心烦不眠、热病痉厥、虚痨咯血、呕逆、下痢、胎漏下血、烫伤、热疮、肝炎、小儿消化不良等症。鸭蛋的味甘,性凉,具有滋阴、清肺等功效。可用于治疗咳嗽,心腹胸膈热等病症。鹅蛋的性味功效和鸡蛋、鸭蛋很近似。鸽蛋味甘、咸,性平,具有补肾益气的作用。可用于解疮毒、痘毒,预防麻疹的发生。鹌鹑蛋个儿虽小,但营养保健价值却很高,可用于治疗肾虚腰痛、肺虚久咳及过敏等症。同时,鹌鹑蛋还含有芦丁成分,对治疗高血压病、动脉硬化、结核病很有益,也可用于胃病、哮喘、神经衰弱等病症。

(二)吃鸡蛋的学问

鸡蛋一直有"全营养食品"的美称。除了母奶,鸡蛋的蛋白质组成是与人体最接近的,吸收率要比牛奶、肉类或大豆都好。鸡蛋自古便是一种最优质、最天然的补品,价格低廉,且蛋白含量高,是海参的2倍。鸡蛋还含有珍贵的卵磷脂,可以帮助脂类代谢,有助于降低血脂。蛋黄中的脂肪以单不饱和脂肪酸为主,其中一半以上正是橄榄油当中的主要成分——油酸,对预防冠心病有益。鸡蛋中所含有的脂溶性维生素比较丰富,包括维生素A、维生素D、维生素K等,对于人体健康都十分重要。鸡蛋应该怎样吃更健康,这里面有学问。

1. 心脑血管病患者可以每天吃1个中等大小的鸡蛋 很多人都认为动脉

粥样硬化、冠心病患者血液中胆固醇含量高,而鸡蛋黄中的胆固醇含量也高,所以心脑血管病患者不能吃鸡蛋。科学研究认为,鸡蛋黄中的卵磷脂对脂肪的运转和代谢起着重要作用。卵磷脂是一种很强的乳化剂,可以使胆固醇和脂肪乳化为极细的颗粒,可以透过血管壁,为人体组织所利用,不会增加血浆胆固醇的浓度。所以食用蛋黄非但无害,而且对心脑血管疾病具有特殊的保护作用。

2. 胆囊炎、胆石症患者可以吃鸡蛋 胆囊炎、胆结石症患者常常望"蛋"生畏,认为不能吃鸡蛋,吃了要发病。科学研究认为,限制胆囊炎、胆石症患者进食高脂肪、高蛋白等油腻食物,并不等于不能吃鸡蛋。如果改变烹调方法,像鸡蛋汤、蒸蛋羹等还是可以吃的,但不要吃油煎鸡蛋。

3. 发热患者不宜吃鸡蛋 鸡蛋主要含有卵蛋白和卵球蛋白,是一种完全蛋白质,99.7%能被人体吸收。进食后能产生额外的能量,这种额外能量可高达30%,发热患者(特别是小儿发热者)吃鸡蛋,能使体内能量增加,能量无法散发,如同火上浇油,使发热更厉害。同时发热患者大多食欲缺乏,吃了鸡蛋难以消化。

4. 腹泻患者不宜吃鸡蛋 急性或慢性腹泻患者,由于体内消化液分泌减少,消化酶活力下降,脂肪、蛋白质和碳水化合物代谢紊乱,肠道蠕动亢进和固有食物同化功能受影响,小肠对水和营养物质的再吸收功能会发生障碍,大量的营养物质经消化道排出体外。腹泻期间,如果不让胃肠道适当休息,吃了鸡蛋等滋补食品,则会加重病情。

5. 蒸鸡蛋羹、蛋花汤的吃法最好 从营养吸收和消化率来看,蒸鸡蛋羹、蛋花汤为100%,煮鸡蛋稍差一点儿,煎炒鸡蛋为97%,嫩炸鸡蛋为98%,老炸为81.1%,沸水、牛奶冲鸡蛋为92.5%,生吃仅为30%,吃鸡蛋应该细嚼慢咽,否则影响消化和吸收,煎鸡蛋、炒鸡蛋,由于穿上油脂"外衣",进入胃肠中不易和消化液接触,而必须待油脂被消化掉,鸡蛋才能与消化液"见面",因而消化、吸收也是较慢的。对于儿童和老年人,我们认为,蒸鸡蛋羹、蛋花汤的吃法最理想。

6. 一天吃多少鸡蛋最好 鸡蛋是高蛋白食品,如果食用过多,可导致代谢产物增多,同时也增加肾脏的负担,一般来说,孩子和老年人每天1个中等大小的鸡蛋,青少年及成人每天2个比较适宜。吃鸡蛋过多,体内蛋白质含量过高,在肠道中造成异常分解,产生大量的氨,一旦氨溶于血液之中,则对人体有害。有时未完全消化的蛋白质在肠道中腐败,产生羟、酚、吲哚等,因而会出现一种医学上叫做"蛋白质中毒综合征"的病症。按人体对蛋白质的消化、吸收功能来

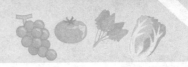

看,每天吃鸡蛋最多不宜超过 3 个。

(三)吃鸡蛋有哪些误区

1. 吃生鸡蛋更有营养　有些人误认为生吃鸡蛋更有营养,更能滋补身体。其实不然,吃生鸡蛋不仅不卫生,更容易引起细菌感染,而且也不营养。生鸡蛋里含有抗生物素蛋白,影响食物中生物素的吸收,常吃生鸡蛋会出现食欲缺乏、全身无力、肌肉疼痛等症状的"生物素缺乏症"。生鸡蛋内还含有"抗胰蛋白酶",会破坏人体的消化功能。生鸡蛋是比较难消化的,据测定,生鸡蛋的蛋白质只有 30% 可被人体利用。另外,生鸡蛋中含有一种叫做"阿维定"的蛋白质,会与食物中一种叫"生物素"的维生素结合,使生物素不能被身体利用。偶尔吃一两次生鸡蛋问题不大,但如果常吃生鸡蛋,就会使人因缺乏生物素而发生皮肤黏膜苍白、干燥和脱屑,食欲缺乏,体重减轻,毛发脱落等症状。

2. 吃鲜嫩的"溏心蛋"最有营养　在普通的生鸡蛋中不同程度地含有一些沙门菌,经过高温煮沸可以杀灭这些细菌。曾经由于美国多个州暴发的沙门菌疫情牵涉鸡蛋,美国卫生部门扩大鸡蛋召回数量至 3.8 亿枚,让鸡蛋再次被人们所关注。太鲜嫩的"溏心蛋",也就是半生半熟的鸡蛋,虽然比吃生鸡蛋要好一些,但也达不到高温灭菌的效果。同时,生鸡蛋的蛋白质结构较紧密,有很大部分不易被消化道吸收利用,只有完全煮熟的鸡蛋,其中的蛋白质才会变得松软,人体才容易消化吸收。

3. 吃煮"老"鸡蛋最放心　鸡蛋如果煮的时间过长,煮得太老,鸡蛋白老化后会变硬、变韧,吃起来无味,且不易吸收。鸡蛋黄表面易形成灰绿色硫化亚铁层,吃下肚难以被消化道吸收。

4. 煮熟的鸡蛋用冷水浸泡　一些老百姓常将煮熟的鸡蛋浸在冷水里,利用蛋壳和蛋白的热膨胀系数不同,使蛋壳容易剥落,但这种做法并不太利于健康。因为新鲜鸡蛋外表有一层保护膜,使蛋内水分不易挥发,并防止微生物侵入,鸡蛋煮熟后壳上膜被破坏,蛋内气腔的一些气体溢出,此时鸡蛋置于冷水中会使气腔内温度骤降并呈现负压,冷水和细菌、真菌等微生物可通过蛋壳和壳内双层膜上的气孔进入蛋内,贮藏时容易腐败变质,因此冷水浸泡的鸡蛋要尽早吃完。

5. 产妇吃鸡蛋越多越好　产妇在分娩过程中体力消耗大,消化吸收功能减弱,肝脏解毒功能降低,大量吃鸡蛋后会导致肝、肾的负担加重,引起不良后果。摄入过多蛋白质,还会在肠道产生大量的氨、羟、酚等化学物质,对人体的毒害

较大,容易出现腹部胀闷,头晕目眩、四肢乏力、昏迷等症状,导致"蛋白质中毒综合征"。蛋白质的摄入应根据人体对蛋白质的消化、吸收功能来计算。一般情况下,产妇每天吃 1～2 个鸡蛋就足够了。

6.豆浆冲鸡蛋吃 豆浆中含有一种叫做胰蛋白酶的抑制物质,它能抑制人体胰蛋白酶的活性,影响蛋白质的消化吸收。这种物质比较耐热,需要高热才能破坏它。在生鸡蛋内也有一种黏液性蛋白,可与胰蛋白酶相结合,从而阻碍蛋白质的分解。如豆浆煮沸时间短或未经煮沸时就用来冲鸡蛋,将会影响两者的蛋白质吸收和利用。同时,蛋黄中含有生物素,属于 B 族维生素的营养物质,用豆浆冲鸡蛋,不能使鸡蛋熟透,抗生物素与生物素结合,成为不易分解吸收的物质,从而降低鸡蛋营养,同时也不易消化。

7.只吃蛋白不吃蛋黄 对于老年人来说,尤其是患有心脑血管病的老年人,往往不敢吃鸡蛋,尤其是对鸡蛋里的蛋黄,更是惧怕三分,原因是鸡蛋的蛋黄里有丰富的胆固醇。殊不知,鸡蛋的蛋黄里除了胆固醇外,还有胆素和卵磷脂。胆素能乳化胆固醇,把胆固醇转化为激素,使男性感到更有活力,使女性的生理周期保持正常。卵磷脂有助于改善血液循环,不使胆固醇在血管壁堆积。卵磷脂还能改善神经细胞间的传导,使思维敏捷,对抗大脑老化,还能防止中风和失眠。其实,每个人都是需要胆固醇的"适量摄取"才是关键。任何营养成分只要摄入过量,就会对身体造成危害;摄入不足,同样会对身体造成危害。鸡蛋清的营养单一,远不如蛋黄,有专家认为,只吃蛋清就是以营养的名义进行浪费。有人认为蛋清的蛋白质含量高,事实上,按照现代人的饮食模式,每天 300克左右粮食、一袋奶、一个鸡蛋、一些豆制品、100 克左右的肉类再加上 500 克左右的蔬菜和水果,很容易获得足够的蛋白质,根本不需要额外吃蛋清。人们给鸡蛋扣上的各种恶名,其实是在给自己的不正确生活方式找替罪羊。所以,许多营养学家认为应该为鸡蛋"平反"。红肉吃得太多,油脂摄入量过高带来的健康危害,远比多吃一两个鸡蛋或蛋黄严重。美国科学家认为,每天吃 1 个鸡蛋对绝大多数人肯定有好处。

(四)土鸡蛋与喂养鸡蛋哪个更好

真正意义上的土鸡应该是完全散养,每天在地里活动觅食,只吃虫子、野草等天然食物。这种鸡因为营养不均衡,下的蛋个头比较小。但因为土鸡吃绿叶菜较多,蛋黄中的类胡萝卜素和维生素 B_2 含量高,因此蛋黄大,颜色深一些。

营养学研究发现,散养鸡与喂饲料的鸡所下的蛋相比,其蛋白质、碳水化合物、钙、铁等成分没有明显差异。由于鸡饲料中添加了充足的维生素,喂饲料鸡产下的蛋中 B 族维生素和维生素 A 的含量往往高于散养鸡所产的蛋。但是,在脂肪含量、维生素 E 含量、长链多不饱和脂肪酸含量方面,散养鸡蛋高于喂饲料鸡的蛋。

从以上分析不难看出,土鸡蛋在营养上并不比喂养鸡蛋好。可为什么还有那么多人爱吃土鸡蛋呢?专家认为,最主要是因为土鸡蛋的口感更好。因为土鸡蛋中的脂肪含量更高,所以蛋黄较大,非常适合做煮鸡蛋和煎蛋,简单的烹调方法就能把它鲜美的口感完全发挥出来。而喂养鸡蛋的蛋清较多,适合做蒸蛋或打蛋花用。土鸡蛋的口感优于喂养鸡蛋,但两者的结构一样,营养成分无明显差别。土鸡蛋的脂肪含量略高于喂养鸡蛋,对一些单纯性肥胖等不适合增加脂肪的人来说,反而不利。

有人认为,红壳鸡蛋的营养价值比白壳鸡蛋高。其实,蛋壳的颜色主要是鸡的品种不同和饲料的不同。红壳蛋一般为草鸡所生,其特点是蛋壳薄、蛋黄大,呈橘黄色。白壳蛋是白鸡所生,特点是蛋壳薄、蛋黄小,呈浅黄色。两者营养成分基本相似。

(五)慎食皮蛋

在请客的宴会上,少不了上一道皮蛋的凉菜,它是下酒的佳肴。皮蛋又叫松花蛋,性寒,味辛、涩、甘、咸。常用石灰、草灰、盐、黄丹粉(氧化铅)等腌制而成,别具风味。皮蛋有散敛,泻热祛火,补益祛病,醒酒,止眩晕之功效。制作好的皮蛋蛋白凝结成富有弹性的琥珀状胶冻,蛋黄凝集成实心或汤心状态,蛋白质分解变性为氨基酸。它的外观和色泽虽然与鲜蛋不同,但仍含有丰富的营养成分,丝毫没有减少,甚至氨基酸的种类和数量还有所增加。因此,适量进食皮蛋是有好处的。但皮蛋在腌制过程中,常在浸渍液中添加了铅、铜等物质,所以要慎吃皮蛋。

1. 皮蛋不应多吃 皮蛋含有一定量的铅,如果经常食用会引起铅中毒。表现为失眠、关节酸痛、贫血、注意力不集中、好动、思维迟钝,严重者智力减退和脑功能障碍。铅在人体内会取代钙,引起缺钙现象。

2. 夏季尤其不宜多吃皮蛋 夏天天气炎热,气温高,使人的肠胃功能减弱,胃液分泌量减少。所以在这个季节,胃液对人体显得更为重要。但皮蛋中含有

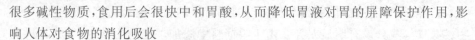

很多碱性物质,食用后会很快中和胃酸,从而降低胃液对胃的屏障保护作用,影响人体对食物的消化吸收

3. 吃皮蛋时加点醋　食用皮蛋时加点醋,可以中和皮蛋中的碱性物质,减少对肠胃的损害,保持皮蛋中的蛋白质和脂肪等营养物质。

4. 吃皮蛋时加点生姜汁　吃皮蛋时常有一种碱涩味,如果加上点姜汁,鲜姜汁中的姜辣素就可以去掉这种碱涩味,食用时更加可口。

5. 蒸熟后再吃　据有关食品专家检验分析,干净的松花蛋蛋壳上只有400～500个细菌,而脏的松花蛋蛋壳上则有高达1.4亿～4亿个细菌,这些细菌若大量通过蛋壳的孔隙进入蛋内,吃了被细菌污染的松花蛋就会中毒。在选购松花蛋时应注意,松花蛋剥开后,其蛋白是暗褐色的透明体,具有一定的韧性;而被污染的松花蛋则呈浅绿色,韧性差,易松散,这样的松花蛋千万别再吃了。污染松花蛋的细菌主要是沙门杆菌,它随松花蛋进入人体后,在肠黏膜上引发炎症,菌体裂变后会产生毒性很强的内毒素,致使人体出现中毒症状。实验证实,沙门杆菌在100℃高温下会立刻死亡,在70℃时要经过5分钟后才会死亡,在60℃时则要15～30分钟才死亡。因此,食用可疑的松花蛋时,可将去壳的蛋在高温下蒸5分钟左右,晾凉后才能食用。

皮蛋含铅,人人皆知。根据国家规定,每1 000克皮蛋铅含量不得超过3毫克,符合这一标准的皮蛋又叫无铅皮蛋。所以,"无铅皮蛋"并不是说不含铅,而是指含铅量低于国家规定标准。所以,即使"无铅皮蛋"对儿童来说,还是少吃或不吃为好。"无铅"蛋中的微量铅被儿童吸收后,会存留在肝、肺、肾、脑等组织及红细胞中,还会使骨骼与牙齿中的钙流失。经常食用"无铅皮蛋"会使儿童出现骨骼和牙齿发育不良、食欲减退、胃肠炎等,还会影响智力发育。

(六)勿吃"毛鸡蛋"

1. 新闻回放　毛鸡蛋又被称为"旺鸡蛋""死胎蛋",学名应该叫"鸡胚蛋"。一般是孵化了15天左右的鸡蛋,蛋壳内小鸡的雏形已基本形成。因其一半是胚胎,一半是雏鸡。有些人认为,雏鸡蛋比死胎蛋更有营养。其实,鸡蛋原来所含的绝大多数营养成分,在鸡胚孵化过程中已被胚胎发育时利用了,因此毛鸡蛋并非人们想象的"比普通鸡蛋营养丰富"。

受温度、湿度和环境污染的影响,有些鸡胚会停止发育,形成死胚胎。由于多数毛鸡蛋的蛋壳已经破裂,所以在温度适宜时非常有利于细菌繁殖。检疫人

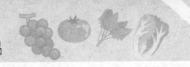

员在毛鸡蛋里可检测出大肠埃希菌、葡萄球菌、伤寒杆菌、变形杆菌等多种细菌。只有那些未破壳的毛鸡蛋,煮熟透后才可以食用。由于路边摊点卫生状况差,灰尘多,所以对于路边叫卖的毛鸡蛋还是不吃为好。

2.吃毛鸡蛋为何会食物中毒 吃了未熟透或破壳已被细菌污染的毛鸡蛋,可发生细菌性食物中毒。中毒者可出现恶心、呕吐、腹痛、腹泻等急性胃肠炎表现。若致病菌侵入血液,可引起败血症、脑膜炎、肺炎等病症,甚至感染伤寒。还有少数不法商贩为牟取暴利,在加工毛鸡蛋时使用了亚硝酸盐。若毛鸡蛋发臭或发霉后吃下肚更容易发生食物中毒。

毛鸡蛋中含有较高的激素,青少年、儿童如果经常吃或一次吃得太多,肯定会给生长发育带来不利影响。

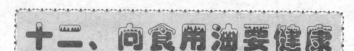

（一）脂类知识知多少

脂肪就是我们平时所说的油，它是人体三大产生能量的营养素之一，但脂肪比油的范围要广泛。脂肪大体可分成两类，一类是中性脂肪，就是前面所说的油，是由脂肪酸和甘油组成。动物脂肪在室温下大多呈固体状态，植物脂肪在室温下大多呈液体状态。第二类是类脂，包括磷脂和固醇类等，性质与中性脂肪相似，磷脂中还含有磷酸盐。

1. 脂肪的用途

（1）脂肪是人体重要成分之一：类脂如磷脂是细胞膜、神经髓鞘的主要成分，脑髓中含类脂（以磷脂为主）很多，如果把水分除去不计，那么类脂约占脑重的 1/2。摄入充足的磷脂对大脑的发育和代谢是有益的，我国古代就有"吃脑补脑"的说法。

（2）脂肪可供给能量：每克脂肪在体内燃烧可产热 37 656 焦耳，比蛋白质或碳水化合物要高 1 倍多。人体的脂肪是能量的储存仓库，当能量摄入超过消耗时就变作脂肪存在体内，当能量不足时首先消耗的就是脂肪。

（3）脂肪供给必需脂肪酸：有几种不饱和脂肪酸在身体内不能制造，必须从食物中摄取，所以称为必需脂肪酸，最重要的是亚油酸。必需脂肪酸是构成人体组织细胞的成分，缺乏时可影响中小学生的生长发育，好发皮炎等皮肤病。

（4）促进脂溶性维生素的吸收：食物中脂溶性维生素如维生素 A、维生素 D、维生素 E、维生素 K 等都可溶于脂肪中吸收。脂肪能改善食物的色、香、味，增进食欲。脂肪还能延长食物在胃内停留的时间，所以吃过含脂肪多的食物后可以长时间不觉饥饿。

2. 人体对脂肪的需求　人们在调配膳食时，可根据自己的身体胖瘦及平素的饮食习惯，从几种油脂中适当进行选择。每个人都有自己的饮食习惯，都有自己身体的特殊生理需要，只要"适可而止"，既不能过，也不能不及，食用哪种脂肪都是无关大局的。不少长寿老人的饮食内容调查表明，纯吃素食至老，以

及每天离不开吃荤至老的,都有百岁不衰的例证,两者的共同特点都是"饮食有节,养生有方"。

现代科学认为,胃肠道在正常情况下,一般脂肪都易被机体消化吸收,但吸收最快的却是乳牛脂,而以草食动物为主的体脂含硬脂酸较多不太容易消化。脂肪酸有饱和(即在其化学结构上不含有双键)与不饱和(即在其化学结构上含有双键,含双键多,不饱和程度大)的区别,由于人体可以将蛋白质和糖转变成为饱和脂肪酸,所以饱和脂肪酸又称为非必需脂肪酸。不饱和脂肪酸有亚油酸(或称亚麻二烯酸,在其化学结构中含有二个双键)、亚麻油酸(或称亚麻三烯酸,在其化学结构中含有三个双键)、花生四烯酸(在其化学结构中含有四个双键)三种,它们在体内的生理作用的花生四烯酸较大,是亚麻二烯酸的3倍,是亚麻三烯酸的18倍。这些不饱和脂肪酸由于在人体内不能生成,都要从食物中获得,所以又称必需脂肪酸。在人们的膳食中,应多选用吸收率高和不饱和脂肪酸含量高的脂肪,每日脂肪需要量为50～60克,要求能达到占总能量的20%～25%。

与蛋白质一样,脂肪也是人们必需的营养素。每人每天能量的推荐摄入量为7 113～12 134千焦,如果有30%的能量来自脂肪,则脂肪所贡献的能量不应超过8 929～15 230千焦。这些能量如果换算成脂肪的重量,应该是57～96克,相当于8～10汤勺食用油。当然,我们不能一天吃那么多的食用油,必须把我们每天所吃的食物中所含的脂肪也计算在内,像猪肉、牛肉、鸡、鸭、鱼等,以及芝麻、核桃、瓜子等坚果中也含有较多的脂肪。

从我国居民的脂肪摄入量来看,农村和城市有明显的差别,农村一般脂肪摄入量达不到总能量的20%,个体之间差异不很大;而在城市,平均脂肪摄入量大部分占总能量的25%～30%。为了改进脂肪的营养,在农村提倡增加动物食品,在城市和农村都应宣传适量植物油的摄入,多吃黄豆、核桃、芝麻、瓜子等食物,可以增加必需脂肪酸和磷脂的摄入,促进身体健康。

(二)五花八门的烹调油

烹调油是提供能量的主要来源之一,同时也是必需脂肪酸、亚油酸和亚麻酸的主要来源。经烹调油烹制的食物不仅可以由生变熟,能改善口味,还能促进食欲和增强饱腹感。所以,烹调油是日常饮食中不可缺少的食物之一。

1.大豆油 含有丰富的多不饱和脂肪酸和维生素E、维生素D,可防止心血

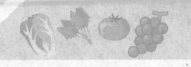

管疾病,提高免疫力,对体弱消瘦者有增加体重的作用。豆油含的多不饱和脂肪酸较多,所以在各种油脂中最容易酸败变质,因此应选购生产日期较近的大豆油,并尽可能趁"新鲜"吃掉,不宜贮存过久。

2. 玉米油　玉米油容易消化,人体吸收率高达97%。玉米油中不饱和脂肪酸含量达80%以上,其中的亚油酸是人体自身不能合成的必需脂肪酸,玉米油中还含有丰富的维生素E。从口味和烹调角度来说,玉米油色泽金黄透明,清香扑鼻,除可用于煎、煮、炸外,还可直接用于凉拌。

3. 橄榄油　所含的单不饱和脂肪酸是所有食用油中最高的一类,它有良好的降低低密度脂蛋白胆固醇,提高高密度脂蛋白胆固醇的作用,所以有预防心脑血管疾病、防止胆囊炎、减少胆结石发生的作用;橄榄油还含有维生素A、维生素D、维生素E、维生素K、胡萝卜素,对改善消化功能,增强钙在骨骼中沉着,延缓脑萎缩有一定的作用。但橄榄油价格昂贵,口味清淡,缺乏诱人的脂肪香味。以西班牙出产的橄榄油品质最佳。

4. 花生油　含丰富的油酸、卵磷脂和维生素A、维生素D、维生素E、维生素K及生物活性很强的天然多酚类物质。所以,它有降低血小板凝聚,降低总胆固醇和低密度脂蛋白胆固醇,即"坏胆固醇"水平,可预防动脉硬化及心脑血管疾病。

5. 葵花子油　含丰富的必需脂肪酸,其中亚油酸、α-亚麻酸在体内可合成与脑营养有关的DHA,孕妇常吃葵花子油有利于胎儿的脑发育;它含有的维生素E、维生素A等,有软化血管、降低胆固醇、预防心脑血管疾病、延缓衰老,防止干眼症、夜盲症、皮肤干燥等作用。它也含有较高的多不饱和脂肪酸,所以也不能久存,趁"新鲜"吃完。

6. 色拉油　是植物油中加工等级最高的食用油,已基本除尽了植物油中的一切杂质和蜡质,所以颜色最淡。目前使用量不断上升,它适用于炒、炸、煎和凉拌,这是其他食用油所不及的。

7. 山茶子油　所含的单不饱和脂肪酸达90%以上,为国内各种食用油之冠。其中:油酸含量为83.3%。这些油酸稳定性强,不易氧化;容易导致动脉粥样硬化的饱和脂肪酸的含量不足10%;亚油酸、亚麻酸之比符合国际通行的权威的Ω膳食营养标准;山茶子油富含维生素及微量元素,只要每日适量摄入,即可满足人体日常所需。含有茶多酚和茶皂苷,长期食用有助于预防、缓解心血管疾病和癌症。山茶子油是一种最接近于人体脂肪的自然植物性油脂,可作为婴儿食品。山茶子油中的其他必需脂肪酸含量很少,因此需要与其他油脂,如

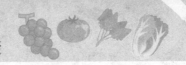

豆油、核桃油、葵花子油、花生油搭配使用。

8. 棉籽油 棉籽油中所含的棉酚是有效的抗生育物质,能引起男性不育。粗制棉籽油可导致急性中毒和慢性中毒。近年来,由于利益驱动,棉农手中的棉籽往往未经国家主管部门集中处理,私营小榨油作坊遍布各地,导致粗制棉籽油重新泛滥。有的小贩还将粗制棉籽油掺入食用香油贩卖,食用后照样害人不浅,尤其是对男性青少年来说更为危险。人们最好不要食用棉籽油。

9. 猪油 含有较高的饱和脂肪酸,吃得多了容易引起血脂异常、脂肪肝、动脉粥样硬化、单纯性肥胖症等,但也不要绝对禁食,因为猪油所含的胆固醇是人体制造类固醇激素、肾上腺皮质激素、性激素和自行合成维生素 D 的原料。猪油中的 α-脂蛋白能延长寿命,这是植物油中所缺乏的。

10. 芝麻油 为白芝麻压榨的带有芳香气味的植物油,主要用于凉拌菜。

其他烹调油还有亚麻子油、红花油、棕榈油、核桃油、麦胚油、玉米胚芽油、葡萄子油、芥菜子油、米糠油、调和油、牛油、羊油、鸡油、鸭油等,在此不一一介绍。

(三)科学吃油七要点

1. 每天吃油的量不能超过 30 克 高脂肪、高胆固醇膳食(包括摄入过多的烹调油和动物脂肪)是血脂异常的危险因素,长期血脂异常可引起脂肪肝、动脉粥样硬化、冠心病、脑卒中、肾动脉硬化、肾性高血压、胰腺炎、胆囊炎等疾病。高脂肪膳食也是发生肥胖的主要原因,而肥胖是糖尿病、高血压病、血脂异常、动脉粥样硬化和冠心病的独立危险因素。因此,脂肪摄入过多的危害为人们普遍认识,世界卫生组织推荐合理膳食模式脂肪的供能比为 20%～30%,不宜超过 30%。根据我国居民能量实际摄入计算,一般成年人每日能量摄入量为 7 535～10 884 千焦(1 800～2 600 千卡),按提供能量不超过 30%的上限计,是 60～85 克脂肪。食物中脂肪的绝大部分来源于动物性食物、豆类、坚果和烹调油。目前,我国城乡居民从动物性食物和豆类食品中摄入的脂肪已接近 40 克,以平衡膳食宝塔中 7 353～10 884 千焦(1 800～2 600 千卡)能量水平各组中合理的动物性食物与豆类食品摄入量来计算,其脂肪摄入量为 30～50 克,只有通过烹调油摄入量的脂肪不超过 25 克,上限为 30 克,才能符合膳食中脂肪提供能量为 25%～30%的这个合理膳食的基本要求。如果食物中动物性脂肪的摄入量较低,可适当增加烹调油的摄入量。具体地说,健康人每日食用油量以不超过 30 克（3 汤勺）为宜。超重或肥胖者、糖尿病患者、血脂异常者，每日食用油量以不超过 25 克（2 汤勺半）为好。

2. 吃质量好的油 影响食用油好坏的因素不是生产工艺，而是油的精炼程度及生产过程中是否严格按照相关规范操作。压榨法和浸出法只是两种不同的油脂制取工艺，不应作为选择食用油的主要依据。因为只经过压榨或浸出这一工序而未经精炼处理的原油（毛油），含有较多的游离脂肪酸、胶质、有色物质等，是不能直接食用的，必须经过精炼处理和一系列的加工，使之成为颜色较浅、澄清的精制油，才能达到各级油品的标准而上市销售，才是质地良好的油。

每天所吃的 30 克烹调油究竟采用"动物油"还是"植物油"，究竟是采用何种植物油——是花生油、菜子油、调和油，还是橄榄油、茶籽油等，这些问题不明确，"30 克"的限量在很多时候会变得没有意义。近年来，很多国际营养学会提出了每日膳食脂肪（特别提醒：这里指的是膳食脂肪总量，而非仅仅指烹调油本身）的脂肪酸构成比，一个重要的改变是在原来强调"均衡"（即饱和脂肪酸：多不饱和脂肪酸：单不饱和脂肪酸＝1：1：1）的基础上，进一步强调单不饱和脂肪酸（MUFA）控制血脂和血糖的重要意义。脂肪酸分为饱和脂肪酸、多不饱和脂肪酸和单不饱和脂肪酸。其中，饱和脂肪酸主要来自动物性食品，大量进食对健康可造成损害；多不饱和脂肪酸和单不饱和脂肪酸主要来自植物性脂肪酸，对控制血脂和血糖的升高有一定作用。因此，每周进食 3 次（即隔日 1 次）橄榄油是值得推荐的。每周可有 3 次晚餐采用橄榄油烹调，以凉拌菜为主，浇上 10～15 克橄榄油不失为一种好的烹调习惯。

橄榄油太贵，吃不起怎么办？建议吃调和油，调和油又称调和油，它是根据使用需要，将两种或两种以上成品植物油调配制成符合人体需要的油脂。一般选用精炼花生油、大豆油、菜子油等为主要原料，还可配入精炼过的亚麻子油、玉米胚油、小麦胚油、米糠油、山茶子油等特种油。从营养学角度看，调和油应根据有利于人体健康的原则，通过选择不同种类植物油，合理配比脂肪酸种类和含量。对大多数人来说，吃脂肪配比合理的调和油是一种既健康又实惠的选择。调和油可以自己配制。专家认为，只要将 ω-6 脂肪酸与 ω-3 脂肪酸的比例控制在 6：1 以内，就足以使人体代谢得到良好的保障。美国人的比例为15：1，而平均寿命最长的日本人则达 1～4：1。在我国，这一比例则高达 15～20：1，说明我们平时摄入的 ω-3 脂肪酸太少了。推荐的比例是：一份亚麻子油与两份花生油或大豆油调和食用。如果与橄榄油及茶子油调和食用，则保健效果更佳。需要指出的是，目前市场上销售的调和油比较多，由于目前我国调和

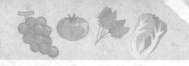

油的国家标准尚未出台,调和油市场比较混乱,因此,消费者应尽量购买单一品种的油自己进行调和比较安全。

3. 动物油既要吃又不能多吃　动物油包括猪油、牛油、羊油、鸡油、鸭油等,动物油中所含有的部分营养素是我们人体必需的,它们中有的参与形成人体的组织结构,有的参与代谢过程,有的可以调节人体的生理生化反应。因此,营养学家的观点是"适量的来自动物食品的饱和脂肪是需要的"。这种适量的概念,在健康人是不超过总能量的10%,在糖尿病和心血管疾病患者则要求不超过7%。如何在"既要吃又不能多吃"的前提下,让动物油更好地为我们服务,这就需要我们科学分析动物油的成分,以选择最"好"的动物油进食。根据研究,在动物食品中,鸭肉的脂肪酸构成内含有近60%的单不饱和脂肪酸,在所有动物食品中的含量是最高的。因此,虽然烤鸭和盐水鸭的油脂含量高达45%以上,但考虑到鸭肉中单不饱和脂肪酸的含量高,适当进食烤鸭、盐水鸭类食物(每日不超过200克)是完全可以的。对于高饱和脂肪含量的牛肉、羊肉、牛油、羊油、黄油等则是不提倡多进食。鱼虾类(特别是海鱼和河虾)因为富含油脂蛋白,同时富含单不饱和脂肪酸,则是动物食品的良好来源。

4. 改掉不健康的烹调方法　好油还要好烹调方法,不良的烹调方法可使好油变坏,坏油更坏。不良烹调方法的"突出代表"是烹调温度过高。有人为强调菜肴口味,采用大火高温、长时间烹调的做法,其结果以牺牲油脂的营养为代价换来单纯口味的满足,实在得不偿失。以橄榄油为例,在190℃温度下,可保持稳定,但高于此温度,则可能造成不饱和键被破坏,单不饱和脂肪酸变成饱和脂肪酸,对人体产生不利影响;烹调时油温越高,烹调油中的不饱和脂肪酸氧化越快,营养成分流失也越多。因此,控制烹饪温度,以不超过三成热油温(90℃)的方式烹调,才是科学的烹调方式。

合理选择有利于健康的烹调方法,是减少烹调油的首选方法。烹调食物时尽可能不用烹调油或用很少量烹调油的方法,如蒸、煮、炖、焖、水滑熘、抖、急火快炒等。用煎的方法代替炸也可减少烹调油的摄入。

5. 家庭定量用油,控制总量　可将全家每天应该食用的烹调油倒入一量具内,炒菜用油均从该量具内取用。逐步养成习惯,久之,培养成自觉的行为。以全家为单位控制用油,三口之家5升量的一桶油,至少要食用2个月。学会油量计算方法:一茶匙油大约15克,每人每天不超过两茶匙。

6. 警惕"看不见的油"　所谓"看不见的油"是指不容易为人所注意的、"隐藏"在食品中的油,如坚果类食物,包括花生、瓜子、核桃、杏仁、开心果、松子等,

均含有较多量的油,如果过多食入也会造成油脂超标,同样可引起肥胖等"富贵病"。

7. 少上餐馆,多在家用餐　餐馆的菜肴,厨师用油量普遍较大,加上荤菜多于素菜,所以饭局多、常上餐馆应酬的人患肥胖症、脂肪肝、血脂异常的比例较大。即使上餐馆,点菜时也应少点用油量大的菜,如一条鱼,油炸与清蒸的用油量有很大区别,我们应该选用后者。在家用餐时,尽量用各种调味品代替油脂,既有美味,又能获得健康。多使用不粘锅、微波炉,减少用油量。

(四)高脂食物可诱发乳腺癌

据国内外专家研究发现,富含动物脂肪和饱和脂肪酸的饮食可能增加肺、食管、结肠、直肠、肝、胰、膀胱、肾、乳腺、卵巢、宫颈、子宫内膜、前列腺等癌症的危险性。其中,与乳腺癌的关系最为密切。专家普遍认为,高脂肪饮食在乳腺癌形成过程中的促癌阶段起作用,膳食脂肪与超重及初潮年龄有关。肥胖和超重是绝经期延迟的原因之一。国外有学者报道,妇女绝经后体重超过 70 千克者患乳腺癌危险性 2 倍于体重低于 60 千克的妇女。美国癌症学会公布的一项研究显示,女性在 18 岁以后体重增加的幅度与其后来是否患乳腺癌有很大关系,这项研究涉及 6 万多名女性。该研究表明,高中毕业后体重增加 10～15 千克的女性,患乳腺癌的危险增加 40%;如体重增加 35 千克,则危险上升至 80%。

高脂饮食与乳腺癌的关系,在动物实验研究中也得到了证实。在用二甲基苯并蒽(DMBA)及亚硝式甲基脲(NMU)诱发小鼠乳腺癌过程中,含 10%～20% 脂肪饲料组乳腺癌发生率明显高于含 0.5%～5% 脂肪的饲料组。用 DMBA诱发大鼠肿瘤时,高脂肪饲料不但可使乳腺癌发生率增高,而且可使每只大鼠乳腺癌数目增多,并且诱癌时间缩短。给予饲料和 DMBA 时间顺序很重要,在给 DMBA 再喂高脂肪饲料组的发生率高于先喂高脂肪饲料组,提示高脂肪饮食对致癌过程的促进阶段起作用。当饲料中含不同类型的脂肪时,多不饱和脂肪酸组 DMBA 诱发动物乳腺癌的发生率明显高于饱和脂肪组,尤其是含多不饱和脂肪酸高的玉米油促进作用明显。富含亚油酸的不饱和脂肪酸的鲱鱼油可以抑制 DMBA 和 NMU 的致癌过程。

为了预防乳腺癌、肠癌等的发生,人们应尽量少吃动物性脂肪。植物油也不宜过量食用,每人每天的油脂摄入量应控制在 25 克(半两),上限为 30 克。

(五)反式脂肪酸每人每天勿超2克

我国2007年制订的《中国居民膳食指南》中专门列出"远离反式脂肪酸"一段,指出"由于膳食模式不同,我国居民膳食中反式脂肪酸目前摄入量远低于欧美等国家,膳食中反式脂肪酸提供能量的比例未超过总能量2%的水平,尚不足以达到对机体产生危害的程度。但是也应尽可能少吃富含氢化油脂的食物。"

1. 什么是反式脂肪酸　所谓反式脂肪,也称人造黄油、人造奶油、氢化植物油或起酥油,是由液态植物油经氢化处理后形成的一种固态或半固态脂肪。与一般植物油相比,它具有耐高温、不易变质、价格相对便宜等优点,所以很多餐饮业者都愿意用它来制作饼干、面包、蛋糕和炸薯条等食品。

2. 反式脂肪酸的危害　脂肪酸的结构发生改变,其性质也跟着起了变化。含多不饱和脂肪酸的红花油、玉米油、棉籽油可以降低人体血液中胆固醇水平,但是当它们被氢化为反式脂肪酸后,作用却恰恰相反,反式脂肪酸能升高低密度脂蛋白胆固醇(可增加患冠心病的危险),降低高密度脂蛋白胆固醇(其水平升高可降低患冠心病的危险)。一项在美国人中进行的长期调查也发现,膳食中反式脂肪越高的人在同样食量下肥胖危险就越大,而且主要是胖在肚子上,内脏脂肪也会增加。经过计算发现,正常情况下,人们多吃油脂后的确会引起发胖。按同样的数量来说,反式脂肪酸促进肥胖的"力度"是脂肪总体平均效应的7倍,是饱和脂肪的3～4倍,有专家认为吃反式脂肪让人增肥的效果特别强,吃1口反式脂肪,就等于吃7口普通油脂,或者吃4口肥肉。所以,想要控制体重的人,一定要避免多吃富含反式脂肪的食物。

反式脂肪酸有增加血液黏稠度和凝集的作用。有实验证明,摄入占能量6%反式脂肪酸的人群的全血凝集程度要高于摄入占能量2%的反式脂肪酸人群,因而使人容易产生血栓。专家们普遍认为,反式脂肪酸对人的心脏的损害程度远远高于任何一种动物油。早在1981年就有科学家发现,死于冠心病的人,其脂肪中反式脂肪酸含量要高于正常人群。一些最新研究初步表明,反式脂肪酸还可能增加乳腺癌和糖尿病的发生率,并有可能影响儿童生长发育和神经系统健康。反式脂肪酸还能通过胎盘转运给胎儿,母乳喂养的婴幼儿都会因母亲摄入反式脂肪酸。而由于受膳食和母体中反式脂肪酸含量的影响,母乳中反式脂肪酸占总脂肪酸的1%～8%。反式脂肪酸对生长发育的影响包括:使胎儿和新生儿比成人更容易患上必需脂肪酸缺乏症,影响生长发育;对中枢神经

系统的发育产生不良影响,抑制前列腺素的合成,干扰婴儿的生长发育等。

3. 富含反式脂肪酸的食品　反式脂肪酸在自然食品中含量很少,人们平时食用的含有反式脂肪酸的食品,基本上来自含人造奶油的食品。凡是含有氢化植物油的食品都可能含有反式脂肪酸,最常见的是烘烤食品(饼干、面包、蛋糕、曲奇、派等焙烤食品是反式脂肪酸大本营)、沙拉酱,以及炸薯条、炸鸡块、洋葱圈等快餐食品,速溶咖啡、珍珠奶茶、方便面、热巧克力等也富含反式脂肪酸。只不过反式脂肪酸的名称不一,一般都在商品包装上标注为氢化植物油、植物油起酥油、人造黄油、人造奶油、植物奶油、麦淇淋、起酥油或植脂末,其中都可能含有反式脂肪酸。现在人们在商场、超市购买的食品,其中很大一部分都有反式脂肪酸。

含有反式脂肪酸的食品不等于有毒、有害食品,但应尽量少吃,减少其摄入量。有专家认为,我国过量摄入反式脂肪酸的问题并不严重,并不像盐、食用油超标那么严重,只要少吃富含氢化油脂的珍珠奶茶、奶油蛋糕、面包、冰淇淋、沙拉酱、油酥饼、巧克力、蛋黄派、薯条薯片、咖啡伴侣、方便面、大部分饼干等食品,便不会引起反式脂肪酸超标而造成危害。

(六)煎炸食品不宜多吃

油炸、油煎食品以它品种繁多,色、香、味俱佳而一直受到群众的喜爱。家庭烹调菜肴时,也常用油炸、油煎作为食品加工的方法。用于煎炸菜肴的油脂温度最好控制在180℃～200℃,以减少营养成分遭到过度破坏和有害物质的生成。

煎炸食品时,油温一般为200℃左右,反复高温会产生氧化、水解、热聚合等化学反应,从而产生醛、低级脂肪酸、氧化物、环氧化物、内酯等物质,这些物质对人体酶系统有破坏作用,使食用者中毒。若长期蓄积人体内,可诱发癌症。当油温升高到300℃以上时,分子间开始脱水缩合成分子量较大的醚型化合物。当油温达到350℃～360℃时,则可分解成酮类和醛类物质,同时生成多种形式的聚合物,如己二烯环状单聚体、二聚体、三聚体和多聚体。其中环状单聚体能被机体吸收,其毒性较强;二聚体是由两分子不饱和脂肪酸聚合而成,也有毒性。它们均容易诱发癌症,特别是二聚体致癌作用尤为严重。

有专家实验研究发现,过热的油脂对实验动物有很大的毒性作用,可引起胃黏膜癌前病变,如息肉、溃疡、慢性萎缩性胃炎等。值得注意的是,致癌作用

有时和维生素缺乏症状同时出现,从而表明营养缺乏有促进癌症发生的作用。在某些情况下,过热的油脂有辅助致癌作用,加快乙酰氨基苯的致癌过程。

亦有专家认为,煎炸食品如果油温过高(超过200℃以上),便会分解出大量的杂环胺、多环芳烃类等强致癌物。在自然界1 000多种致癌物中,杂环胺和多环芳烃类就占1/8以上。我国预防医学博士张学明经过多年研究证实,煎炸鱼中含有强致癌物——杂环胺;此项研究还发现,杂环胺的形成最主要受煎、炸、烤的温度影响,其次是受煎、烤的时间影响。煎烤温度小于200℃时,杂环胺的形成量就很小;煎炸温度超过200℃,但煎时间少于2分钟时,杂环胺的形成量也很小。

怎样才能减少或消除煎炸食品的致癌物呢?

1.炒菜时油温不可过高。有些人认为,炒菜越是火旺、油多,效果越好,因此直至炒锅里直冒青烟,才将菜一并下锅,于是,油"啪"的一声燃了起来。他们觉得这样炒的菜好吃。其实这种炒菜方法是很不科学的,油温过高容易产生致癌物质。饭馆、餐馆厨师炒菜爱用这种"火旺油多"的方法,而且反复使用炒过菜的"回锅油"。这种做法应当改进。同时,提倡用精炼的食用植物油如色拉油、高级烹调油,其理由之一就是烹饪时油温不会很高也不会出现"生油味"。用毛油和精炼不够的菜子油、大豆油,不仅有一定毒性,而且煎炸烧炒时油需彻底烧沸,否则易出现"生油味"。菜子油直火加热彻底煎开的油温可高达250℃,这样高的温度容易产生有害的致癌物质。

2.在煎炸的鱼、肉外面挂一层面粉,能有效地预防和减少杂环胺和突变源的形成。

3.煎炸食物时要严格控制油温,最好在150℃以下(判断油温是否太高,可用花椒间接测定。如果丢几粒花椒在油里,立刻焦糊,说明油温过高)。最高不得超过180℃,倘若油温超过200℃,则煎炸时间不宜超过2分钟。

4.使用过的食用植物油要马上过滤,以除去炸焦的食物及油脚,可适当延长油脂使用寿命。但反复使用次数不可过多,时间不宜过长,应及时更换新油。油烟大、泡沫多的油不可食用。

5.煎炸食品(包括含油脂较多的食品)不宜久贮,更不要放在阳光下曝晒,以免氧化变质危害健康。

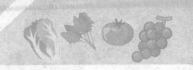

（七）勿常吃"老油"炸的油条

所谓"老油"是指在烹饪过程中反复多次甚至几十次、几百次对食物进行煎炸的食用油，大都为植物油，但也有掺入动物油的，如在植物油中加入少量猪油，可使油条挺直、外形美观等。由于中国人喜食油条等油炸食品。所以，无论在宾馆、饭店、餐厅，还是食堂，甚至家庭厨房，都会用到"老油"。

有专家研究发现，"老油"中首先是营养成分发生了很大改变，长时间反复多次加热（250℃左右）后，不饱和脂肪酸和饱和脂肪酸等营养成分被破坏殆尽，但酚类、酮类和其他有害的有机化合物种类和数量却大大增加，其中多环芳烃等致癌物也开始形成。最近，瑞士科学家发现，炸土豆条中含有较高的致癌物质聚丙烯酰胺，长期食用这些物质，会有害健康。

有学者做动物实验发现，用加热过高的油脂喂养动物或皮下注射，可引发多种癌症。还有学者发现，烧过的油呈黑色，其中的过氧化物浓度急剧升高。这些剩油被多次重复使用，并添加新油来补充消耗的油。实验结果表明，油被连续和重复加热，以及将其添加到未加热的油中，都会促进致癌物和辅助致癌物的生成。国内某学者研究发现，油烟机上收集的油及反复烧热的剩油具有很强的致细胞突变性。家用或饮食业油煎各种食品时，多次或长时间使用过热的油脂可引起癌症，已得到许多研究的证实。菜油、精炼菜油、豆油加热到270℃～280℃时油烟具有致突变性。有人推论这类致突变性物质是引起当前女性肺癌发病增加的主要原因之一。

此外，油条等油炸品在制作时还常常加入疏松剂明矾，明矾中含有大量的铝，人体铝摄入量增加会损害神经系统。

（八）变质油及变质食品含致癌物质

油变是指油脂变质，油变食品是指用变质的油脂制作的食品。油脂为何会变质，为何会出现酸质，产生"哈喇"味呢？这是因为油脂存放时间过长，或在不适宜的储存中，常常因感光、吸水、受热、接触金属，以及受色素、催化剂的影响，经过一定时间的水解、氧化或叶绿素等催化作用，发生了酸败的化学变化。油脂中的脂肪酸被氧化分解，生成具有特殊气味的醛类和酮类，以及低分子有机酸，这些物质就是油脂哈喇味的来源。

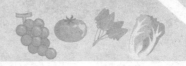

不仅油脂会变质,含油脂较多的食品也会变质,如火腿、腊肉、香肠、咸肉、肉松、鱼干、核桃、芝麻、花生、大豆、油面筋和油性糕点等都会发生油变。这也是因为人们对这些食物保管存放不妥,长期与空气接触后使油脂酸败所导致。

油脂在产生哈喇味,发生变质过程中,所含的亚麻酸、亚油酸和维生素 E 等同时遭到破坏,降低了食用价值。酸败的油脂及其食品,除破坏食品中的营养成分之外,对机体的几种酶系统也有损害作用。体外组织培养实验的结果表明,酸败过程的氧化产物,对机体的重要酸系统如琥珀酸氧化酶和细胞色素氧化酶等均有破坏作用。如果一次吃得很多或者长期少量吃了酸败的油脂和酸败的油脂食品,不仅营养价值降低,不易消化吸收,而且会引起慢性中毒,诱发癌症。美国一位专家指出,变质食油的分解物中有 211 种挥发性物质和 12 种有毒的非挥发性物质,其中过氧化脂质毒性很强。这种毒素进入人体后,会引起新陈代谢紊乱,造成肝、肾肿大,以及脂肪肝等肝脏病,还会引起肠炎、腹泻等,并且导致癌症。

方便面在制作中需要经过油炸,若存放时间过久,超过保质期,也可发生油变。出现哈喇味的方便面应禁止食用。

怎样才能防止油脂变质呢?

1.油脂要放在低温处,最好保持在 0℃～2℃的地方,避光存放,贮油器应密封,隔绝空气。

2.防止油脂浸入或吸入水分,不使油脂含水量超过标准。

3.不使用金属特别是铜、铁、铝器皿贮存油脂。精炼猪油前应洗去血污,炼油温度不宜过高,时间不宜过长,否则可使部分油脂分解,以致游离脂肪增高。

家庭防油变质的简易方法:避免食油与空气接触,避免阳光照射,把食油贮存在棕褐色的玻璃瓶中,最好再在瓶中放点花椒或维生素 E(500 毫升油放一粒维生素 E 软胶囊)。刺破维 E 胶囊,把汁液滴入瓶内,搅匀,用油后注意密封,放在阴凉通风处。用这种方法抗食油氧化,能使油脂较长时间不变质。为了避免食油长时间加热或连续加热,应注意炸过食物的食油不要和新鲜食油混合。对于出现哈喇味的油变食品,应坚决丢弃,以免发生中毒和诱发癌变。

(九)杜绝"地沟油"

"地沟油"是近 10 年出现的新名称,是指从饭店、餐馆阴沟中捞出来的泔水油,加碱后用土炉熬出来的所谓"精炼植物油"。泔水油由于已经使用过,油质已经发生变化,而且这些回收的油中混有食物及其他残渣。这些"地沟油"经大火熬上 4～5 小时,捞去表面的悬浮物,滤掉底层的残渣和去除水分,就成为"精炼植物油"。根据电视、电台及报纸等新闻媒体的曝光,在很多大城市的城乡结合部均有很多加工"地沟油"的土作坊,这些"地沟油"除一部分用于工业原料外,尚有相当一部分以低价供应给小饭店、早点店作为食用油流入市场。

经各地食品卫生部门检测,这种油的酸价、过氧化值和水分等指标均超过国家规定的卫生标准数 10 倍。此外,这种油经加碱和长时间大火熬煮后,其中不少成分已发生聚合转变,可形成多种致癌物质,其危害虽然在短时间内尚难察觉,但其潜在危害是十分严重的。

"地沟油"外观上较正常食用油黏稠或稀薄、混浊,嗅之无正常食用油特有的油香味,只要引起注意,一般不难鉴别。城乡小饭店、早点店老板应讲究职业道德,坚决杜绝使用"地沟油"为顾客制作食品。

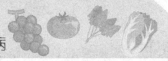

十三、膳食清淡少盐可防病

(一)减少钠盐食用量

现代医学研究表明,钠的过多摄入对老年人心血管和血液黏度尤为不利,对高血压病更是一个致病因子。对一般患者来说,每日摄盐量应限制在 6 克以内,不要超过此限值。对高血压病患者,每日摄盐量应限制在 4 克左右,这对降低和稳定血压大有裨益,对有些患者来说,摄盐量还可以再低些。研究证实,限盐能有效降血压和降低高血压病死亡率。研究发现,限盐达到每日 4 克后,约 1/3 轻度高血压病患者不需服药,可达到有效降血压标准,头痛、胸闷等症状也可减轻。中度限盐能增强其他降压药的作用。

据 2002 年中国居民营养与健康状况调查(第四次全国营养流行病学调查)报告,中国人均食盐摄入量约为每天 12 克。吃盐多的害处:升高血压、易发脑卒中和心脏病、诱发慢性肾病、易患骨质疏松。少吃盐的好处:预防心脑血管病,帮助患高血压病、心脏病、脑血管病的患者更加有效地控制病情,防止复发。

多吃盐为什么会引起高血压呢?饮食中钠摄入量增加,可使过多的钠离子在体内潴留,钠潴留必然导致水潴留,使细胞外液量增加而使血压增高。细胞外液中钠离子增多,细胞内外钠离子浓度梯度加大,导致细胞内钠离子也增多,随之出现细胞内水肿。小动脉壁平滑肌细胞的肿胀致管腔狭窄,总外周阻力加大,血压增高。细胞内钠离子增多,抑制钠钾交换,从而使更多的钙经电压敏感性钙通道进入细胞内。血管平滑肌细胞内钙增多,平滑肌收缩,外周阻力加大,血压升高。细胞内钠离子增多使细胞内外钠的电化学梯度减小,从而减少了经钠-钙交换机制的钙外流。交感神经末梢突触前膜细胞内钠离子增多,触发钙依赖性的去甲肾上腺素的释放,去甲肾上腺素又使贮存的钙释放。高钠的摄入增加了对外源性去甲肾上腺素升压作用的敏感性。高钠摄入增加了血管壁上血管紧张素 II 受体的数目。高钠摄入增加肾脏 α_2 受体的数目。高钠摄入兴奋交感神经中枢,增加下丘脑去甲肾上腺素的含量及摄取,增大对下丘脑神经元刺激的升压反应。以上所述均有一定的实验根据,但有些学者持不同意见。多

吃盐使血压升高的确切机制尚不清楚,有待于进一步的研究。

中国营养学会建议的每日最大食盐摄入量,普通成年人≤6克;高血压患者≤4克。食盐量信号灯显示:普通成人红灯10克,黄灯8克,绿灯6克;高血压患者红灯6克,黄灯5克,绿灯4克。

如何估计盐量呢?可以寻找适合百姓的限盐罐及盐勺,如盛满一个啤酒瓶盖(去内衬),相当于4克盐;盛满一矿泉水瓶盖,相当于6克盐。

高血压病患者怎样才能避免多吃盐?有专家建议:①做菜时少用盐、少放糖。②菜熟九分再放盐。③饭桌上不放盐罐。④炖菜时炖好再放酱油。⑤尽量少吃或不吃咸菜等高盐食品。⑥使用低钠代用盐。⑦多吃橘子、豆芽等新鲜蔬果。

高血压病患者还应警惕"隐性食盐"。例如,100克酱萝卜≈18克食盐,100克酱油≈15克食盐,100克香肠≈4克食盐,100克榨菜≈11克食盐,100克豆酱≈9克食盐,100克腌雪里蕻≈8.5克食盐,100克腌芥菜头≈19克食盐。

(二)改善饮食中的钾钠比

我国居民的饮食结构特点,除了高盐外还有低钾,这对高血压可谓是雪上加霜。研究发现,钾可以对抗盐的升血压和损伤血管的有害作用,低钾则成为高盐的"帮凶"。因此,防治高血压,在饮食上需限盐补钾(表2)。

钾有独立的预防脑卒中的作用。补钾不仅能降血压,还可减少降压药用量,对摄钾低的人群(如我国北方居民)可能更有效。限盐补钾,对防治高血压和脑卒中较单纯限盐更有效。

膳食中的钾/钠比(即"K因子")改善,可使高血压病患者免除使用药物之苦。良好的K因子应是≥3,现代医学研究表明,K因子保持在3以上,才能使人体各器官组织发挥良好的功能。当K因子降低到3以下时,甚至低至1~1.5时,高血压病的发生率则明显增加。一般植物的钾/钠比都在20以上,实验研究报告表明,K因子≥10的食物对高血压病都有较好的防治作用,如香蕉、柿子、苹果、红枣等食物的K因子均高于50,它们是高血压病患者的降压妙品。膳食中应适当增加钾的摄入,或在烹调时用钾盐代替钠盐,同时应适当增加新鲜水果的摄入,都有助于降低血压。

表2 常见食物含盐量(每100克食物)

食物名称	含盐量	食物名称	含盐量
方便面	2.9	火腿肠	2.0
油条	1.5	生腊肉	1.9
咸大饼	1.5	红肠	1.3
咸面包	1.3	咸鱼	13.5
牛奶饼干	1.0	咖喱牛肉干	5.3
苏打饼干	0.8	牛肉松	4.9
虾皮	12.8	火腿	2.8
虾米	12.4	午餐肉	2.5
鱼片干	5.9	香肠	2.0
鱿鱼干	2.5	味精	20.7
臭豆腐	5.1	豆瓣酱	15.3
五香豆	4.1	酱油(平均)	14.6
豆腐干	1.6	辣酱	8.2
兰花豆	1.4	花生酱	5.9
炒葵花子	3.4	五香豆豉	4.1
小核桃	1.1	陈醋	2.0
花生米	1.1	甜面酱	5.3
腰果	0.6	烧鹅	6.1
红腐乳	7.9	盐水鸭	6.0
白乳腐	6.2	酱鸭	2.5
酱黄瓜	9.6	酱牛肉	2.2
乳黄瓜	7.8	扒鸡	2.5
		烤鸭	2.1
		鸭蛋	6.9

　　大量的研究证实,钾具有对抗钠所引起的血压升高的作用。临床观察表明,补钾可使血压呈规律性下降。高血压病患者在低钠饮食的同时,可适当补充钾盐或摄入一些含钾量较高的食物。含钾高的食物有香蕉、龙须菜、豌豆苗、芋头、莴笋、芹菜、丝瓜、茄子等。在使用利尿降压药时,适当的补钾尤为重要。若使用保钾利尿药则钾盐摄入不必过多,如合并肾功能损害,则应严格控制高钾饮食。

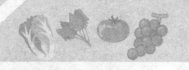

营养学专家建议正常人应使用低钠盐,高血压病患者更应选用低钠盐。什么是低钠盐?低钠盐氯化钠含量为 65%～70%,普通盐的氯化钠含量为 100%;低钠盐添加了一定量的氯化钾和硫酸镁;低钠盐的咸味和普通精盐差不多,已证明能够显著降低血压。但是不能因低钠盐有好处就多用。普通盐按照建议每日用量不超过 6 克,低钠盐也不应超过 8 克。否则将不能很好地发挥低钠盐的效果。值得注意的是,有严重肾衰竭的患者慎用。

(三)限盐小窍门

澳大利亚盐与健康行动主席 Bruce Neal 教授认为,每人每天吃 1 克盐就够了。他撰文说道,我们的身体每人每天 1 克食盐基本可以满足需求,但大部分国家的人均食盐消耗量是这个数的 5～10 倍。

还有很多研究是关于减盐对成年人血压的影响。一项研究共观察了 28 年的临床试验表明,如果每天人均吃盐量减少 3 克,中风风险降低 15%;冠心病风险降低 9%;随着时间的变化,这种效果将越来越明显。

1.尽量买新鲜食物自己做,避免食用商店卖的熟食。提倡"多吃食物,少买食品"。用食物中糖和醋替代咸味。

2.避免吃含盐较高的食品,如番茄酱、大蒜盐、洋葱盐、酱油、牡蛎、酱鱼、各种酱类、腌制品、沙拉、罐装食品、薯条、乳酪、火腿、午餐肉、熏猪肉、橄榄、鱼子酱、比萨饼等。

3.可替换盐的调料有丁香、辣椒、芥末、姜、大蒜、胡椒粉、青椒、柠檬、醋、洋葱等。

4.炒菜时不放盐,将少许精盐放在小碟中,吃菜时将菜蘸少许盐食用;也可以用 15 毫升酱油代替 3 克盐来用。尝试每天三顿饭中,两顿无盐餐,一顿 3 克盐餐(外出就餐)。

5.关注家庭中盐的购买量和使用天数,了解并控制自己家庭每日消耗的盐量。

6.尽量利用食物本身的味道。例如,芹菜、青椒、番茄、洋葱、香菇等,和味道清淡的食物一起烹饪效果很好。

7.炒菜时,待快起锅时再放盐。因为这时盐多浮在菜的表面,还没有渗透到菜中,吃起来有咸味但含盐量少,可以骗骗嘴巴。

8.把味道较重的蔬菜(如青椒、番茄、洋葱、香菇等)和味道清淡的食物一起

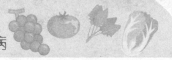

烹煮。还可以利用葱、姜、蒜等调味品所产生的香味来增强食物的可口性。

9.增加酸度和甜度。在烹调时,使用白醋、柠檬等各种酸味来增添食物的味道,如在煎烤食物上挤点柠檬汁。使用糖醋调味,也能增添食物的风味。

10.用中药材和香辛料调味。使用当归、枸杞子、川芎、红枣、黑枣等中药材,以及肉桂、五香、八角、花椒等香辛料增添食物的风味。

11.采用蒸、炖等易保持食物原味的烹调方法,容易让人尝出食物的原汁原味。

12.从小养成淡食的好习惯,终身受用。吃咸味成了习惯后,长大了较难纠正。

盐对血压的影响从儿童时期就开始了。英国国家膳食营养调查对 4~18 岁的儿童进行过一次全国抽样。研究显示,盐对血压的影响从很小年龄就开始了。盐不仅对高血压者有影响,对正常血压者同样有影响。给新生儿食用的奶粉中钠含量减少 30%,持续 6 个月后,这些婴儿的收缩压降低 2 毫米汞柱。随访发现,吃过低钠奶粉的婴儿,15 年后的血压仍然比其他人要低得多。这就是说,即使是在婴儿时期,很小幅度、短期减盐,也会对他们将来的生活产生巨大影响。因此,对血压的关注要从小开始。

目前,我国大部分省份每人每天吃盐约 16 克,大大超出世界卫生组织推荐的 5 克安全量。有专家建议,40 岁以上的高血压患者或有高血压家族遗传倾向的人,每周吃一次无盐餐。但如果盐摄入的太少,同样会破坏体内的离子平衡,对身体不利。

(四)腌菜不能多吃

腌菜是指用盐腌制的蔬菜。腌制的咸菜品种大多以大青菜、大白菜、蔓菁叶、雪里蕻、萝卜、萝卜叶、红薯叶等蔬菜为原料。清洗后稍加晒干或晾干,加盐置于瓦缸、陶罐、水缸或木桶中,压紧密封保存,使之发酵后取用凉拌、生吃或炒吃。有的地区的居民,尤其是农民,常以容易保存,取用方便的腌菜为主要副食,取用后不经淘洗或切碎后与稀饭拌食。某些地区食用时间长达半年以上,甚至全年食用。例如,我国华北太行山区,土薄地瘠,严重缺水,蔬菜水果相当缺乏,是世界上吃腌菜较多的地区,该地区食管癌高发的直接原因就是当地农民食这种发酵霉变腌菜的传统生活习惯密切相关。据国内专家检测,80% 以上的腌菜样品被白地真菌等真菌污染,腌菜的提取液具有明显诱变细胞转化与促癌作用。动物实验证实,腌菜的提取液与浓缩液能诱发大鼠的食管癌前病变、胃腺癌、肝肉瘤和小鼠的前胃乳头癌。流行病学调查也证实,河南、山西等地的病例对照研究结果提示:食用腌菜可能是这些地区食管癌发病的主要原因。

测定分析发现,腌菜中除了含有较多的硝酸盐、亚硝基二乙胺和能诱发动物食管癌的甲基苄基亚硝胺,中国医学科学院又在腌菜提取物中分离并鉴定出新的亚硝基化合物,叫做劳氏红甲酯。实验表明,劳氏红甲酯具有促使细胞转化与促癌作用,可能是腌菜中的促癌物质。劳氏红甲酯可以提供亚硝基,与二级胺反应产生相应的亚硝胺。在小鼠的实验中,单喂饲劳氏红甲酯或加喂二级胺,能引起前胃上皮增生乳头瘤的发生。除亚硝基化合物以外,腌菜中还含有较多的苯并芘等多环芳烃。

腌渍的酸菜或咸菜对食用者的危害在于:其中的硝酸盐可以转化成亚硝酸盐,亚硝酸盐又与蛋白质的分解产物氨基结合生成亚硝胺。亚硝胺是一种较强的致癌物,作用人体达到一定的时间和强度后,在人体免疫力下降可引起食管癌、胃癌等。中国医学科学院肿瘤研究所生物学吴旻教授,在20多年前便利用河南林县食管癌高发区的腌菜中提炼的致癌物二乙基亚硝胺(DENA)、N-3甲基丁基-N-1甲基丙酮基亚硝胺(MAMBNA),对胎儿肺的纤维细胞和肾上皮细胞进行体外恶性转化实验获得成功。继而将转化了的细胞接种在小白鼠身上,小白鼠长出了癌瘤,这就进一步证实了亚硝胺是林县食管癌的致癌因素。因此,腌酸菜不可多吃,更不可常吃。它的致癌作用不一定是长期慢性的,只要一次足够的"冲击量"就能够致癌。前几年,由香港大学和英国剑桥大学研究人员所进行的研究表明,经常吃腌菜,而很少吃新鲜蔬菜的华人患食管癌的危险性可增加30%。他们的研究结果显示,对患食管癌构成的危险因素有饮酒过量、吸烟,少吃绿叶蔬菜及柑橘类水果,还有喝热茶或热汤及常吃腌菜类食物。

腌菜为什么会致癌,为什么西方国家的人也吃一些腌制食品,如酸黄瓜、酸白菜,而在这些国家的食管癌发病率却并不高。科学家们对这些问题没有作出清楚的解释。但是他们指出,我国腌菜同欧洲的同类食品在制作方式与保存方式上不一样。参加这一研究工作的尼古拉斯·戴教授解释说,中国的腌菜经常会长真菌滋生物,这些可以在腌菜坛子的表层看见,这些生长出来的真菌可以产生一系列真菌毒素。其中一些毒素从生物角度上看相当活跃,它们有可能会导致食管癌的发生。另外,腌菜当中也会产生另外一些化合物,像亚硝胺化合物。科学家们在用动物实验时发现,腌菜中的一些亚硝胺化合物可以产生类似的肿瘤细胞,它们显然能够在人体中导致食管癌的发生。所以,腌菜当中的真菌毒素与亚硝胺都有可能致癌。

有人在食用腌菜几个小时后,口唇、指甲和舌头发紫,同时还伴有头痛,心跳加快,呼吸急促,大小便失禁等一系列症状。科学工作者研究发现,这是硝酸盐和亚硝酸盐急性中毒引起的。为什么会发生腌菜中毒呢?这是因为蔬菜生长要吸收土壤中的硝酸盐进行光合作用,菜农会在土壤中大量施用氮肥,蔬菜就会吸收过量的硝酸盐。收获以后的蔬菜因为保管不善,或者存放时间过长,也会增加蔬菜中的硝酸盐、亚硝酸盐的含量。有专家检测100克的变质腌萝卜叶中含硝酸盐30.98毫克,含亚硝酸盐239.10毫克。在腌制蔬菜过程中,如果投放的食盐用量不足,或者温度过高,极易被细菌污染。这样,不仅增加硝酸盐、亚硝酸盐的含量,还能使硝酸盐、亚硝酸盐转变成强致癌物质亚硝胺。亚硝酸盐进入人体以后,会使血液红细胞中携带氧的低铁血红蛋白氧化成高铁血红蛋白,高铁血红蛋白不能携带氧,血液就丧失了向人体各部分组织供氧的功能,造成缺氧中毒。硝酸盐和亚硝酸盐又是强致癌物质亚硝胺的前身,因而会对人体健康造成严重威胁。

怎样防止腌菜产生亚硝胺这种消化系统癌症的"元凶"呢?据有关报刊介绍,北京等地群众的经验是:将大青菜或大白菜去根、帮和老叶,洗净后纵切为2～4瓣,置沸水中烫1～2分钟,这样做既可消毒杀菌,又使菜变软,捞出晾干后,一层一层加盐平码在缸里,加冷水浸过菜层3～4寸,上压以重石,渍过20天左右食用,每次取食后又重新压住。北京市卫生防疫站和西城区卫生防疫站等单位,曾多次对北京酸菜进行分析化验,都证明酸菜中亚硝酸盐含量均小于10毫克/千克,大大低于国家规定的肉制品亚硝酸小于30毫克/千克的卫生标准。有资料报道,预防腌菜致癌物产生有新法:如果每千克的腌菜中加入4克维生素C,那么对亚硝酸盐在胃内细菌作用下产生亚硝胺的阻断率为75.9%。因为维生素C在人体内可产生多种生物学活性及生理、药理作用,其作用的综合效应就是对癌的抑制。经动物实验证明:维生素C对腹水癌细胞及其他癌细胞都有抑制作用,可延长患癌动物的寿命。所以,提倡腌菜在腌制过程中加入适量维生素C,确实是解决腌菜致癌物的新方法;或在食用腌菜的同时,适当增食含维生素C的绿色蔬菜或水果,这样也可以阻断亚硝胺在体内合成。但亚硝胺形成后,吃再多的维生素C都无作用。

要避免腌菜的污染物致癌,首先要选用新鲜、成熟的蔬菜,使用的水要符合

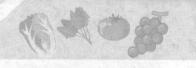

饮用水的卫生要求,要加入足量的食盐,菜要全部浸没在水下,防止露出水面被细菌或真菌感染。如果发现腌好的蔬菜上有细菌或真菌生长时,应用清水洗净,在阳光下曝晒几小时,待亚硝胺分解和破坏后,进行加热处理再做食用。此外,酸菜或咸菜在腌渍过程中,亚硝酸盐的含量有一个变化规律:腌渍2～4天,亚硝酸盐含量开始增高,7～8天含量最高,9天以后逐渐下降,所以一定要腌透,腌2周后再食用,在2～3个月内吃完为宜,陈旧的酸菜或咸菜不宜食用,以避免致癌的危险性。

腌咸菜除含有致癌物质外,营养成分也没有新鲜蔬菜好。蔬菜在腌制过程中性质不稳定,易溶于水的维生素C、维生素B_1、烟酸等的损失高达80％以上。有的腌菜咸味很重,重盐对人体健康有害。许多调查材料表明,吃盐多的人,高血压病、冠心病、脑出血、癌症患者人数是正常人的2倍。所以,预防腌菜致癌危害的根本措施是改变千百年留下的传统的吃腌菜的饮食习惯,不腌或少腌咸菜,不吃或少吃腌菜,多吃新鲜的蔬菜和水果。

(五)高盐饮食可导致多种疾病

摄入食盐过多,是导致疾病产生的原因之一。有专家经人群调查与动物实验证明,食盐与高血压有着因果关系,还发现食盐将使高血压病情加重。根据全国高血压抽样普查报告,高血压患病率,由北方至南方明显呈直线下降趋势。在大城市中,北京居首位,其城区居民每人每日的食盐摄入量17克,农村16克,广州低于10克。内陆地区吃盐少,居民高血压患病率比沿海渔民要低。盐摄入量过多,还会加重心脏的负担,引起水肿和充血性心力衰竭。同时,盐能使胃黏膜受损,胃黏膜的屏障功能破坏,胃溃疡、胃炎、胃癌发病率增加。盐能增加肾脏的负担,肾炎患者必须减少盐的摄入量。小儿吃盐过多,是导致上呼吸道感染的诱因。首先,高盐饮食可使口腔唾液分泌减少,溶菌酶也相应减少,有利于各种细菌、病毒在上呼吸道的存在;其次,进食高盐饮食后由于盐的渗透作用,可杀死上呼吸道的正常寄生菌群,造成菌群失调,导致疾病;高盐饮食还可抑制黏膜上皮细胞的增殖,使其丧失抗病能力。

动物实验证实食盐不致癌,除粗制食盐中可能含有硝酸盐外,食盐与胃癌病因的关系仍不清楚。在正常情况下,由于有胃黏膜与黏液的屏障作用,N-亚硝基化物等致癌物可能难以进入胃上皮细胞,而高浓度的食盐溶液能降低胃黏膜多糖的黏滞性,损伤胃黏膜屏障,严重时甚至会引起糜烂或溃疡,因而有利于

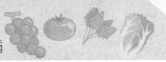

致癌物的渗入,增强致癌作用。

有学者通过实验研究发现,高盐饲料可促进化学致癌物诱发大鼠胃的癌变。咸肉和其他腌制食品中发现的N-亚硝基化合物也可能与胃癌危险性相关。我国65个县的生态学研究中发现,咸菜与胃癌病死率之间呈弱相关。近年来发现幽门螺杆菌感染和盐是胃癌的复合致癌因素,当盐损伤胃黏膜上皮后,幽门螺杆菌才起促进癌变作用。国际研究发现,胃癌发病率和病死率与幽门螺杆菌感染率之间呈显著相关性。

高盐食物可能为胃癌、食管癌等消化道癌症发病的危险因素,因此建议大家养成吃清淡少盐的饮食习惯。

(六)糖对人体的利与弊

糖类为人体所必需,它具有构成我们身体组织的功能,向机体提供能量及抗生酮作用,参与脂肪的氧化过程,糖类充足可起到节约蛋白质的作用,它还可以帮助肝脏解除各种毒素。

根据糖的分子结构,可将糖分为三大类:①单糖。包括葡萄糖、果糖、半乳糖。②双糖。包括蔗糖、麦芽糖、乳糖。③多糖。包括动物淀粉与植物淀粉、纤维、纤维素、糖原(肌糖原、肝糖原)。糖可以进一步分成内在的糖(含于植物性食物,特别是水果的细胞壁内)和外加的糖,如由甘蔗、甜菜、玉米和其他来源精制的糖。如果按颜色来分,又可分为红糖和白糖。从营养成分说,白糖不如红糖,红糖中含有的钙、钾、铁等矿物质比较多,而且红糖高钾低钠(13:1),有预防高血压的作用。

适量的糖对身体有好处。但现在人们吃甜食有越来越多的趋势,如甜饮料、甜点心、甜调料等,因而带来一种新的疾病,称为"甜食综合征"。那么合适的量是多少呢?根据我国居民目前的饮食结构情况,营养学家建议:成年人一般每天从膳食中摄入50克糖就够了(日本规定成年人每天不超过20克)。现有大量材料足以证明,吃糖过多有害健康,易得癌症。近几年来,随着科学研究的深入发展,高糖食品对人体健康的危害越来越明白了。专家指出,吃糖过多可造成以下危害:①血液中的中性脂肪明显增多,可引起脂肪在脂肪细胞内沉积,导致肥胖症。进而诱发动脉粥样硬化、冠心病、高血压病、脑出血及肾病。②体内酸性物质必然增多,容易引起人体免疫力下降,会诱发反复感冒、扁桃体炎等疾病。③容易引发胃酸增多,会诱发胃炎、胃溃疡、十二指肠溃疡、便秘、痔

疮等胃肠道疾病。④可促进胰岛素分泌增多,血糖增高、容易患糖尿病。⑤会大量消耗体内的钙质和维生素 B_1,容易导致骨质疏松症、骨折、脊柱侧弯。其骨折率比不嗜糖者高 5 倍。⑥容易造成儿童视神经炎及近视眼、远视眼。发病率比正常饮食习惯的人高出 30%。⑦会给口腔内的细菌提供生长繁殖的良好条件,这些细菌和残糖在牙齿表面和缝隙中形成黏性的酸性沉淀物,逐渐溶解牙齿表面的珐琅质,久而久之,形成龋洞。美国专家发现,常吃糖或甜食的小儿,龋齿发生率高达 95%。⑧使体内酸度增加,酸碱失去平衡,促进体内细胞,尤其是脑细胞的衰老。

大量的临床与实验研究证实,多糖饮食及嗜糖、嗜甜食者易患癌症。流行病学和实验研究的证据提示,精制糖(特别是蔗糖)含量高的膳食可能增加结肠、直肠癌的危险性。在糖和富含糖食物的摄入量增加到每天 60 克时,结肠、直肠癌和腺瘤性息肉的危险性增加 1 倍多。有专家研究还发现,糖的摄入量与胰腺癌和乳腺癌的危险性增加有关。

含精制糖多的膳食在人类肠道内通过较慢,粪便的总胆汁和二级胆汁排泄较慢,这增加了对肠道上皮的刺激作用。

目前,有许多发达国家建议用含整粒谷物和纤维的膳食来代替精制糖含量高的膳食。世界卫生组织建议膳食总能量的 50%~70% 应来自复杂碳水化合物(大米、小麦、玉米、马铃薯、豆类等),每人每日膳食纤维(主要指非淀粉多糖)的摄入量应在 16~24 克,这不仅有利于预防肠癌和乳腺癌等癌症,对预防高血压病、糖尿病及其他心血管疾病也肯定是有好处的。

十四、管住嘴，迈开腿，保持健康体重

(一)"两组猴子"与"打狼保鹿"的故事

"两组猴子"的故事，是说美国有科学家将 120 只猴子随机分成两组，甲组 60 只猴子每天饱吃，食未吃完便加餐，圈起来不让它们活动；乙组 60 只猴子限量吃，食物抢完了还要饿肚子，并且赶着它们满山遍野地跑。数年后进行体检，发现甲组猴子得肥胖症、脂肪肝、冠心病的很多，体质很差；乙组猴子几乎查不出什么疾病，个个体质强壮，活泼好动。

"打狼保鹿"的故事，是说加拿大一个农场主，用牢固的铁网围住几个山头，放养了 100 多万头梅花鹿，发现每天有近百头鹿被狼吃掉，十分心痛，便组织人带着枪上山打狼。等把狼消灭光，发现每天死掉的鹿并未减少，生病的鹿更多了，他恍然大悟，原来以往被狼吃掉的鹿，都是一些老弱病残的鹿，是优胜劣汰的结果。没有狼之后，鹿终日吃吃睡睡，不再运动，所以生病的多，死亡率并没有下降。因为有了狼，赶着鹿到处奔跑，鹿更强壮。于是，又重新把狼"请"进了鹿场。从此养鹿场一直很兴旺。

以上两个看似普通的真实小故事，很生动地说出了吃动平衡的道理。

(二)吃动并重好处多

进食量和运动是保持健康体重的两个主要法宝，食物可提供人体能量，运动能消耗能量。体重过高和过低都是不健康的表现，易患多种疾病，缩短寿命。所以，我们每个人应保持进食量和运动量平衡，使摄入的各种食物所提供的能量满足机体需要，而又不造成体内能量过剩，使体重维持在适宜范围。成年人的健康体重是指体质指数(BMI)为 18.5～23.9。

正常生理状态下，食欲可以有效控制进食量，不过饱就可保持健康体重。一些人对于食欲调节不敏感，满足食欲的进食量常常超过实际需要，过多的能

量摄入导致体重增加,食不过量对他们意味着少吃几口,不要每顿饭都吃到十成饱。我们提倡每餐饭之前要有"微饿"感。对于老年人,我们提倡吃八成饱,尤其是晚餐不能吃得过饱。所谓"八成饱",就是当放下碗筷的时候,还想再吃一些。

现代人由于生活方式的改变,身体活动减少,进食量相对增加,我国超重和肥胖的发生率正在逐年增加,这是心血管疾病、糖尿病、脂肪肝和某些肿瘤发病率增加的主要原因之一。运动不仅有助于保持健康体重,还能够降低患高血压病、脑卒中、冠心病、2 型糖尿病、大肠癌、乳腺癌和骨质疏松等慢性疾病的风险;同时还有助于调节心理平衡,有效消除精神压力,缓解抑郁和焦虑症状,改善睡眠。目前我国大多数成年人体力活动不足或缺乏体育锻炼,应改变久坐少动的不良生活方式,养成天天运动的习惯,坚持每天多做一些消耗能量的活动。建议成年人每天进行累计相当于步行一万步以上的身体活动,如果身体条件允许,最好进行 30 分钟中等强度的有氧运动。

现摘录部分健康饮食歌诀,供读者分享。

1. 平衡膳食歌

一把蔬菜一把豆,

一个鸡蛋加点肉,

一杯牛奶适量油,

五谷杂粮要吃够。

2. 健身食谱"123456"

每天至少一水果,两盘蔬菜五百克,

炒菜素油三汤匙,四碗米饭六两多,

每日五份高蛋白,豆腐一块蛋一个,

瘦肉五十鱼三十,牛奶一杯水多喝。

3. 饮食"宜"与"不宜"歌

饭蔬宜多,油腻少沾;

早饭好吃,不宜减免;

晚饭宜早,不宜太晚;

食宜细嚼,不宜速咽;

食宜八分,不宜饱餐;

不可厚味,食宜清淡;

不可寒凉,食宜温暖;

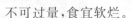

不可过量,食宜软烂。

4. 运动四有歌

持之以恒曰有恒,

循序渐进曰有序,

运动适度曰有度,

形式多样曰有趣。

5. 有氧代谢运动

有氧代谢快步走,慢跑骑车与爬楼,

游泳跳舞扭秧歌,持续低度有节奏。

持之以恒不间断,循序渐进不强求。

适量运动岁心跳,相加一百七十够(注)。

注:适量的有氧运动,就是运动时心跳次数加年龄不超过170

6. 运动一三五

一次步行三公里,

三十分钟差不离。

每周运动五次多,

年龄心跳一百起。

7. 健身运动九原则

运动之前先体验,心有准备不突然。

运动健身徐渐进,由浅入深简到繁。

坚持不懈持以恒,半途而废应避免。

运动适度不过量,劳逸结合身体安。

因地制宜选场地,因人而异定时间。

健身项目有多种,因时因地因人选。

春夏秋冬随机变,顺应季节大自然。

选择运动之形式,依据工作之特点。

运动之前应准备,整理活动运动完。

8. 健身运动项目歌

气功太极拳,步行最简单,

台球乒乓球,健身球操练,

舞蹈扭秧歌,旅游与登山,

骑车与游泳,跑步不受限,

跳绳举哑铃,平衡操方便,

爬楼练下蹲,高歌向蓝天。

9. 反常行为健身法

光脚行走健身体,刺激足底敏感区。

血液循环反常态,每日爬行数百米。

倒走有利肌关节,谨防相撞摔倒地。

改变血流调呼吸,改善消化可倒立。

饭前喝汤站进餐,放声高唱流行曲。

笑口常开放声叫,心有苦闷要说出。

"反常行为"不反常,劝君一试必有益。

（三）成年人吃多少为食不过量

食不过量,指每天摄入的各种食物所提供的能量不超过人体所需要的能量。人体的进食量通常受食欲控制,而食欲又受遗传、胎儿和幼年期营养供给、生理需要、食物成分、烹调加工、食品的色香味形和包装形式、身体活动水平和心理状态等多种因素的影响。

中国居民平衡膳食宝塔中成年人平均能量摄入是代表人群的平均水平,如城市 18～59 岁男子为 9 209 千焦(2 200 千卡),相当于每天摄入的食物量约为:谷类 300 克,蔬菜 400 克,水果 300 克,肉、禽和鱼虾 150 克,蛋类 50 克,豆和豆制品 40 克,奶和奶制品 300 克,油脂 25 克。成年女子每天所需要的能量为 7 535 千焦(1 800 千卡),相当于每天摄入的食物量约为:谷类 250 克,蔬菜 300 克,水果 200 克,肉、禽和鱼虾 100 克,蛋类 25 克,豆和豆制品 30 克,奶和奶制品 300 克,油脂 25 克。对于具体每个人来讲,由于自身生理条件和日常生活工作的活动量不同,每个人的食量有大有小,能量需要因人而异。体重是判定能量平衡的最好指标,每个人应根据自身体重及变化适当调整食物的摄入,各类食物的摄入同样应该考虑合理的比例。

（四）散步健身简便易行

散步,为古今养生家和酷爱养生者重视,所以有"百练不如一走"的说法。散步健身,在名人中并不少见,如毛泽东同志、邓小平同志便是坚持散步者。邓小平同志每天早晨起来后总是在院子里散步，特别是午觉醒来，则必须围绕院子走上几十圈。这种锻炼身体的方法，无论是寒冬，还是酷夏，日复一日，从不间断。活到104岁的书法家苏局仙，他的养生锻炼分小运动和大运动。小运动即是自我按摩，大运动就是步行，每天绕着屋里的八仙桌步行1 200步，不达目标，决不止步。

散步确实是一种简而易行，行之有效的健身法，对气虚体弱者、老年人更为适宜。关键是在于持之以恒，常练不懈。散步有四种形式：①缓慢散步，每分钟60～90步，每次20～40分钟。②快速散步，每分钟90～120步，每次30～60分钟。③反臂背向散步，两手臂放于肾(俞)穴处，缓步背向行走(倒退走)50步，再向前走100步，反复5～10次。④摆臂散步，行走两臂自然摆动，每分钟60～90步。这四种形式，锻炼者可根据本人的体力情况而定。一般体胖者，或有冠心病、老年慢性支气管炎，或脑卒中后遗症、行走不利者，以快速式为宜，但快速散步为宜，逐步递增，不可勉强，以两臂自然摆动式较好。散步时，要有轻松悠闲感。

散步为何有此良好的健身效果呢？中医学认为，两足为十二经脉中足三阳、足三阴经脉的起点和终点。经脉是气血循环的通路，所以有强壮筋骨、疏通脉络的功用。现代医学也认为足掌是人体第二心脏。散步是锻炼下肢关节和足掌的有效措施。足掌的功用衰退与否，是人体衰老与否的标志之一，所以有句谚语："人老足先老，足不老人未老。"

有人提出说饭后不宜走。认为若饭后行走，使血液分布到四肢，胃肠部的血液相对减少，因而能削弱消化功能。其实，饭后散步是一种缓慢轻松的活动，有利于食物在胃部下行；加之散步时四肢活动，有利于脾胃功能的发挥；散步时两下肢缓缓行动，上肢前后摆动，有利于周身的血液循环，不会因此而减少内脏的血液。散步与快步、跑步不同，若饭后快步、跑步确实是不宜的。

饭后不宜散步者也有，如患胃下垂及肝病病人，饭后则宜平躺片刻，并用手按摩上腹部，可增强消化功能。

(五)跑步锻炼强身健体

有人问跑和走有何区别呢？

走：人的两只脚必须有一只脚不离开地面。

跑：人的两只脚，必须有瞬间都离开了地面。

　　走步的加速,必然趋向于跑步,跑步是一项很好的体育活动,它最简单,适合任何年龄组,对老年人锻炼心血管、呼吸系统很有好处。

　　跑步是一项需氧运动,对于心血管系统,可以预防冠心病的发生,同时对已患冠心病者还可以促使康复,可以提高它的结构和功能的适应能力,由于心肌经常进行强烈的收缩和舒张,冠脉扩张,增加冠脉循环的血流量,这样便改善了心肌的供氧情况,改善了心肌的代谢,同时心肌肌纤维变粗,收缩力增强,体积增大,从而提高了心脏的工作能力。对呼吸系统,跑步能使肺脏吸收更多的氧气,多排出二氧化碳,血氧饱和度提高,这样可使心脏需要泵出的动脉血比以前减少,相对地减轻了心脏的负担。

　　需氧运动还可以有助于改善脂质代谢,调节血脂异常,降低过高的血清胆固醇、三酰甘油和低密度脂蛋白胆固醇的水平,限制动脉粥样硬化的发展。还可使组织内的微血管网数量增加。由于心脏功能得以加强,使全身各组织得到更多的氧,从而改善组织的代谢。改善了中枢神经系统的调节功能,增强了迷走神经的紧张性,使动脉血压逐渐降低。跑步还可使血液系统中的白细胞、红细胞、血红蛋白增加,增强内分泌的功能,提高机体的抵抗力。

　　健身跑一般分为预备活动、慢跑和放松 3 个阶段。开始时要做准备活动,缓慢地活动一下肢体,使全身肌肉放松,并使心跳和呼吸适应运动的需要,一般 2～3 分钟即可。跑步时上体正直稍前倾,头要正,目视前方,双臂摆动自然,全脚掌着地,脚步要轻快。用鼻子吸气,用嘴呼气,呼吸宜深长、细缓有节奏,每跑 2～3 步吸气一次,再跑 2～3 步呼气一次。健身跑的速度为每分钟 120～130 米,以不觉得难受,不气短,能边跑边与别人说话为宜。初练时,可慢跑 5～10 分钟,逐步适应后可增至 15～20 分钟。最好每天坚持锻炼 1 次,有困难时每周最少要锻炼 3 次,每次逐渐增加到 30～40 分钟。跑步结束后,不要马上停下来,而应缓慢步行或原地踏步做些整理活动,逐渐恢复到安静状态。

　　健身跑的时间,最宜在每天清晨及傍晚为好,应以慢跑为主,必须量力而行,体质较差或缺乏锻炼的老年人可采取走、跑交替进行,逐渐适应后过渡到慢跑。跑的距离,可由近到远,达到一定时间也是可以达到健身益寿目的的。

　　走路、骑自行车、打球、跳舞、上下楼梯、清扫房间等都是身体活动的不同形式。跳舞、打腰鼓、扭秧歌、放风筝、旅游、垂钓、球类、太极拳、太极剑、易筋经、五禽戏、六字诀、八段锦、路径器械等项运动,都属于以健身为目的的主动身体活动。笔者认为,每个人每天都应有 1～2 项自己喜爱的运动。

　　有氧耐力运动增进心肺功能,降低血压、血脂和血糖,增加胰岛素的敏感性，改善血糖、血脂和一些内分泌系统的调节，提高骨密度，保持正常体重，减少体内脂肪蓄积，控制不健康的体重增加。这些作用的长期影响可以使发生冠心病、脑卒中、2 型糖尿病和肿瘤的风险降低 20%～30%；有助于延长寿命，预防高血压、骨质疏松症和肥胖，改善骨关节功能、缓解疼痛；对调节心理平衡，增强自信心，减轻压力，缓解焦虑、抑郁及孤独感，改善睡眠，延缓老年人认知功能的下降也有一定帮助。

肌肉力量训练具有促进心血管健康和血糖控制等作用，特别是对骨骼、关节和肌肉的强壮作用更大，这不仅可以延缓身体运动功能的衰退，还有助于预防老年人的骨折和跌倒造成的伤害。骨骼肌的代谢调节作用与糖尿病、肥胖和心血管病的发生和发展有关，因此肌肉力量的锻炼也有助于多种慢性疾病的预防和控制。关节柔韧性练习主要改善关节功能，对预防运动外伤、提高老年人的生存质量也有帮助。

（六）有氧运动一三五七

健身运动不等同于竞技运动，并非运动量越大越好。有氧代谢运动是科学有效的健身方式。有氧代谢运动是以锻炼耐力为目的的轻至中等强度的持续性运动，不同于使用爆发力的举重、跳高、跳远、百米赛跑等运动方式。

坚持有氧代谢运动的要点是一、三、五、七。

一：一天至少运动 1 次（最好 2 次）。

三：每天运动不少于 30 分钟（最好 1 小时），最好一次完成。如有困难，也可分解为 2～3 次，每次 10～15 分钟。

五：每周至少运动 5 次（最好天天运动）。

七：运动量大小应由运动中心率增快的程度来确定。运动量因年龄不同而不同，年龄越大，运动量越小。运动中达到的心率应掌握在 170 与年龄之差。例如，一位 70 岁老人，其运动中的每分钟心率应达到 170－70＝100 次。

人们在运动中不可能记数心率，可以在运动刚结束时记数 15 秒中的脉率，再乘以 4，即得出此时每分钟的心率。一般来说，运动中的心率比所数的脉搏跳动次数要快 10%。患过心肌梗死或慢性心力衰竭的患者待病情稳定后，由医生对病情评估，再制订合适的运动方案。有心脏病的患者从事力所能及的运动，对疾病的恢复和提高生活质量是有益的。

高血压患者应在充分控制血压后开始有氧代谢运动。有氧代谢运动可适度降低血压,还可适度提高"好胆固醇"——高密度脂蛋白胆固醇的水平。

有氧代谢运动有益于缓解紧张,改善睡眠,促进身心健康。在一天紧张工作之后,于晚饭之前进行 30～45 分钟的有氧代谢运动,不但不增加食欲和食量,反而有利于食量的控制。

对于什么叫有氧运动,南京体育学院一位教授曾用这样简洁的四句话来概括:"呼吸能交谈,心脏跳得欢,筋骨能舒展,全身微出汗。"对于有氧运动效果的评价也有四句话,这就是:"肢体有点酸,睡觉睡得酣,起床心跳缓,精神更饱满。"

(七)健康体重的判断标准

成年人健康体重取决于体内的能量平衡,即能量摄入与能量消耗的平衡。食物提供人体所需要的能量,目的是满足基本的生命活动和日常身体活动的需要。健康成人维持基本生命活动消耗的能量通常在一个稳定范围内,而日常身体活动和运动消耗的能量变化就较大了。所以,进食量和身体活动是维持能量平衡的两个决定性因素。当进食量相对大于运动量,多余的能量便会在体内以脂肪的形式积存下来,体重增加,时间一久就会使人发胖;相反若进食量相对小于运动量时,能量不足可以引起体重降低,时间一久会造成体重过低和消瘦。所以,为了保持健康的体重,提倡食不过量,天天运动。体重可以衡量吃与动平衡的水平。

关注体重要从"超重","体脂"和"体型"三个方面入手。超重是指人体的实际体重超过了标准体重,体脂是指身体里的总脂肪数量,体型则是指身体里脂肪在全身的分布状况。

1. 体重 体重即身体的重量,使自己的体重达到理想化的标准,即实现"理想体重"。目前常用的理想体重计算方法有两种:

(1)理想体重:理想体重(千克)=身高(厘米)-105。

(2)体重指数:主张采用"体重指数(BMI)"进行实际体重评价。BMI=体重(千克)除以身高(米)的平方。2003 年公布的适合我国成人特点的 BMI 判定标准是:18.6～23.9 为正常;24.0～27.9 为超重;≥28.0 为肥胖。BMI 的高低与高血压的发病有一定关系。1991 年在中国进行的流行病学研究显示,在 BMI≥24 的人群中,高血压的发病率是 BMI<24 的人群的 2～3 倍。

2. 体脂 人体的体重大致由脂肪组织和非脂肪组织的肌肉和骨骼等构成。

其中身体脂肪含量占体重的百分比是评估体脂是否超标的重要依据。体脂超标就会导致肥胖，并显著增加高血压病、冠心病等慢性疾病发生的风险。体脂含量高的人看上去就是胖乎乎的，婴幼儿、少年儿童、中青年人、中老年人、老年人各个年龄层次的人群都可出现体脂超标。目前主张，成年人男性体脂不超过体重的 25%，最高不宜超过 35%。凡体脂超标的人，即便体重总量正常也应减肥，也就是减少身体内的脂肪含量。

3. 体型　体型实际上反映人体的脂肪分布。有些超重和肥胖者的脂肪更多集中于腹部，形成肚子大的体态，被形容为"大腹便便"，他们的四肢相对瘦小，被称为"向心型"或"苹果形"肥胖，其发生慢性疾病的风险相对于脂肪堆积在下肢和臀部的"鸭梨形"肥胖更大。

通常可以用简单的方法测定自己的腰围和臀围，用腰围除以臀围计算出的腰臀围比值判定自己的体型状况。腰围测量方法：站立，用软尺在肚脐处绕腹部一周。臀围测量方法：站立，用软尺在臀部最突出处绕臀部一周。成年男性腰围大于 90 厘米，或腰臀比大于 0.9；成年女性腰围大于 80 厘米，或腰臀比大于 0.8；则表明脂肪在腹部堆积，需要减少腹部脂肪，以降低发生代谢综合征等慢性疾病的风险。

十五、合理分配三餐，零食应适当

(一)吃好三餐平平安安

俗语说："一日三餐，平平安安"。但在网络上的说法却五花八门。有的人说，每天吃两餐有利于延年益寿；有的人说，只吃两餐的人容易得心血管病，应每天吃5～6餐才合理。而且，似乎都能找出证据来证明自己的观点是正确的。

一般来说，胃排空食物的时间是：高碳水化合物食物为2～3小时，高蛋白质类食物为3～5小时，高脂肪食物为5～6小时，混合食物为4～5小时。当食物排空之后，人就会产生饥饿感，并需要进食。从早6时到晚7时安排的三餐，早、午、晚餐的间隔为4～5小时，正好适合胃肠道的活动规律。因此，对绝大多数成年人来说，一日三餐是合理的。

糖尿病患者和老年人因胰岛功能减退，进餐后胰岛素分泌不足，无法将血液里的葡萄糖迅速转运到细胞里利用。结果餐后血糖水平过高、时间延长。因此，在总进食量不变的情况下，可适当增加进餐次数，每天4～5餐。减少每餐的食物摄入量，对降低餐后胰岛素的需要量及减少血糖的大幅波动是非常明智的选择。胃肠功能虚弱的人及处于病后康复期的人也适合少吃多餐。

晚睡晚起的人群，可以增加一次适量的夜宵。这类人群每天摄入量的分配以3：3.5：3：0.5或2.5：4：3：0.5为宜。这些人大多属于"朝九晚五"的白领、研究生和经常晚上加班加点的脑力劳动者。其工作、学习和活动的时间是：上午略短，下午和晚上时间较长。如果这些晚上开夜车者还坚守"晚餐吃得少"的信条，就可能因晚餐量少，加上用脑后思绪活跃却又饥肠辘辘而难以入眠，长此以往则影响健康。因此，这部分人的三餐宜接近"三餐均分"，可适量吃夜宵。将早餐减少部分食量留作夜宵，既可避免早上晚起后早餐过饱而吃不下午餐，又可避免深夜饥饿状态下胃酸对胃黏膜的刺激，同时也有助于促进睡眠。但是，超重和肥胖者就要尽量少吃夜宵了。

人类的食物是多种多样的。各种食物所含的营养成分不完全相同，每种食物都至少可提供一种营养物质，除母乳对0～6月龄婴儿的营养需求外，任何一种天然食物都不能提供人体所需的全部营养素。例如,牛奶是一种公认的营养性佳品,蛋白质含量高,但所含的铁质和维生素C很少;又如,鸡蛋是优质蛋白质的来源,但蛋类的铁吸收利用率也较低。所以,合理营养、平衡膳食不能依赖一种或少数几种食物,必须由多种食物来组成,才能满足人体对营养的需求。日本专家要求其国民每天至少吃30种以上的不同食物,中餐要吃14种以上食物,是有科学道理的。我们反对挑食、偏食,提倡每天三餐的食物多样,食物的选择面越宽,对健康越有利。

(二)早餐要吃好

西方一些国家对一日三餐有种形象的说法,即早餐像国王(形容食物丰厚)、午餐像绅士(形容食物质量好)、晚餐像乞丐(形容食物极单调)。在当今我国三口之家的家庭,普遍存在着忽视早餐的现象,有的家庭早餐简单、凑合。其实,人体的胃肠道对前一天摄入的营养,经过一整夜的活动和机体的基础代谢早已殆尽,急需早餐补充能量和各种营养。其中最为急需的是血糖,因为血糖是人体和大脑取得能量的来源之一,而血糖又主要是由食物中的营养转化来的。营养学家曾对不同早餐质量的人群进行过血糖水平的观察,并分析了早餐质量对工作效率的影响。结果证明,注重早餐营养的人,一上午的血糖水平始终保持在正常水平,工作中注意力集中、精力充沛。少吃或不吃早餐的人,到上午9～10时就会出现注意力不集中、饥饿、疲劳、学习和工作效率低下等现象。

那么早餐应该怎么吃呢?虽然人们的年龄和各自的体质状况是不同的,但是对早餐的要求大体是相同的,那就是对早餐都要搭配合理,以满足人体的营养需求。

1.幼儿早餐 幼儿的生长发育较快,应通过早餐补充丰富的蛋白质和钙质,少吃含糖较高的食品,以减少龋齿和小儿肥胖。早餐可喝1小杯牛奶(约100～200毫升),吃1个中等大小的鸡蛋和1个小面包或小馒头。

2.青少年早餐 青少年是生长发育的旺盛期,需要充足的钙质、维生素C、维生素A等多种营养素来满足长肌肉、长骨骼的需求。早餐的营养搭配更为重要,可喝1杯牛奶,吃适量的新鲜蔬菜或水果,100克的馒头或烧饼、面包、包子等含碳水化合物较高的食品。

3.中年人早餐 中年人大多肩挑工作和家庭两副重担,生理功能开始退化,各组织器官逐渐老化,为了推迟衰老过程,吃好早餐不能忽视。中年人的早

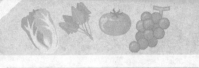
餐既要有丰富的钙质、维生素、矿物质(如钙、磷),又应低能量、低脂肪,可适当控制碳水化合物的摄入量,早餐可喝1杯牛奶或1碗豆浆,吃1个鸡蛋,100克点心(杂粮馒头、杂粮饼、烧饼、油条均可),100克蔬菜或水果。

4.老年人早餐 老年人的新陈代谢虽比中年人衰退,但所需要的营养成分也不能少,尤其是防止骨质疏松的钙质更不能少,老年人的早餐除牛奶或豆浆之外,也可吃点豆枣粥、面条、包子、肉松、花生酱等容易消化又富有营养的食物,最好再搭配少量的凉拌蔬菜。

5.孕妇早餐 可喝1杯牛奶加点麦片,吃1个鸡蛋,以及适量新鲜水果,以满足自身和胎儿的能量和营养素的需求。孕妇早餐还应补充含铁质多的食物,防止发生缺铁性贫血。

早餐的食物应多种类,搭配合理。碳水化合物在餐后可快速升血糖,而蛋白质和脂肪可维持餐后两小时的餐后血糖水平,所以三大营养素互补供能,使整个上午的血糖维持稳定,满足大脑对血糖的满足需求。根据早餐摄入的食物种类,就可以简易的评价早餐是否符合营养要求。如果早餐包含了谷类、动物性食物(肉类、蛋)、奶及奶制品、水果蔬菜四类食物,则为早餐营养充足;如果包括三类,则为较充足;如只包括两类或一类,则为营养不足。起床半小时后吃早餐比较适宜。成年人早餐能量应在700千卡左右,包括谷类约100克,如馒头、面包、麦片、粥等,适量的含优质蛋白的食物,如牛奶、鸡蛋、豆制品,再要有100克的新鲜蔬菜和100克水果。

营养早餐食谱的设计,应考虑到制作简便,易于操作,风味鲜美,多种食物营养互补,能够很好地消化吸收。营养早餐食谱的烹调制作,应当既考虑到家庭不同成员的生理特点,又考虑到全家人的食欲兴趣和口味特点,以使全家人由于快乐进食营养的早餐,赢得全天充满精力的工作效率。

(三)白领的午餐莫凑合

在城市白领一族中,有的人吃得太简单,喝杯奶,吃个面包或方便面打发掉;有人就餐时间随意,有时太早,有时太晚,忙至下午1~2时才吃;有人到处"打游击",今天在这家餐馆,明天去另一家小吃店;有人到麦当劳、肯德基买一些油炸、煎烤的油腻食物,或选择能量过高的西式快餐。还有人为了减肥瘦身,干脆不吃午餐,饿着肚子等到回家再饱餐一顿。

俗语说,早餐要吃好,午餐要吃饱,晚餐要吃少,这对于忙忙碌碌的白领脑力劳动者来说，看似简单的午餐，其实大有学问。

1.午餐应有足够的主食 早餐一般占全天能量的30％，午餐占全天热能的40％。白领一族从事脑力劳动，午餐的碳水化合物要足够，这样才能提供脑力劳动所需的糖分。碳水化合物主要来自于谷类，宜选择淀粉含量高的谷类，如米饭、面条等主食，避免含蔗糖较多的食物，如甜食、饮料等容易引起肥胖，不宜作为主食。午餐若选择米饭，量宜在75～150克。

除了选择谷类，午餐中若有粗粮搭配就更好，这样下午的血糖会更稳定，释放缓慢，使大脑中的糖来源更持久。粗粮可选择玉米、红薯等。

2.午餐应有高质量的蛋白质 蛋白质可提高人体的免疫功能，帮助稳定餐后血糖，为人体提供能源。高质量的蛋白质来源有肉、鱼、豆制品。但由于有些高蛋白食物脂肪含量较高，因此要控制好摄入量，最好多选择脂肪含量少的豆制品和鱼类。以肉类为例，午餐时纯肉类在75克左右比较适当。

一些白领因担心身体发胖，午餐时刻意少吃米饭等主食，其实当身体需要的主食不够时，会相应地多吃肉类或油腻食物，这样更容易发胖。

3.午餐应有足量的维生素和膳食纤维 维生素和纤维素的来源主要是水果和蔬菜。人体一天所需要的蔬菜量为300～500克，水果为200～400克，午餐减半即可。午餐无论是在外面餐馆吃，在单位食堂吃，还是自带食物，都存在一个问题，很难摄入足够的蔬菜和水果，解决的办法有两个，一是下午2～3时再吃些水果，二是晚餐时多吃一些蔬菜。

（四）健康晚餐八要素

晚餐是全家团聚的时候，外出上班的中年人，到学校读书的孩子纷纷"归巢"，晚餐总免不了要摆上丰盛的菜肴，鸡、鸭、鱼、肉、蛋摆满餐桌。但是这种看似营养丰富的晚餐，反而容易为身体健康埋下"定时炸弹"。研究表明，健康的晚餐应该包括以下要素：

1.早吃 晚餐的时间最好安排在晚上6:00～6:30时，尽量不要超过晚上8时。晚上8时后不要再吃任何食物，晚餐后3个小时内不要就寝，这样可使晚上吃的食物充分消化。还有学者认为，晚餐过晚会增加尿路结石。这是因为晚餐食物里含有大量钙质，部分钙质被小肠吸收利用，另一部分则通过肾小球进入泌尿道被排出体外。人的排钙高峰通常在餐后4～5小时，若晚餐过晚，当排钙高峰期到来时入睡，尿液便容易潴留在输尿管、膀胱、尿道等尿路之中，不能及时排出体外,致使尿中钙容易沉积下来形成小晶状体。时间一久,可能逐渐增大并形成泌尿系结石。

晚上吃的食物还没有来得及消化吸收,便卧床休息,很难进入深度睡眠状态,因为还有一部分脑细胞要忙于指挥胃肠系统工作。正因为睡眠不深,所以睡觉时容易做噩梦,夜间睡眠质量不好,影响第二天的精神状态,还会影响第二天早餐的进食量。

2. 素吃 晚餐应选择两种以上含纤维的蔬菜,如小青菜、萝卜、洋葱、豆芽、芹菜、茭白等碱性食物,既增加了维生素的摄入,又可以中和肉类等酸性食品。黑木耳和蕈类有良好的清洁血液和解毒功能,有助于清除体内的有毒物质。

晚餐时吃过量的肉、蛋、奶,还可降低体内的钙贮存,诱发儿童佝偻病、青少年近视和中老年骨质疏松症。另外,晚餐摄入蛋白质过多,吸收不了的部分会滞留于肠道,产生氨、硫化氢等有毒物质,有可能诱发癌症;若油脂吃得太多,可使血脂升高。适量的碳水化合物可在体内生成较多的血清素,血清素有很好的镇静安神作用,对失眠者尤为有益。

如果晚饭吃了许多油腻的食物,第二天早上肚子饱胀,头部昏沉,根本不可能有食欲吃进早餐。长期如此下去,就会影响人体均衡地摄取食物,便会影响人体生物钟的正常运转,损害身体健康。

3. 少吃 与早餐、中餐相比,晚餐宜少吃。一般要求晚餐所供给的能量以不超过全日膳食总能量的 30% 为宜。如果晚餐吃得过饱,血液中糖分、氨基酸、脂肪酸的浓度就会增高。晚饭后多数人的活动量往往较小,能量消耗少,上述物质便在胰岛素的作用下转变为脂肪,时间久了身体就会逐渐变胖。

如果晚餐吃得过多,胰岛细胞过度分泌,天长日久,可能因胰岛细胞功能衰竭而导致糖尿病。晚餐吃得过多,加上活动少,可引起胆固醇升高,诱发动脉粥样硬化。此外,晚餐过饱可使胃部臌胀,对周围器官造成压迫。胃、肠、肝、胆、胰等器官在餐后紧张工作的信息会被传送到大脑,引起大脑活跃,并扩散到大脑皮质其他部位,从而诱发失眠。

对于早睡早起的人晚餐应少吃。一天摄入量的三餐分配以 3.5 : 4 : 2.5 为宜。这种人群因起得早,上、下午的学习、工作时间均较长,需要足够的食物提供能量来维持体能和保证效率。由于睡得较早而不再有较大的消耗能量的机会,如果晚餐吃多了,除可能发生食积、消化不良外,多余的能量便会转化成脂肪沉积在体内,逐渐形成肥胖。

4.粗吃　晚餐的主食可选燕麦片、荞麦挂面、麸皮面包、杂粮米饭、玉米粥等。燕麦片及麸皮面包中含有葡聚糖，是一种可溶性膳食纤维，膳食纤维一方面有促进肠道蠕动、防止便秘等作用，粗粮杂粮也具有降血糖、降血脂等作用，粗粮与细粮的比例为2∶8。

5.慢吃　人体摄入食物后血糖就会升高，当血糖升高到一定水平时，大脑食欲中枢就会发出停止进食的信号。当快食者大脑食欲中枢发出停止进食信号时，往往已经吃进了过多的食物，所以吃食物过快会引起肥胖。若减慢进食的速度，可有效控制食量，起到减肥作用，所以在晚饭时要细嚼慢咽，每顿晚餐所用的时间应在30分钟左右。进餐时间过短，不利于消化液的分泌及消化液和食物的充分混合，影响食物的消化，并会带来胃肠不适。但是，进餐时间过长，也会使人不断地摄取食物，引起进食过量。

6.淡吃　淡主要是指不要过咸、不要过甜、不要过油腻，同时指少吃各种厚味，如辣味、香味和甜味等。晚餐后不宜吃甜食，是因为在一天的不同阶段中，人体糖代谢活性会有改变，尤其是运动能抑制胰岛素分泌，对糖转换成脂肪起抑制作用。如果在晚餐时吃入较多含有蔗糖的甜食，由于晚间多数人很少运动，久而久之就会令人发胖。

晚餐应尽量采取少油的烹调方法，如清蒸、水煮、卤制等烹调方法，少用红烧、油煎、油炸、糖醋等烹调方法。清蒸是最能保持食物原汁原味、保留食物营养的烹饪方式，能更好地被机体吸收和利用。选择低脂的烹调方法有利于控制体重，保持体态轻盈，如清蒸白鱼、泥鳅豆腐汤、水煮牛肉等烹饪方法均为符合营养要求的好方法。

7.喝汤　适量喝汤对人的身体健康有好处。研究发现，汤是一种良好的食欲抑制剂，以削减主食摄入量，从而达到减轻体重的目的。晚餐前喝一份低热量的蔬菜汤最为适宜，如紫菜海带汤、青菜西红柿汤。俗语说："饭前喝点汤，苗条又健康"便是这个道理。

8.配吃　晚餐进食要粗细搭配、干稀搭配，副食要荤素搭配、五味平衡、寒热平衡，荤食中尽量选用高蛋白低脂肪的鱼类、豆类、蕈类食物。

（五）狼吞虎咽要不得

随着生活节奏的加快，不少人为了节省时间，进餐时狼吞虎咽或用汤泡饭，这是不可取的，因为这样做的结果是咀嚼少、唾液分泌量也随之减少，并且唾液

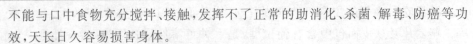
不能与口中食物充分搅拌、接触,发挥不了正常的助消化、杀菌、解毒、防癌等功效,天长日久容易损害身体。

进入口中的食物,经咀嚼被撕碎、切断、研磨,同时由腮腺、舌下腺、下颌腺 3 对唾液腺分泌出大量黏稠的唾液,使食物变得湿润而便于吞咽,唾液中含有的淀粉酶可将食物中的淀粉初步分解为分子量较小的麦芽糖。通过咀嚼还可反射性引起胃液、胰液、胆汁等消化液的分泌。

成年人每天正常分泌的唾液大约 1 500 毫升。一般来说,唾液的分泌量与中枢神经兴奋状态、食物的性质和咀嚼时间密切相关。倘若中枢神经对进食的兴奋性增强,色香味俱全的食物诱人食欲大开,固态或粉状的食物咀嚼时间长则可促使唾液分泌量增多。营养学家认为,唾液中还含有溶菌酶等 10 多种活性酶、维生素和多种有机酸、矿物质、激素和免疫球蛋白 A,不仅有助消化、杀菌、解毒作用,并对保护细胞和基因免受过多氧自由基"杀手"的攻击,识别并灭活致癌物的毒性起着不可小视的作用。

有报道,因烤焖而含致癌物的熏肉制品,经唾液浸润 30 秒钟后,其致癌作用可以完全丧失。此外,对黄曲霉毒素及合成色素、防腐剂等食品添加剂的毒性,唾液也有特殊的解毒作用。有人说唾液是人类自身拥有的天然防癌剂和解毒剂,此话并非言过其实。狼吞虎咽也是引起胃癌的原因之一。没有充分咀嚼的食物下肚后,会给胃壁带来不必要的刺激,而细嚼可促进胃液和唾液的分泌,能促进食物的消化与吸收,更好地保护好胃。

我国有专家建议,摄入一口食物最好能咀嚼 30 次(因为消除致癌物的毒性需时 30 秒钟,咀嚼一次大约 1 秒钟),使食物中的超氧化自由基能在咀嚼时充分被消除。

(六)学生迎考怎么吃

每年的六月份,是参加中考、高考学生们的关键时刻。这一时期的孩子正处在学习负担重、用脑过度的特殊阶段,能量和各种营养素的需要都超过成年人。学生们准备复习考试阶段,正处于夏季炎热的气候,过重的学习压力常常会造成孩子食欲不佳、消化能力减弱,甚至发生疾病。因此,在这一段特殊的时期,家长一定要注意学生的膳食营养。

备考的最后阶段,从某种意义上讲就是拼体力,谁的身体好,谁就有希望成功。所以,加强这一时期青少年的营养非常重要。考试前的复习阶段,学生们一般都比较疲劳、紧张。很多人吃不下饭,体力和精力不足,容易形成恶性循环。在此阶段,家长一定要重视学生的膳食营养,应当遵循"早餐吃好,午餐吃饱,晚餐适量"的原则。另外,因这一时期的青少年晚饭后还要学习数小时,因此在晚饭后到睡觉前应有一次加餐,做到一日四餐,合理安排。

1. 早餐 吃好早餐非常重要,因为孩子上午要连续学习4~5小时,并有课间活动,能量及各种营养素消耗大。如果不吃或吃不好早餐,对学习和身体都会带来不利影响,后两节课时会出现饥饿、头晕、注意力不集中及心慌等低血糖反应,不仅影响学习,还会伤害身体。早餐能量应占全天总能量的30%。由于早晨起床后,大脑皮质仍处在抑制状态,很多孩子食欲较差,进食量少,因此早餐要进食体积小、质量好、能量高、耐饥且又易于消化吸收的食物,可选食鸡蛋、牛奶、面包、蛋糕、白糖、果酱、馒头、烧饼、裹鸡蛋的煎馒头片、豆浆、面条、荷包蛋、火腿肠及香肠等。有的学生晚上复习功课睡得太晚,早晨起不来,把吃早饭的时间挤掉了,空着肚子去上课,这样对身体健康极不利,同时也影响学习效率。因此,一定要帮助孩子调整好作息时间,给早餐留出时间。

2. 午晚餐 学生们午餐前后都是学习、活动时间,所以孩子们的午餐一定要吃够量。午餐能量应占全天总能量的35%~40%。作为一天中的正餐,午餐的主副食品要丰富多样,对于中小学生来讲,一般要求进食瘦肉类50克、豆制品50~100克、青菜类250克,最好每周吃鱼2~3次,主食随饭量而定。晚餐能量应占全天总能量的30%~35%,品种基本上与午餐相同。学生的午餐和晚餐要注意粗细搭配、干稀搭配、主副食品搭配、荤素搭配、菜的颜色搭配,烹调方法要多样化,力求做到色、香、味、形俱佳。有条件在家就餐的学生最好能有三菜一汤:荤菜、荤素搭配菜、素菜和汤,主食品种也要多样或调剂着吃。

3. 加餐 考试前,学生大多因复习功课睡得较晚,从晚餐至睡觉,中间有4~5个小时。这段时间里,晚餐所吃的食物已基本消化掉,需要加以补充。另外,有些学生念书很累,大脑处于紧张兴奋状态,以至于影响睡眠,所以晚间加餐时最好喝1杯牛奶,吃些面包、鸡蛋,既补充了营养,又可起到安神作用。

4. 考前饮食中的注意事项 中考和高考时间正值夏天,气候炎热,食物容易腐败变质,再加上学生们学习紧张,心理压力大,身体抵抗力降低,很容易发生食物中毒或肠道感染,严重影响学习和考试发挥。因此,这一阶段一定要格外讲究饮食卫生,吃新鲜、洁净、无变质的食品;喝干净的白开水;少吃雪糕、冰淇淋等冷食;不吃街头小摊买来的熟肉制品或凉拌菜。尽量不喝碳酸型和兴奋型饮料,因碳酸型饮料中含有二氧化碳,易引起腹胀、打嗝,造成注意力不集中。

如果在吃饭的同时喝碳酸饮料,会因腹胀造成饱腹感,使进食量减少,但不久就饿了,使学习受到影响。兴奋型饮料有可能打乱人体生物钟而影响正常学习,所以学生在考试前尽量不要喝。

夏天出汗多,体内钠流失大,应适当补充盐分,可以让学生喝些淡盐水、生理盐水和菜汤等,以避免因低钠造成的抽搐和中暑。如果孩子食欲不好,可在饭前喝一小碗鲜鸡汤、鲜鱼汤或去油的骨头汤等,因汤内含有氮的浸出物,可以刺激胃液分泌,增加食欲。亦可喝一瓶酸奶,增加胃酸,以增强食欲。睡前最好洗个澡,喝一杯牛奶或一碗小米粥。这样有利于睡眠,能提高睡眠质量。但不要忘记喝完奶或小米粥后,一定要刷牙漱口。考试当天早饭要吃得稍干一点儿、咸一点儿,因食盐中的钠在体内有水钠潴留作用,所以考试时不会因感到憋尿而分散精力。

(七)零食也能吃出健康

零食,顾名思义,就是适合两餐之间食用,数量可多可少,吃起来也挺方便的那些食品。对营养需求大、胃容量又比较小的孩子来说,零食可作为正餐的营养补充。对成年人来说,正餐数量不足时,或者为了预防用餐之前过度饥饿,或者在不能按时吃饭的时候"充充饥",有时也需要吃点零食。

零食可以是液体也可以是固体。对于普通成年人来说,比较好的零食是酸奶,营养价值高,吃起来又方便,而且有很好的饱腹感,在室温下放置几个小时没关系,特别适合两餐之间食用,预防饥饿,也预防下一餐食欲过度旺盛。牛奶和豆浆也都可以起到这种作用。

在各种饼干、甜点大行于世之前的数百年里,曾经有过很多深受国民喜爱的"零食",其实它们都很健康,只是现在有些已经被遗忘了。例如,南方的五香盐水煮毛豆、茴香豆和奶油蚕豆,北方的烤红薯、红薯干、煮玉米和五香花生,水乡的煮老菱角、藕片和荸荠,老北京的芸豆糕、豌豆黄和冰糖葫芦,还有芝麻糖和琥珀核桃仁,都是营养价值比较高的零食。它们能补充相当多的矿物质、膳食纤维和碳水化合物,有利于抑制食欲,控制血糖上升。

各种水果干都是自古以来的零食,如葡萄干、干枣、桂圆干、柿饼、橘饼、无花果干、苹果干等,在味道甜美的同时,还富含抗氧化成分、矿物质和膳食纤维。各种坚果和种仁,如西瓜子、葵花子、南瓜子、花生、榛子、杏仁、开心果、核桃仁等,也适合作为两餐之间的零食。它们富含维生素E、多种矿物质和膳食纤维,在合理食用时，它们还有降低心血管疾病风险的作用。

水果干含糖分高达 80% 左右，不宜食量过大，吃过之后要漱口，避免损害牙齿。那些香蕉干、苹果干、果蔬脆片之类的零食也有营养价值，只是多为真空油炸产品，脂肪含量在 15% 以上。菠萝片、红薯干、猕猴桃干之类多为果脯蜜饯产品，不属于水果干，其中外加了很多糖、盐、甜味剂、香精、增香剂、防腐剂等，营养价值有很大降低。海苔之类营养不错，能量很低，只是盐分过高，也不宜大量吃。坚果和种仁油脂太多，每天只宜吃一汤匙的量，否则容易增肥。它们不宜在晚餐后吃，而更适合在食量不足的上午吃。晚餐之后 2 小时比较适合吃水果，而且最好能少吃几口晚餐，把这个量预先留出来。

应当遵循的吃零食原则：①尽量选择天然食品，远离加工食品。②尽量在两餐之间和饭前吃零食，饱餐后不要再吃零食，特别是晚上。③如果吃零食的量比较大，应当减少正餐的数量，以避免肥胖。④吃零食后漱口或刷牙，注意口腔卫生，保护好牙齿。

（八）分餐制是安全健康的用餐方式

传染病的传播途径各不相同，有呼吸道传播，主要通过谈话、呼气、咳嗽、喷嚏等，随飞沫传染他人；有昆虫传播，通过蚊虫叮咬，将病原体带入健康人体内。还有一类传染病主要通过消化道传播，这类传染病是经口腔被病原菌浸染的食物和水而传染上的，这就是人们通常所说的"病从口入"。

食源性传染病种类繁多，危害巨大，常见的由于饮食不当或共用餐具、合餐进食引起的食源性传染病包括：甲型和戊型肝炎、细菌性痢疾、伤寒、副伤寒、霍乱、阿米巴痢疾、细菌性食物中毒、脊髓灰质炎、病毒性胃肠炎（轮状病毒、肠腺病毒、星状病毒等感染）、口蹄疫、手足口病、疯牛病、Q 热、沙门菌感染、结核病等。

我国是胃病大国，幽门螺杆菌的感染较为普遍。在临床上，约 90% 以上的十二指肠溃疡和 70% 以上的胃溃疡存在幽门螺杆菌感染。所以有专家断言："没有幽门螺杆菌，就没有消化性溃疡病"，其实在慢性浅表性胃炎、萎缩性胃炎患者中，幽门螺杆菌的感染率也很高。幽门螺杆菌的传播途径主要是经过口-口和粪-口途径，长期与患有消化性溃疡的患者同盘共餐，被感染的几率很高。实验证明，消化道溃疡的患者牙齿中存在着大量的幽门螺杆菌，可以通过唾液或飞沫感染他人，尤其是很容易传播给共同进餐的人。所以，家庭成员中多人

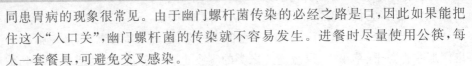

同患胃病的现象很常见。由于幽门螺杆菌传染的必经之路是口,因此如果能把住这个"入口关",幽门螺杆菌的传染就不容易发生。进餐时尽量使用公筷,每人一套餐具,可避免交叉感染。

分餐制是安全、健康、卫生的用餐方式,可以预防、减少各种疾病的交叉感染机会,可以防止"病从口入"。同时,还可以减少不必要的饭菜浪费,其好处自然是毋庸置疑的。

分餐制在一些餐馆推行了一段时间后又"流产"了。究其原因是:①我国的饮食文化和餐饮习惯不利于分餐制。要改变几千年来延续和形成的饮食陋习非常困难。全家男女老少几代同桌,相互夹菜显得热闹、祥和;单位活动、开会、婚宴集体用餐,是热闹、宽容、消除隔阂的最佳途径。②中餐的许多家常菜,不宜用于分餐,如一只整鸡、一条整鱼,难分彼此。③分餐制仍有一些弊端。到别人家做客,如果主人要求分餐,各吃各的,或使用两双筷子,会感觉有些别扭。每人一套餐具,每盘菜一双公筷,不仅增加劳力,还显得繁琐、生疏。④火锅本是热闹、团聚的媒介,如果每人支起一个小火锅,失去了应有的气氛。

但是,陋习可以逐渐改变,分餐制可以逐步推行,形式可以多样。一人一份,一人一筷,一人一勺有困难者可以先从公筷、公勺做起。

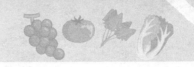

十六、饮酒应限量

(一)酒的分类与成分

1.酒的种类 酒的品种繁多,分类的方法也很多,常用的分类法有以下几种。

(1)按制造方法:可分为酿造酒、蒸馏酒、配制酒3大类。酿造酒也称发酵酒,即用含糖或淀粉的原料经过糖化、发酵、过滤、杀菌后制成,属低度酒,如黄酒、果酒、啤酒等。蒸馏酒是以含糖或淀粉的原料,经糖化、发酵、蒸馏制成,大多为高度酒,如中国的白酒,外国的白兰地、威士忌、伏特加等。配制酒又名再制酒,是用酿造酒或蒸馏酒为酒基,再配加一些药材而制成,如果露酒、香槟酒、汽酒及药酒、滋补酒等。

(2)按酒精含量:如酒精含量在40%以上为高度酒,酒精含量在20%～40%之间的为中度酒。酒精含量在20%以下的酒为低度酒。

(3)按酒的颜色:又可分为有色酒和无色酒。黄酒、果酒、啤酒、药酒和配制酒属于有色酒,白酒属于无色酒。一般而言,有色酒的酒度比较低,无色酒的酒度要高些。

(4)我国的习惯分类:是把酒划分为黄酒、果酒、啤酒、白酒、配制酒及国外蒸馏酒六大类。

此外,外国酒通常以配餐方式对酒进行分类。如开胃酒,是以成品酒或食用酒精为原料加入香料等浸泡而成的一种配制酒,如味美思、比特酒、茴香酒等。佐餐酒,主要是指葡萄酒,因西方人就餐时一般只喝葡萄酒而不喝其他酒类。餐后酒,主要是指餐后饮用的可帮助消化的酒类,如白兰地、利口酒等。

2.酒的成分 首先,酒是一种奇特的食品,是一种特殊的饮料,它主要不是解渴,而是使人兴奋,使人麻醉,带有刺激性。因为,酒液里面的主要成分——酒精,又称为乙醇,有扩张血管,增加皮肤热量的散发及麻醉中枢神经的作用,所以饮酒后人们往往有一种温热的感觉,并且往往精神兴奋,因而讲话容易滔滔不绝,甚至语无伦次。各种各样的酒不管用什么原料或是配入什么东西,只

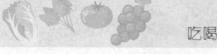

要是酒就或多或少地含有这种特殊的成分,否则就不是一般意义上的酒了。换言之,酒是含有酒精成分的饮料,不含酒精成分的饮料不能成为酒,含酒精成分但不是饮料的也不能称其为酒。

酒的种类不同,成分也不同,其营养价值也不相同。酒的主要成分是酒精和水,占总重量的98%,对人体的利弊也主要是由酒精产生和决定的。其他的微量成分只占2%,包括有机酸、高级醇、酯类、醛类、多元醇等有机化合物。这些微量成分决定着酒的香气、口味、风格。另外,酒中还含有对人体有害的成分,如杂醇油、甲醇、氰化物、铅等。对这些有害物质的含量,国家食品卫生标准中有明确的规定。产量最多,销量最大,普及最广的白酒的主要成分也是酒精和水,白酒的度数就是以酒精含量来定的。白酒50度以上为高度酒,有的还高达65%,40~50度为降度白酒(中度酒),40度以下的为低度白酒。白酒除作饮用外还有防腐、医药、溶剂的作用。

(1)白酒:除含有酒精、酯类两种主要成分外,还含有酸类、醛类、杂醇油、铅等物质。在白酒中还可检测出微量氨基酸。葡萄酒和啤酒中含有较多的蛋白质、肽类、氨基酸、糖类和有机酸。但无论何种酒,这些物质的总含量一般都不会超过1%~5%。

以100毫升的白酒计算,铁含量在0.1~2.0毫克以下,锌在0.02~0.9毫克以下。白酒的钙含量一般为1~5毫克,几乎不含维生素。葡萄酒、啤酒有的含有维生素B_1、维生素B_2、叶酸和烟酸,其含量多在0.05毫克以下。就矿物质与维生素而言,酒中含量较高的是钙与维生素B_1。但若以酒补钙,则每人每日需饮白酒1千克,才能获得日需要量的1/20。显然,以酒补充营养是不现实的。

(2)啤酒:与白酒相比,啤酒受到更多人的欢迎,并称之为"液体面包"。其实,啤酒无更多的营养。在发酵、蒸馏等过程中,许多营养成分也大部分被破坏,真正保留在其中的营养既少也不全面。因酒精为纯热能物质,在其代谢过程中还要消耗机体内其他的营养成分,尤其当饮食不平衡时,其营养的缺失就更为明显。

(3)黄酒:黄酒中的酒精含量在18%以下,酒度低。除含酒精和水外,还含有糖分、糊精、醇类、甘油、有机酸、氨基酸、脂类、维生素等,是一种很有营养价值的饮料,特别是人体需要的17种氨基酸都可以提供。福建有一种流传年代很久的风俗习惯,就是产妇生小孩后,非喝黄酒不可,还要用它炖鸡煮肉,以补养身体。

(4)葡萄酒:葡萄酒是一种富有营养的饮料。它含有糖类、果胶质、醇类、氨基酸、无机物质、维生素等成分。例如,每升酒液中含葡萄糖及果糖为40~220克,而且直接能为人体所吸收。所含的树胶质和黏液质,每升酒液为0.10~0.90克,也是人体所必需的。特别是葡萄酒中含有较为丰富的维生素。每升葡萄酒中含维生素 B_1 8~86毫克,维生素 B_2 0.08~0.45毫克,维生素 B_{12} 1.2~1.5毫克,烟酸0.65~0.45毫克,维生素 B_6 0.1~0.3毫克。当人体缺乏钴胺素时,可引起恶性贫血。维生素 B_{12} 不但能使红细胞数和血红蛋白量提高,同时还可以使恶性贫血伴发的脊髓退行性变恢复正常。300多年前,李时珍就已指出葡萄酒可以令人"驻颜色",也就是通常说的"补血"。

(二)嗜酒把肝脏害苦了

酒的主要成分是酒精(乙醇),喝进人体后可经肝脏分解、解毒和排泄。酒精在肝细胞浆内的乙醇脱氢酶(ADH)的作用下转化为一种叫乙醛的化学物质,它对肝细胞产生毒害,破坏肝细胞膜使肝脏变得千疮百孔,还使细胞内的微血管解聚,导致肝细胞肿胀,并影响肝脏代谢,使脂质过氧化,从而引起肝脏生理性和病理性改变,其发展过程为酒精性脂肪肝—酒精性肝炎—酒精性肝硬化三部曲。

曾有学者系统地观察了嗜酒、酗酒者5~10年,发现有5种连续性肝损害发生,即亚临床改变、酒精性脂肪肝、酒精性肝炎、肝纤维化、肝硬化,甚至产生肝癌。急性酒精性肝炎一般病程在1~6个月内。凡是饮酒的人一次大量饮酒,就易造成肝脏的中毒改变。尤其国外酗酒者较多,平常嗜酒成性,因而发病率较高。如急性酒精中毒后导致迁延不愈的肝脏损伤,还继续饮酒不停,每天摄入的酒精在160克以上,饮酒长达10年以上者,特别容易发生酒精性慢性肝炎。长期慢性酒癖者也很容易造成肝脏脂肪变性,形成酒精性脂肪肝,或引起酒精性肝硬化。实际上,临床往往出现"三合一"的征象,即酒精性肝炎、酒精性脂肪肝、酒精性肝硬化的病理改变在一个人的肝脏中同时出现,而且酒精性肝炎的早期常伴有脂肪肝,脂肪肝又常伴有肝硬化。

酒精中毒,首当其冲的受害者是肝脏。长期摄入过量乙醇,使脂类代谢发生障碍,造成肝内的脂肪堆积,可导致肝硬化。研究发现,乙醇对肝脏有直接的毒害作用。酒精影响脂质代谢引起高三酰甘油血症和脂肪肝,高三酰甘油部分是由于肝脏中脂蛋白的合成增加。

脂肪肝主要累及中央区和中间带的肝细胞,但严重时可影响全部肝小叶。大量脂肪空泡挤压刺激由组织细胞、淋巴细胞和嗜酸性细胞构成的脂肪肉芽肿。偶尔在脂肪肝中也可见到中央小静脉硬化,提示其发展成肝硬化可能通过酒精性肝炎和纤维化两种途径。脂肪肝者即使有生化检查异常,也很少有症状,多数人初起一般无明显症状,渐渐感到易疲劳、全身倦怠、恶心、呕吐、食欲缺乏、腹部胀满不适、肝区隐痛或剑突下及脐周疼痛,约 2/3 的患者肝大,触之有压痛。少数患者有低热、腹泻,或有轻度黄疸。检查肝功能,转氨酶(AST、ALT)轻度或中度增高,丙氨酸氨基转移酶(ALT)常高于天冬氨酸氨基转移酶(AST);胆红素多在 30 微摩/升左右。如患者继续饮酒,可发展为酒精性肝炎,病情加重,恶心、呕吐、食欲减退、乏力、消瘦、肝大明显,脾脏也大,黄疸加深,ALT 及 AST 进一步升高,胆汁淤积可使胆红素达 170~150 微摩/升,伴有碱性磷酸酶(AKP)活力增高。到此时如不戒酒,病情加重而导致肝硬化,患者消瘦乏力、腹胀、食欲下降、肝大、压痛明显、营养不良、贫血,出现腹水,面部及胸部等处有蜘蛛痣,至晚期硬化的肝脏会萎缩变小。戒酒后可能不引起肝硬化,但严重者可引起肝衰竭及脂肪栓塞(如股骨头缺血性坏死)。

近 20 年的科研表明,酒精性肝毒性的本质是乙醇及其代谢产物乙醛等对肝细胞的直接毒害作用的结果。酒精的肝毒性与乙肝、丙肝病毒的复制可相辅相成地促使病毒的基因整合到正常肝细胞中去,如乙醇可使乙肝病毒的 X 基因编码与人体肝细胞整合而产生原发性肝癌细胞,协同促进原发性肝癌的早发和进展致死。

原有肝硬化的患者在酗酒后可发生急性酒精性肝炎,常有严重的肝代偿失调。典型临床表现为发热、黄疸、上腹痛和肝大,可听到动脉杂音,也可有肝性脑病体征。周围血中白细胞增多、巨红细胞症和血小板减少,戒酒后可迅速改善,肝脏酶的浓度升高。可有门脉高压的体征,包括脾大和腹水、掌挛缩病、腮腺肿大和酒精中毒的其他周围体征。神经精神表现常见为 Wernicke 综合征和肝性脑病。

据统计,全世界肝硬化的患者中 50% 是嗜酒者,而且肝硬化发生的危险度与每天摄入酒精量有关:每日饮酒 50 克,发生肝硬化危险性比一般人群增高 6 倍。若每天摄入乙醇 60~80 克,则肝硬化发病率要高 14 倍。若女性则每天只要饮酒 20 克,她们比男性更可能发生肝硬化。而单纯酒精性肝病,则会有 10~20 年的脂肪肝阶段,才逐步转变成肝硬化。

酒精性肝病引起早期普通病理改变是脂肪在肝内过度堆积,如低倍镜下脂

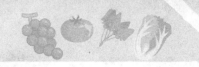

肪变性和含脂滴的肝细胞面积占肝小叶的30%~50%,则称为轻度脂肪肝;占50%~70%为中度脂肪肝;如果占70%以上,甚至发现渔网状弥漫性脂肪变性,则称重度脂肪肝。酒精性肝病在病理上可见肝脏的中央静脉周围纤维化,随后进展为有马洛里小体加肝细胞气球样变,单核细胞浸润的酒精性肝炎。随肝损伤的进行性发展,肝静脉分支与门静脉之间形成纤维间隔,同时伴有肝小叶的再生和结节形成,这些都是酒精性肝硬化的特征。另外,B超检查可发现肝硬化患者门静脉增宽,肝血液供应减少,继发胆小管变形,铁、铜元素贮积,抗胰蛋白酶在肝细胞内出现,均反馈性使肝纤维化增生加重成肝硬化。

对已发生酒精性脂肪肝者,莫再贪杯,应下决心戒酒,以防止发展成为肝炎和肝硬化。

(三)过量饮酒危害几多

过量饮酒除损害肝脏之外,其他危害也很多,可造成多种疾病。

1. 过量饮酒对食管的影响 首先使食管产生一过性的食管运动功能降低。有人曾对急性酒精中毒患者的食管内压力做过试验发现,这些患者在吞咽时,由于食管运动功能的降低及食管括约肌的松弛,从而导致了食管下端括约肌压力的降低。在日本一些医学家也发现有些慢性酒精中毒患者的食管运动功能也有所降低,产生这种功能异常可能有多种原因,有学者认为,可能是酒精对末梢神经的损害所致。酒精对食管的影响,主要可发生以下疾病:

(1)食管炎:饮酒者产生食管炎的原因,主要是酒精对食管黏膜的直接刺激,使黏膜受损,再加上胃酸、胆汁酸反流于食管等,都可对食管黏膜造成损害。另外,在产生食管炎的同时,患者也多合并有胃的病变。本病主要的症状是胸骨后疼痛,有时甚为剧烈,患者常描述为"胃灼热"。因有食管的急性炎症,所以常有吞咽困难和呕吐,有时食管黏膜血管破裂,可引起呕血,甚至发生大出血。

(2)食管静脉曲张:本病是由于酒精性肝硬化引起的门脉高压症所致。如果静脉曲张破裂,可引起严重的大出血,危及生命。

(3)贲门破裂:又称为胃食管撕裂综合征、食管贲门黏膜裂伤出血、呕吐源性食管黏膜破裂综合征、食管黏膜撕裂症等。因本症由 Mallory 和 Weiss 二氏于1929年首先描述,所以也称为 Mallory-Weiss 综合征。有人曾统计了102例酒精摄取者,其中酒后出现恶心、呕吐的有54例,占53%。至于为何会引起贲门破裂,有人认为是由于腹腔内压力及胃、食管内压力急剧上升,使食管和胃的

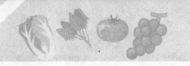

交界处附近产生纵行的黏膜裂伤而引起出血。

2.过量饮酒对胃的影响 饮酒后,20%～30%的酒精在胃内被吸收,其余在十二指肠和空肠吸收。酒精可使胃的排出功能降低。

随着内窥镜检查的广泛应用,酒精对胃黏膜的急性影响已经明确。有学者曾做过试验:即在饮酒前、后观察胃黏膜的变化,发现饮酒后胃黏膜充血发红、水肿、有点状出血、糜烂、黏液附着等变化,而这些变化在1周后才消失。在医院门诊,因饮酒出现明显症状而来院就诊者,经胃镜检查常常发现有急性胃黏膜损害。酒精在一定的条件下,可使胃黏膜血流降低,胃酸分泌增加,引起胃黏膜充血、渗出、糜烂、出血,而使胃的屏障作用降低。慢性胃溃疡患者饮酒后,往往引起溃疡病的急性发作,甚至出现出血、穿孔等并发症。可见饮酒和溃疡病之间有密切的关系。

3.过量饮酒对小肠的影响 酒精经口摄取后,常使与消化吸收有关的各种黏膜酶的活性降低。同时,由于肠内三磷腺苷含量减少,使葡萄糖、脂肪、氨基酸及水、电解质的吸收功能发生障碍。另外,D-木糖、叶酸、维生素 C、维生素 B_1、维生素 B_{12} 等的吸收也降低。

酒精摄取后常引起腹泻,其发生机制:①水、电解质、糖、脂肪、氨基酸的吸收障碍。②肠液分泌亢进。③肠黏膜内的腺嘌呤环化酶活性增强。

嗜酒者由于脂肪吸收不良易产生脂肪便。电镜观察可见空肠、回肠绒毛的线粒体变形、肿大,滑面内质网增生,粗面内质网减少。肠黏膜细胞遭受酒精长期的刺激,致使细胞结构和形态上发生显著的异常,从而使其消化、吸收、运转代谢等功能产生障碍,于是紧接而来的是继发性全身性营养不良症。

4.过量饮酒对胰腺的影响 流行病学调查证明:大量饮酒或酒精中毒是急性或慢性胰腺炎的原因,但是大量饮酒引起复发性胰腺炎的机制还不十分明确。近年来,由于酒精摄取量或脂肪摄取量的不断增加,胆石症、高脂血症、急性胰腺炎的发病率也有所增加。

急性胰腺炎在病理上可分为急性水肿型和急性坏死型两种类型。以前者多见,表现为胰腺肿大发硬,间质有水肿、充血和炎性细胞浸润,可发生轻微的局部脂肪坏死,但无出血,腹腔内可有少量渗液。急性坏死型较少见,表现为胰腺腺泡坏死、血管坏死性出血及脂肪坏死。本病以水肿型最常见,临床表现轻重不一。常见症状为腹痛、恶心、呕吐及发热。腹部常有压痛、腹壁紧张等。黄疸也常见。血清淀粉酶和脂肪酶的增高,最具诊断价值。本病临床经过取决于病变程度,慢性酒精中毒者一般病情较严重。

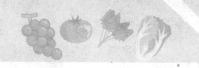

急性胰腺炎易与其他急腹症混淆，应提高警惕加以区别。凡遇急性上腹痛均需想到急性胰腺炎之可能，如有酒精中毒或长期饮酒史更须注意。早期多次测定血清及尿淀粉酶含量，最有助于诊断。须与消化性溃疡穿孔、胆石症、急性肠梗阻、急性心肌梗死等疾病相区别。但这些疾病各具其他临床特征，如能仔细观察，并借助于常规化验、心电图、X线及血清淀粉酶测定等，一般不难鉴别。

急性酒精性胰腺炎患者如继续饮酒，导致反复发作，则成为慢性（或再发性）酒精性胰腺炎。本症多见于男性，患者有长期饮酒或急性胰腺炎的病史，主要临床表现有腹痛、胰腺外分泌不足症状、胰腺内分泌不足症状、腹块。在累及胃、十二指肠、胆总管或门静脉时，可产生消化道梗阻、梗阻性黄疸或门静脉高压的征象。肝脏常因脂肪浸润而增大。

胰腺炎患者应戒酒及采用低脂肪、高蛋白、高碳水化合物饮食。以药物缓解上腹部疼痛，用胰岛素治疗糖尿病，以及每餐服用足量的胰酶制剂（一日用量可至25克）。有腹泻者应补给钙片、维生素 A、维生素 B_{12}、维生素 D、维生素 K 和叶酸等。有手术指征者应进行外科治疗。

5.过量饮酒对呼吸道的影响 有学者观察发现，一次饮酒100～200克酒精，便易造成急性酒精中毒（即醉酒）。患者常于昏迷之后由于大脑失去正常的控制功能，而第九、第十对脑神经发生障碍，导致吞咽困难，于是后鼻腔的鼻涕、口腔中的唾液误吸入主支气管内，甚至可以沿支气管而入肺泡内，这样不但形成了气管的感染机会，而且很易流入下呼吸道，不易咳出，所留异物带菌繁殖，于8小时左右形成肺炎，一般称之为"吸入性肺炎"。

患者往往表现为高热、寒战、恶心、出汗、倦怠无力、咳嗽、咳出脓性或血性痰，伴有胸痛、胸闷、气促、食欲缺乏、便秘等。感染严重者，可表现为中毒性休克。体格检查时呈危重病容，肺部可闻及干、湿啰音和支气管肺泡呼吸音。X线透视或胸片可证实为支气管肺间质炎症征象。化验检查，白细胞总数可增高到2万/立方毫米。痰培养结果可查到致病菌。

治疗此病比对一般自然感染者进行治疗要困难，轻者采用抗生素治疗，10～15天可以痊愈，而有中毒性休克时，则需及时采用抗休克治疗。发生肺脓肿迁延不愈者，需外科手术治疗。此外，酗酒或慢性酒癖者常易患上呼吸道感染疾病，称为"上感综合征"。以急性咽喉炎较常见，其次为急性或慢性支气管炎。表现为咽喉部有粗糙感、干燥、咽痛、声音嘶哑、咳嗽、胸痛等。

总之，无论是偶尔酗酒还是长期饮酒形成酒癖的人，因酒精随血液循环到

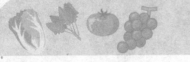

肺中,并由肺泡和气管及支气管黏膜蒸发、排泄,同时也使这些组织受到损害,因而它们对微生物的抵抗能力减低而易于感染,功能也降低。

6. 过量饮酒对脑血管的影响 脑血管病有许多致病因素,过量饮酒是致病因素之一。目前认为过量饮酒可通过下列途径促发脑血管病。

(1)引起脑动脉粥样硬化:大量饮酒后,血中酒精浓度半小时可以达到高峰。酒精不但可以直接刺激血管壁,使血管失去弹性,还能刺激肝脏,促进胆固醇和三酰甘油合成,进而导致动脉硬化。硬化了的脑血管弹性减弱,管腔狭窄,容易形成脑血栓。脑动脉硬化的患者过量饮酒后,血压突然升高,血管破裂,又容易发生脑出血。

(2)引起高血压:饮酒引起高血压的确切机制尚不十分清楚。可能与酒精引起交感神经兴奋,心脏排出量增加,以及引起其他血管收缩物质的释放增多有关。高血压是脑血管病的易发因素。

(3)影响凝血物质和血小板:长期大量饮酒影响肝脏功能,使肝脏合成蛋白质的功能明显减退,进而引起某些凝血因子缺乏如第Ⅱ、Ⅶ、Ⅸ、Ⅹ因子,纤维蛋白溶解活动增加,血小板生成减少,使出血时间延长而发生出血性脑血管病。

(4)降低脑血流量:通过刺激脑血管平滑肌收缩,或改变脑代谢,而降低脑血流量。

(5)饮酒后利尿增强(抑制垂体抗利尿素分泌)而致脱水:由于脱水,血液浓缩,有效的血容量和脑血流量减少,血液黏度增加,促发脑血栓形成。

7. 过量饮酒对心血管的影响 酒精可直接引起心肌损害,使心肌细胞及间质水肿和纤维化,引起心肌收缩力降低,临床上可表现为心脏普遍性扩大,酷似扩张型心肌病,可出现各种心律失常如室性过早搏动、心房颤动等。由于心肌舒缩功能障碍,可出现心功能不全的症状。左心功能不全可引起肺淤血和肺水肿,患者有心悸、劳力性呼吸困难、咳嗽,重者夜间不能平卧,咳粉红色泡沫样痰,若处理不及时可以因心力衰竭致死。重者心功能不全时,会产生体循环淤血的症状,病人可表现尿少、下肢水肿、肝大、颈静脉怒张、腹水等现象。

酒精对血管有明显的作用,急性饮酒可使心率及心输出量增加,左心室收缩功能下降,收缩压升高,脉压加大,心脏前负荷及外周血管阻力下降,皮肤血管扩张而内脏血管收缩,心肌耗氧量增加,因此冠状动脉血流增加。适量饮酒可降低冠心病的死亡率,而大量饮酒则可导致某些心脏并发症,并发症之一是

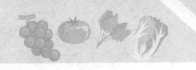

所谓"假日心脏"综合征。这种患者可出现心律失常,这可能是心肌病的一个症状。早期的酒精性心肌病可以逆转,但如不戒酒则可发生充血性心力衰竭及心律失常。

习惯性饮酒也可伴有高血压。研究表明,长期定量饮酒者饮酒量有一阈值,超过该值时可发生高血压。研究发现,每日饮酒 2 杯以下者的血压与非饮酒者差别很小,而超过 3 杯者的收缩压及舒张均明显升高,停止饮酒后,血压恢复正常。血压升高的原因可能与饮酒后血浆皮质醇、肾素、醛固酮和精氨酸加压素水平升高及肾上腺素能神经活动加强有关。

酒精和心脏病的因果关系至今还未充分阐明,但一般认为酒精本身直接对心肌的毒性作用,以及开始出现的代谢产物——乙醛的间接作用,使心肌的去甲肾上腺素耗竭,从而引起了本病。患者常在夜间心悸,有时出汗、头晕,常有脉快、心律失常、传导障碍,特别是心房纤颤的发病率高。酒精性心脏病从出现心功能不全后,一般存活 2~3 年,因此本病的早期诊断和早期戒酒非常重要。

患者应早期戒酒,并避免过度劳累或感染。服用普萘洛尔(心得安),每次10 毫克,每天 3~4 次,可减轻肥厚心肌的收缩作用,有助于减轻症状。

8. 过量饮酒对神经、精神的影响　酒精对神经系统的药理学作用主要是醉酒。

(1)酒后行为综合征:酒后行为综合征系酒精中毒的并发症。患者在滥用酒精时,不认识周围的环境,仍然部分地或完全地失去意识联系、行为异常、孤僻、伤害自己和他人。乙醇是酒类的重要成分,过量饮酒往往引起急性中毒(即醉酒)。酒精中毒一般可分为三期,即兴奋期、共济失调期与昏迷期。如果乙醇血浓度超过一定限度,可因呼吸麻痹而导致死亡。酒精最主要的作用是抑制中枢神经系统,主要表现为严重的视力减弱、复视、肌肉活动不协调,以及延长对光或声反应的时间。随着饮酒量的增加,饮酒者会出现全身麻醉各阶段的表现。

为什么酒可醉人呢? 酒精在一般剂量下可能主要作用于脑干网状结构上行激活系统,大剂量时可能直接抑制大脑皮质。

(2)酒精性癫痫:酒精对中枢神经系统的直接毒性作用导致脑萎缩。酗酒者对光刺激的敏感性明显增加。酗酒增加了脑外伤及脑梗死的机会。酒精中毒者常伴有睡眠障碍,而剥夺睡眠是已知的一种重要癫痫诱发因素。酗酒导致中枢神经抑制性神经递质减少,有癫痫样抽搐的酗酒者脑脊液中 γ-氨基丁酸的水平低于无抽搐的酗酒者。饮酒导致膜受体病变,而膜受体是癫痫发作的重要原因。

对仅在戒酒期间出现抽搐者,目前不主张长期抗癫痫治疗。出现发作性意识模糊状态时,静脉注射地西泮可立即中止发作,卡马西平可有效地预防发作。酗酒后由于乙醇对肝脏的毒性作用,使肝脏对抗癫痫药物的解毒能力降低,而且酒精可加速苯妥英钠的排泄,导致血浆有效抗癫痫药物浓度降低,再加上酗酒者多不遵照医嘱口服抗癫痫药物,故酒精性癫痫往往成为难治性癫痫。

(3)喝酒也能喝出精神病:由于近年来喝酒的人数和人们喝酒次数的逐渐增多,导致目前酒精依赖患者数量明显上升。某医院几乎每个病房里都住进了酒精依赖引起的精神障碍患者,这类精神病病人已占到住院患者总数的近10%。酒精依赖已被列入精神病的一大类别,酗酒使人对酒形成心理及躯体上的依赖,发生人格的改变,思维的紊乱。一旦发现有酒精依赖,最好到精神病专科医院去诊治,以免延误病情。

9. 过量嗜酒与肥胖症 白酒中含的主要成分是乙醇。虽然乙醇对于人体来说没有什么营养价值,但乙醇属于纯热能物质,每克乙醇能产生28～30千焦的能量,产热量仅次于脂肪。当乙醇进入人体后,可以很快地在体内氧化并释放出能量。再加上人们习惯在饮酒时炒上几个好菜,长期嗜酒者就在不知不觉中变得胖起来。当然,也有些酗酒者在喝酒的时候很少进食,有时一醉甚至几餐不吃饭,这样的人发胖的可能性就比较小。

啤酒号称"液体面包",每瓶啤酒(750毫升)能产生1 050～2 092千焦的能量。啤酒中的乙醇含量虽然不高,但氨基酸含量却非常丰富,也正是因为啤酒中的乙醇含量低,使那些嗜酒者在饮用啤酒时常常失去警觉。如果说饮用白酒时,人们喜欢选用小杯的话,而在饮用啤酒时,则经常是用大杯或瓶(罐)来计量,因此每次啤酒的饮入量明显高于白酒。啤酒中的啤酒花、鲜酵母及适量的二氧化碳都可以促进食欲,营养丰富再加上量的帮助,发胖也就不是一件困难的事了。

研究发现,乙醇会减慢体内脂肪新陈代谢的速度,这也可能是造成嗜酒者肥胖的一个原因。

10. 过量饮酒对皮肤的影响

(1)饮酒与瘙痒性皮肤病:大多数皮肤病都有程度不同的瘙痒。有些疾病,如湿疹、神经性皮炎、瘙痒症等,突出的自觉症状是剧烈的瘙痒,病人常诉说奇痒难忍。酒精对这类疾病来说是一个明显的促发或加重因素。

由于瘙痒严重,患者往往禁不住地用手搔抓,直至抓出血,以痛感代之痒感而后快。搔抓的结果,使皮损变得越来越肥厚、粗糙,甚至呈皮革样,称为"苔藓

样变"。而增厚的皮肤压迫皮肤的神经末梢,通过传入神经传入大脑产生痒感。这样,一痒就抓,越抓皮肤越厚,越厚就更痒,因而形成恶性循环,使疾病迁延难愈。

如患者能忌酒、忌搔抓等刺激,再配合药物治疗,则可使病情迅速好转或痊愈。镇静、止痒,可给苯海拉明、氯苯那敏(扑尔敏)等抗组胺药物。对红斑、丘疹、糜烂性损害,可酌情给予炉甘石洗剂或抗炎性糊剂(如新霉素糊剂)。慢性肥厚性损害可给焦油类软膏或肤疾宁、丁苯羟酸(皮炎灵)等硬膏。

(2)饮酒与皮脂腺分泌障碍性疾病:皮脂腺分泌障碍性疾病,包括皮脂溢出症、脂溢性皮炎、痤疮、酒渣鼻。这类疾病的发生与皮脂腺分泌障碍有关,但其确切病因尚不十分清楚,可能与性激素平衡紊乱,内分泌失调、胃肠功能及血管舒缩功能障碍有关,微生物(如痤疮杆菌等)、寄生虫(如毛囊蠕形螨)在发病上也起了重要作用。中青年易患本类疾病,表现为头面部皮肤油腻、毛孔扩大,出现红斑、丘疹、脓疱、黑头粉刺等。头皮可有弥漫性灰白色糠状脱屑伴有明显的瘙痒感,久之毛发可脱落,形成脂溢性脱发或脂秃。鼻部也可出现红斑、丘疹、脓疱,称为酒渣鼻。晚期病人鼻部皮脂腺过度肥大而臃肿变形,称为鼻赘。

饮酒可刺激皮脂腺,使之分泌增加,皮肤血管扩张,因而可诱发这些疾病发作或加重。临床上,病人饮酒后出现明显的瘙痒,皮疹增多,头面部皮肤更加油腻、光亮、潮红,酒渣鼻变得更明显。

患者应忌酒及刺激性饮食,多吃新鲜蔬菜及水果,保持大便通畅。甲硝唑有杀蠕形螨的作用,对治疗丘疹脓疱性损害有效,每次 0.2 克,每日 3 次,连服 1 周。复合维生素 B、维生素 B_2、维生素 B_6 等也常被使用。维生素 A 酸外用制剂治疗,也有较好的疗效。

11. 过量饮酒对骨骼的影响

(1)嗜酒当心股骨头坏死:几乎谁都知道酒能损害人体的五脏六腑,引起胃溃疡、脂肪肝、肝硬化等,但恐怕很少有人清楚,酒也是成人非创伤性股骨(大腿中的长骨)头缺血坏死的罪魁祸首。

股骨头缺血性坏死致残率相当高,以往认为多由滥用激素引起。但北京某医院随机收集调查了 1996~2000 年的 306 例成人非创伤性股骨头缺血性坏死,发现由过量饮酒引起的 139 例,占 46%,远高于激素引起的 34%。

酒精性股骨头坏死是一种成人病,亦是生活习惯病。调查显示:过度饮酒导致股骨头缺血性坏死的发生率为 5.1%,每周酒精摄入量超过 400 毫升就可

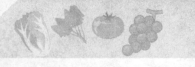

能发生股骨头缺血性坏死。所以应倡导健康的行为和生活方式,解除酒精依赖性,保护髋关节。

(2)嗜酒者容易骨折:嗜酒的人尤其容易发生骨折,如一些对正常人不造成骨折的外力,就可以引起嗜酒者发生骨折。这是什么缘故呢?让我们来看看酒精与骨代谢的关系,从中即可得出答案。

钙磷代谢和骨代谢有着密切关系。在正常情况下,血钙浓度和血磷浓度维持在一定水平,使得钙磷乘积保持在 40 左右,这样就有利于钙和磷在骨的有机质中先形成胶体的磷酸钙,再沉淀成骨盐,从而保持骨的坚硬度。长期嗜酒妨碍十二指肠内的钙代谢,而且嗜酒的人尿中排出的钙和磷酸盐均增加。所以,检查这些人的血液时可发现血钙、血磷浓度减低,这时沉积在骨组织中的钙和磷就从骨中释放出来以维持血中钙磷浓度的恒定,造成骨质疏松,使骨骼变得松脆,因而容易骨折。从嗜酒人的骨骼 X 线片上可看到他们普遍发生了骨质疏松。

除此之外,酒精对大脑和周围神经有直接毒害作用,轻度可致思维和情感障碍,严重者可引起瞌睡,甚至精神错乱,走路不稳,这样很容易发生事故,造成骨折或其他损伤。

12. 过量饮酒对血液的影响　血液的红细胞数或血红蛋白量低于正常数量时称为贫血。长期嗜酒者往往会造成贫血。

有临床研究指出,大量酗酒可使血液循环中的红细胞发生溶解,出现严重的溶血性贫血。也有报道,长期饮酒易造成对铁的吸收发生障碍,以致引起缺铁性贫血。嗜酒者患贫血后,表现为面色苍白、头晕,疲乏、虚弱、心悸、呼吸困难,且易出汗、失眠、记忆力减退,重者可发生水肿、心绞痛。

诊断上,可根据饮酒史,周围血的红细胞总数及血红蛋白定量低值水平即可诊断,但应与其他原因引起的贫血相区别。

防治方法以戒酒为主,给予适量的铁剂,高蛋白、高维生素饮食等。

13. 过量饮酒与乱性的关系　俗话说,酒能乱性。然而,人们对这句话的理解往往是肤浅的,甚至似是而非。有人习惯地把"酒""色"二字联系在一起,以为酒能"乱性""纵色",是指酒精在人体中能激起男女的性思欲,从而增加性活动中的情趣和快感。其实从生理学上讲,酒能乱性并不是指酒精的纵欲效应,而是指酗酒会导致性功能紊乱,甚至性功能障碍。

酒精进入人体后对各个器官系统都产生相应的生理作用。当体内每 100 毫升血液中含有 20～50 毫克酒精时,会产生短暂的泛兴奋现象,表现为精神振

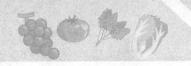

作、欣快健谈。泛兴奋是指机体各器官系统都处于一定的兴奋状态,当然也包括性意识的萌动和性器官的亢奋。然而,这种作用在整个饮酒过程中只是短暂的,因为泛兴奋的时间不可能持续长久,继之出现的却是更深度更延续的抑制过程,当然对性活动的效应也明显地转为抑制,尤其是经常性的酗酒,对生殖器官的结构和功能必然造成累积性的危害和抑制。如果说"酒能乱性",那么从这种危害和抑制的角度来理解,真是再确切不过了。

无论男女,长期滥饮酒类均可导致性功能紊乱,其中有 50% 以上男性,有 25% 以上女性患有性欲减退或性活动抑制,在伴有酒精性肝炎的患者中,出现性功能障碍的比例高达 75% 以上。在男性酗酒者中,大约 40% 患有勃起功能障碍,5%～10% 在性活动中有射精障碍,甚至在戒酒后的数月或数年内,这些人中性功能恢复正常者仅占一半。女性长期嗜酒者中,有 30%～40% 存在性兴奋困难,约 15% 表现为性高潮丧失,或者性高潮的次数与强度显著减低。

酒精引起男性性功能的问题,主要是由其对生殖器官的直接毒性作用所导致的。有证据显示,酒精能降低睾酮的生成速度,因而引起男性体内雌激素的相对增高。而且血液中的酒精增加了蛋白质与游离睾酮的结合,于是使游离的具有生物活性的睾酮数量减少,从而抑制了精子的产生与发育。酒精对女子的危害包括引起过早绝经和促使衰老。有动物实验报告提示,患慢性酒精中毒的雌性大鼠出现动情期缩短,甚至动情期中断。

从心理因素上看,嗜酒可能破坏性伴侣,特别是夫妻间的性和谐。尤其是男性酗酒后出现的深而长的抑制期,会招致女性性伴侣的不满。

14. 长期饮酒对女性性功能的影响 酒精对女性性功能的影响较为复杂,在急性饮用时,它可能具有一种去抑制效应,使人体通常具有的性抑制降低,克服其对性行为的焦虑或内疚感,这时可以提高或促进性兴奋性。有些妇女自认为女性的味儿不够浓,而饮酒使她们更感到像个女性。饮酒可以使妇女暂时逃脱性角色问题和内心冲突。而酗酒对女性性功能的影响并不亚于对男性的影响。酗酒妇女常见的性功能障碍包括性欲抑制、性高潮障碍、性交疼痛和阴道痉挛,其他问题包括精神障碍、性特征减弱,卵巢萎缩、不育等。

酗酒影响性功能的机制:①抑制生理性性唤起,随着酒精浓度的增高,性唤起生理反应不断减弱。②由于酗酒造成维生素缺乏和肝脏损伤,以及造成性激素代谢异常,从而出现月经稀少、阴道润滑差。③酒精引起的神经病理改变干扰性唤起的躯体感觉神经通路。④由于酗酒所致营养不良或其神经药理作用可造成大脑器质性损伤,人际间的和性方面的兴趣因此而降低。⑤继发于酗酒

169

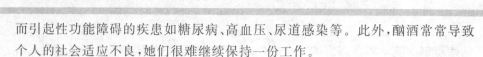

而引起性功能障碍的疾患如糖尿病、高血压、尿道感染等。此外,酗酒常常导致个人的社会适应不良,她们很难继续保持一份工作。

所以,酗酒不仅具有生物学方面的不良反应,还具有社会和人际等方面的不良反应,对此不得不提高警惕。

15. 酗酒对眼睛的影响　酒的主要成分是乙醇,饮酒过多后全身皮肤会发红发热,在眼部则表现为睑球结膜充血。若结膜经常充血,局部组织营养欠佳,易发生慢性结膜炎。B族维生素是眼睛的重要营养物质,大量饮酒会造成体内B族维生素的不足,从而导致角结膜干燥,视神经炎或晶状体混浊。另外,酒还能直接影响视网膜,阻碍视网膜产生感觉视色素,导致眼睛对适应光线能力的下降。晚上喜欢喝酒的人,酒后2小时之内,黑暗中辨别东西的能力大受影响。患有青光眼的人醉酒后,交感神经兴奋性增强,瞳孔散大,可使原来狭窄的房角阻塞,引起青光眼急性发作。酒中有害醇类(如甲醇)也会对视网膜、视神经有明显的毒害作用,若饮酒过多,酒中的有害成分能使视神经萎缩,严重的甚至可导致失明。

看电视可使视力衰退,而饮酒又损害视神经,二者同时进行,等于火上浇油,对视力大有损伤。切莫面对开着的电视机,边看边饮酒,以免贻害眼睛。喝醉酒的人也不宜急于看电视,老年人尤应注意。

16. 空腹饮酒易患结肠癌　空腹饮酒,即使酒量不多,对人体都是有害的。因为酒下肚后,80%酒精是由十二指肠和空肠吸收,其余由胃吸收,1.5小时的吸收量可达90%以上。饮酒后5分钟,人体的血液就有了酒精,当100毫升血液中酒精的含量达到200～400毫克时,就会出现中毒;400～500毫克时,就会引起大脑深度麻醉,甚至死亡。因为空腹时胃里没有食物,酒精就会直接刺激胃壁引起胃炎,重者可能导致呕血,时间长了还会引起溃疡病。为此,在饮酒之前应先吃些食物,如牛奶、脂肪类食物,或先吃点菜肴。特别是做过胃切除手术的人,饮酒不要过量,以免发生急性或慢性酒精中毒。

美国哈佛大学的一项研究发现,肚腹空空时仍饮酒每天达2～3次的人,患结肠癌的概率是正常人的3倍。研究人员认为,节食造成的营养不良和酒精摄入过多是结肠癌发病最主要的原因。因为节食或少进食,常导致氨基酸和叶酸严重缺乏,而且酒精阻碍了蛋氨酸和叶酸的吸收,从而导致结肠癌发生。研究又发现,在节食过程中饮酒,如果适量补充维生素制剂或摄取足够的营养,将对预防结肠癌有一定作用。

35岁以上者空腹时最好不要饮酒,也不要吸烟,这才是预防肠癌或其他疾

病的最有效办法。

17. 妇女过量饮酒易患乳腺癌　研究证明,适量饮酒对心脏有一定好处,并可以帮助降低血压。但女同胞切记千万不要贪杯,因为最新研究发现,每天一杯葡萄酒或啤酒将增加患乳腺癌的几率。

英国学者称,每天摄入 8 克酒精将使妇女患乳腺癌的几率增加约 6%。他们对 53 项研究进行了分析,认为在发达国家中,由酒精引起的乳腺癌病例约占 4%。

但到目前为止,研究人员尚不清楚酒精是如何诱发乳腺癌的,他们只是怀疑酒精能够改变女性体内激素的含量。值得一提的是,与饮酒相比,吸烟虽可导致一系列其他疾病,但却与乳腺癌没有直接关系。贝拉尔补充道,由于酒精可以预防心脏病和脑卒中等疾病,饮酒是否对身体有益就要取决于年龄的大小。由于女性 65 岁后死于心脏类疾病的风险要高于乳腺癌,因此适量饮酒对身体有益。

18. 妊娠期饮酒对胎儿的影响　西班牙马德里大学的科学家近日指出,如果排除遗传因素,妊娠期间喝酒是造成胎儿智力不健全的主要原因,而戒酒是预防弱智的惟一途径。

孕妇一般都了解妊娠期吸烟对胎儿的危害性,但并不一定了解妊娠期喝酒对胎儿的危害比吸烟更大。在妊娠期间喝酒说得上是"一大悲剧"。据美国医学界的统计,500 名新生儿中就有 1 名新生儿因其母亲在妊娠期间喝酒而引起智力不健全。

"母亲是保育箱",不管她喝多少酒都会降低胎儿的智商。为了维护胎儿的健康,准备生育的妇女在受孕前就不要喝酒了,因为很多孕妇在怀孕 7~8 周之后才知道自己已受孕了。胎儿所有器官在怀孕 8 周之内发育成形,尤其是弱智和先天性畸形最容易在这一时期发生。

19. 饮酒易引发低血糖　饮酒与症状性低血糖的关系早在 50 多年前首次被报道,当时把低血糖发作的原因归之于饮用变质或污染的酒。直到近年来才对酒精引起低血糖的重要性、发病机制及各种临床表现有了较全面的认识。

饮酒所致的低血糖可发生在任何年龄,但大多数是中年人。男性发病率较高,是女性的 3 倍。儿童饮酒后极易发生低血糖。

根据临床症状和发病机制的不同,酒精引起的低血糖可分为酒精引起的空腹低血糖,饮酒增强了药物性低血糖,长期饮酒的原发性反应性低血糖,饮酒所致的反应性低血糖。此外,饮酒还可增加口服糖耐量试验时的胰岛素分泌,从而加速发生反应性低血糖。正常人空腹饮酒与进食蔗糖的混合食物时有10%～15%的人发生低血糖。然而,蛋白质、脂肪或不吸收的植物纤维食物则有保护作用。

典型的低血糖发生在中量到大量饮酒后 6～24 小时。当饮酒后很快发生低血糖时,如无实验室的检测,要与急性酒精中毒相区别是十分困难的。酒精导致低血糖时,病人处于昏迷状态,脉率快、多汗、低体温,可伴有或不伴有震颤。血糖水平并不完全与血浆乙醇浓度有相关性。偶有肝脏损害的症状和体征。

在急性发作时,诊断酒精所致的空腹低血糖并不困难,只要想到有发生低血糖的可能性,并及时做必要的化验。因此,醉酒或饮酒后有明显症状的人,血糖测定如同乙醇测定一样重要,应作为常规检查。

根据饮酒后发生的低血糖症状与体征,如头晕、出冷汗、乏力、皮肤苍白、心动过速、手抖或有定向障碍、意识不清、昏迷等,同时证实有低血糖伴酒精血症,有代谢性酸中毒、酮血症和高乳酸血症,更有助于确定诊断。但后几种代谢异常并非一成不变。少数饮酒所致的复发性低血糖,尤其是有高胰岛素血症的自发性低血糖,如不借助于血浆胰岛素的测定而要与各种类型和自发性低血糖相区别,是很困难的。

为了尽快地使血糖恢复正常,急性低血糖的治疗应立即静脉滴注葡萄糖,注射后病人意识仍未恢复或恢复不完全者,应静脉注射氢化可的松和持续滴注葡萄糖,直到患者神志清醒并能自己进餐。

虽然不少病人处于病危状态,但经及时合理的治疗,一般可恢复,无明显的后遗症。乙醇引起低血糖的死亡率在成人为 10%,儿童约 25%。然而,随着对此病的认识深化和早期合理治疗,死亡率将会不断下降。

20. 酗酒引发的社会问题　有关家庭暴力的研究显示,酒后丈夫对妻子进行躯体伤害是言语攻击的 4 倍。许多研究已经证实,过量饮酒可以引起外伤、家庭破裂(包括家庭暴力、离婚)、工作问题(包括迟到、旷工和人际关系不好)、法律纠纷(包括打架、伤人、酒后驾驶)等。在未形成酒依赖的这部分人群中,饮酒所致的社会问题已经相当普遍,给社会和家庭带来了不良影响。所以,降低饮酒量、减少饮酒频度,不但可以减少一系列躯体损害的发生,而且可以减少多种社会问题的发生。

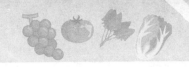

(四)饮酒勿忘禁忌

1. 饮酒忌成癖　适量饮酒是人生的一种乐趣,但嗜酒成癖则是由于长期或大量饮酒所致的一种精神障碍。一次大量饮酒引起的精神紊乱、失去控制力等,在临床上称之为急性酒精中毒。慢性酒精中毒则是由于长期饮酒引起的一种中枢神经系统的严重中毒,表现出人格改变和智能衰退逐渐加重、自私孤僻、不修边幅、对人漠不关心、精神不稳、记忆力减退、性功能下降、震颤等征象。研究人员发现,当人体中的酒精浓度达到 0.03％～0.05％时即可表现出欣快和动作增多,达到 0.06％～0.1％时兴奋加重称为轻度醉酒,进而知觉障碍、昏迷而死亡。酒精中毒者容易继发肝性脑病和烟酸缺乏性脑病等。酒精中毒的发生不仅会严重损害个人健康,而且困扰人的精神活动。酗酒可使机体出现免疫障碍,显著增加感染性疾病的发病机会。因此,不宜嗜酒成癖。

2. 肝病患者忌饮酒　肝炎患者的肝功能不健全,解毒能力降低,饮酒会使酒精在肝脏内积聚,使肝细胞受损伤而进一步失去解毒能力。慢性肝炎患者继续饮酒会导致慢性酒精中毒和肝硬化。酗酒者中约有 10％会出现肝病。女性如酗酒,即使饮酒量少于男性,但发生肝硬化的时间却早于男性,危害更为严重。饮酒者比不饮酒者的肝癌发生率高 12 倍以上。酒精还是胃蛋白酶的抑制剂,妨碍人体对蛋白质的摄取,影响消化吸收,肝炎病人饮酒可导致营养不良性肝硬化。当每日饮入酒精量在 60～80 克时,乙型肝炎表面抗原阳性者的肝功能会出现明显的损害,而乙型肝炎表面抗原阴性者的肝功能可无变化。长期饮酒者一旦出现肝区疼痛、上腹部不适、疲乏无力、消化不良、贫血、蜘蛛痣、肝掌、神经炎、睾丸萎缩等,应首先考虑为酒精性肝病。目前尚无特殊疗法,应彻底戒酒,适当休息,注意饮食,并服用保肝药物。

3. 高血压患者忌饮酒过多　研究人员发现,收缩压和舒张压均随着饮酒量的增多而逐步升高,血压升得愈高,其心、脑、肾等重要器官的并发症也愈多,其寿命愈短。大量饮酒者的血压明显高于不饮酒者,如停止饮酒可使血压正常,重新饮酒则血压回升。在饮酒引起的高血压并发症中尤以脑血管疾病最为常见,其死亡率是不常饮酒者的 3 倍。在对饮酒的和不饮酒的高血压患者给予同样治疗后,饮酒者的舒张压不易控制,而不饮酒者的高血压容易控制。因此,高血压患者最好戒酒。

4. 冠心病患者忌饮酒过多　大量饮酒会减少脂肪的消耗,使低密度脂蛋白胆固醇和三酰甘油的血浓度增加,同时却阻碍了高密度脂蛋白胆固醇的合成,增加了胆固醇在血管壁上的沉着。体内对低密度脂蛋白胆固醇的处理主要依靠脂蛋白脂肪酶的作用,大量饮酒会使酶的活性受抑制,从而增加了动脉粥样硬化的发病率。但每天规律性地少量饮酒的冠心病患者,冠状动脉狭窄的程度有所减轻,血液中高密度脂蛋白胆固醇的含量升高,冠心病症状缓解。少量饮酒虽能减少动脉粥样硬化,但不能开怀痛饮。因为一次饮白酒150~200毫升,可引起严重的冠状动脉痉挛。长期过量饮酒还可使血液中的脂肪物沉积在血管壁上,使管腔变小,造成心肌营养不良、心脏扩大、心肌肥厚,导致心率加快、心肌收缩功能减退,在酒精中毒性心脏病晚期还常见进行性心力衰竭,故冠心病患者饮酒量要小。

5.脑卒中患者忌饮酒过多 酒精可引起心律失常或心肌病,以心房颤动最为多见,能使心输出血量减少,造成附壁血栓形成,引起心源性脑栓塞。酒精还可引起强烈的血管反应,造成血压变化无常。酗酒引起的血管麻痹使其舒缩功能障碍,导致血压急剧变动,如果血压下降过多过快,容易造成心脏和脑部供血不足,加上酒后定向力障碍和步态蹒跚,容易晕倒造成颅外伤,使得脑血管破裂。酗酒也会使交感神经兴奋,可使新陈代谢加快,心跳加快,血压升高,容易引起血管破裂。酗酒后的急性酒精中毒还可使体内凝血机制被激活,促进血小板聚集而使血液黏度增高,血流速度减慢,容易诱发血栓形成。如果饮酒者同时伴有高血压、动脉硬化、糖尿病等病症及吸烟,脑卒中的发生率将会更高,而且发病年龄也比不饮酒者为早。医生认为,节制饮酒可降低脑卒中的危险性。

6.育龄夫妇忌饮酒 急性酒精中毒会抑制性功能,慢性酒精中毒也可影响性欲,并伴有内分泌紊乱,在男性方面表现为血中睾酮水平降低,引起性欲减退,精子畸形和阳痿。这是由于酒精严重损害了睾丸的间隙细胞,使其不能正常地分泌雄激素和产生精子。孕妇饮酒对胎儿影响更大,即使微量的酒精也可直接透过胎盘屏障进入胎儿体内,影响胎儿发育。妊娠期饮酒可导致胎儿酒精综合征的发生,患儿80%以上为小头畸形,并常有易怒、震颤、听觉过敏和吸吮反应低下等表现。胎儿酒精综合征患儿在产前产后皆发育不良,严重者可流产或死胎。调查表明,孕妇妊娠初期饮酒的危害最大,极易引起胎儿酒精综合征。即使怀孕前1周内适量饮酒也会抑制胎儿的生长,使新生儿体重显著减轻。所以,育龄夫妇不宜饮酒。

7.少年儿童忌饮酒 少年儿童正处于生长发育时期,各个组织器官的发

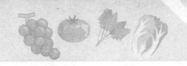

育尚未完善成熟,而饮酒对正常的生理功能及发育会带来严重影响。经科学家实验证明,酒精能使生殖器官的正常功能衰退,如果经常饮酒,会使性成熟的年龄推迟2~3年。少年儿童的食管黏膜细嫩,管壁浅薄,经不起酒精的刺激,可引发炎症或使黏膜细胞发生突变。同样,胃黏膜也比较娇嫩,酒的刺激可以影响胃酸及胃酶的分泌,使胃壁血管充血而导致胃炎或胃溃疡的产生。酒精进入人体后,要靠肝脏来解毒,而少年儿童的肝脏分化尚不完全,肝组织较脆弱,饮酒会给幼嫩肝脏难以胜任的负担,这样就会破坏肝的功能,甚至引起肝脾大。

少年儿童的神经系统发育尚不健全,饮酒会造成头晕、头痛,注意力涣散、情绪不稳、记忆力减退等,这对正在长知识的少年儿童的学习是非常不利的。

8. 老年人忌大量饮酒 一个人进入老年之后,常少量喝点酒,能舒筋活血,有利于身体健康。但是老年人的身体生理变化,新陈代谢能力降低已不胜酒力,喝多了对健康十分不利。况且老年人常患有一些疾病,如心脏病、高血压、糖尿病,以及溃疡病、肝脏疾病等,饮酒会加重这些疾病,甚至危及生命。就是身体健康的老人,也不能肆意饮酒,因为酒精在老年人体内有"三慢"。

(1)吸收慢:老年人机体功能减退,胃肠道血流量减少,且胃肠蠕动减慢,从而造成对酒精的吸收速度减缓。多量酒精长时间在胃肠中停留,反复刺激并损伤胃肠黏膜,可直接导致胃肠道炎性病变及溃疡的发生,甚至可导致胃出血,造成难以挽回的后果。

(2)代谢慢:酒精主要是在肝脏进行代谢,将乙醇转变成乙醛及乙酸,最后分解成水和二氧化碳。老年人肝脏的血流量明显减少,使得老年人肝脏解毒速度减慢,致使乙醇滞留肝脏时间过久。乙醇和其分解不完全的产物——乙醛,可对肝脏构成毒性作用,使肝脏细胞受损,引发慢性酒精性肝炎。

(3)排泄慢:酒的主要代谢产物是由肾脏排泄,由于老年人肾血流量明显减少,肾功能衰退,肾小球滤过率大幅度下降,影响乙醛和乙酸的排泄速度。而酒精的分解物乙醛,具有肾毒性,可使肾小球和肾小管细胞受损。如节日多饮酒,对肾功能会产生明显损害,导致肾功能下降。

至于啤酒,老年人应少饮为宜。因为常饮啤酒易导致铝元素积存于体内。研究发现,患老年痴呆症的脑组织中,有较多的铝元素积存,其量超过正常人的2~4倍。说明在人的头脑中,铝的积存量越高,大脑神经细胞的功能就越差。如果每天饮1~2升以上的啤酒,比不饮啤酒者平均血铝浓度高30%。由于老年人新陈代谢功能较差,易造成铝元素在脑中积存。为此,老年人应少喝或不喝啤酒。

9.忌睡前饮酒 "饮酒助眠"是不可取的。因为饮酒虽可暂时抑制大脑中枢神经系统活动,使人加快入眠,然而酒后引起的睡眠与正常生理性入睡完全不同,酒后入睡其大脑活动并未休息,甚至比不睡时还要活跃得多。因而在酒后醒来的人常会感到头昏脑涨、头痛等不适。经常夜饮入睡,还可能导致酒精中毒性精神病、神经炎及肝脏疾病等。

中医学认为,人体生理节律顺应昼夜阴阳变化才能不得病。白天属阳、夜间属阴,而酒属阳、温热。人入睡时应以静为主,不仅要外静,更需要内静。睡前喝酒,会伤阴助阳,阳盛则阴不安,不仅影响胃肠消化,还能影响睡眠质量,使人休息不好,导致精神不振,久而久之,对人体会造成诸多危害。

现代医学研究认为,睡前饮酒,酒中的很多有害物质(如甲醇、乙醇经体内氧化后会变成甲醛和乙醛,这些都是致癌物质),易在体内积存,毒害身体。而白天饮酒,由于人体新陈代谢速度较快,这些有害物质易排出体外,对心、肝、脑的伤害相对也少。

国外有报道说,睡前饮酒会伤害视网膜,阻碍视网膜产生感光视色素,使其在黑暗中辨别物体的能力下降。因此,患有失眠症的人不应用酒催眠,应寻找失眠病因,对症治疗。

10.服药时忌饮酒 饮了酒就不要服用下列药物。

(1)巴比妥类药:大量饮酒并服用巴比妥类中枢神经抑制药会引起严重的中枢抑制。当饮用中等量的酒并同时服用镇静剂量的巴比妥类药物时就可引起明显的中枢抑制,使病人的反应能力低下,判断及分析能力下降,出现明显的镇静和催眠效果,如再加大用量可导致昏迷。

(2)精神安定药:精神安定药氯丙嗪、异丙嗪、奋乃静、地西泮、氯氮草和抗过敏药物氯苯那敏、赛庚啶、苯海拉明等如与酒同用,对中枢神经亦有协同抑制作用,轻则使人昏昏欲睡,重则使人血压降低,发生昏迷,甚至出现呼吸抑制而死亡。

(3)单胺氧化酶抑制药:在服用单胺氧化酶抑制药时,人体内多种酶的活性会因此而受到抑制。此时饮酒会因其分解酒精的酶系受抑制而使血液中的乙醛浓度增加,导致乙醛中毒,出现恶心、呕吐、头痛、血压下降等反应。酒精还有诱导增加药物分解酶的作用,可使抗凝血药的作用时间缩短。

(4)抗凝血药:酒精对凝血因子有抑制作用,会使末梢血管扩张,所以酒与抗凝血药不宜同时服用。

(5)利福平:酒精的药酶诱导作用可使利福平分解加快,对肝脏的毒性增

强。还可使苯妥英钠、氨基比林等药物的分解加快,从而降低了药物的作用。

(6)降糖药:糖尿病患者服药期间应戒酒,因为少量的酒即可使药酶分泌增多,使降血糖药物胰岛素、格列本脲等的疗效降低,以致达不到治疗效果。如果大量饮酒会抑制肝脏中药酶的分泌,使降糖药的作用增强,导致严重的低血糖反应,甚至昏迷死亡。

(7)硝酸甘油:心血管疾病患者服药时应戒酒,以免出现严重的不良反应。服用硝酸甘油的患者如果大量饮酒会引起胃肠不适、血压下降,甚至会发生昏厥。

(8)降压药:高血压患者如果既饮酒又服用胍乙啶、肼屈嗪等降压药或呋塞米、依他尼酸、氯噻酮等利尿药,均会引起直立性低血压。服用帕吉林时则反应更为严重,会出现恶心、呕吐、胸闷、呼吸困难等,甚至会出现高血压危象。

(9)氨苯蝶啶:酗酒会增加和诱发多种药物的不良反应。酗酒者会发生酒精性肝炎,如再服用氨苯蝶啶会干扰胆碱合成,加重肝损伤,使丙氨酸氨基转移酶升高,引起肝性脑病和呼吸抑制。

(10)阿司匹林:酒精和阿司匹林都能抑制胃黏膜分泌,增加上皮细胞脱落,并破坏胃黏膜对酸的屏障作用,阻断维生素 K 在肝脏的作用,阻止凝血酶原在肝脏中的形成,引起出血性胃炎,促使胃出血加剧或导致胃穿孔等严重后果。

(11)其他药物:酒与磺胺类药物同用会增强酒精的精神毒性。灰黄霉素与酒同用则易出现情绪异常及神经症状。酒与地高辛等洋地黄制剂同用,可因酒精降低血钾浓度的作用,使机体对洋地黄药物的敏感性增强而导致中毒。

11. 天冷忌饮酒御寒 天寒时,人们常常喝上几杯酒来暖和身子,认为饮酒可以御寒。一般来说,喝酒可使呼吸加快、血管扩张、血液循环的速度随之加快、热量消耗增加,让人感到身上热乎乎的。同时,饮酒后导致神经出现短时兴奋,口腔和咽喉黏膜也出现轻轻颤动。这样,全身就有一种温暖和舒适的感觉。实际上,这是体温调节中枢发生紊乱的前兆。特别是酒喝多时,可引起体温调节功能失调、热量丧失增多,这时胃受酒精的麻醉,功能也明显下降,人体产热功能减弱。御寒一是要进食有营养的食物,增加热量;二是加强保暖。

12. 情绪不佳时忌酒 人喝"闷酒"伤身。人在情绪异常时,机体各系统的功能都处于低下状态。如长期处于抑郁状态的人,其体内对抗肿瘤起重要作用的 3 种免疫细胞,即 T 淋巴细胞、巨噬细胞及自然杀伤细胞的功能极度低下,就容易诱发癌症。此时再以酒浇愁,对人体的危害犹如雪上加霜。俗话说"借酒浇愁愁更愁"。忧虑苦闷不会因醉酒而消失,只是把愁闷暂时忘掉而已。我国

古代一些名人皆因长期以酒泄愤,结果早衰而亡,甚至殃及子女。晋代诗人陶渊明嗜酒一生,临终时后悔莫及地说:"后代之鲁钝,盖缘于杯中物所贻害。"古人尚且如此,今人更应明其理,慎其行,决不能"借酒消愁",戕害己身。

13. 贪杯后忌催吐　一些贪杯好酒的人士有过这样的经历,喝多了之后到洗手间"抠喉咙"催吐,呕吐之后感觉好受一些,甚至可以继续喝酒。这属于"危险动作",极易引起急性胰腺炎,甚至危及生命。贪杯好酒之人用自己的手指刺激咽喉催吐,会导致腹内压增高,使十二指肠内容物逆流,从而易引发急性胰腺炎。重症胰腺炎的临床死亡率在60%以上。

喝酒宜慢饮,切忌空腹饮酒。如果饮酒过量,不能使用镇静药或催吐,可适当吃些清凉新鲜的水果,能有效缓解稀释肠胃内乙醇的浓度,从而减轻"醉态"。

(五)酒精中毒与醉酒

1. 酒精中毒的原理　酒精中毒又称乙醇中毒,是指酒精被机体吸收后,由于其毒性作用而使人体产生的异常状态。为什么酒可醉人呢? 这要看饮入的乙醇在体内的吸收、氧化、排泄过程及药理学作用如何了。

一般情况下,饮入的乙醇大约80%由十二指肠及空肠吸收,其余由胃吸收。在空腹时饮酒,所饮之酒的60%于第一小时内被吸收,2小时内吸收量达到95%,2.5小时内则全部被吸收。习惯饮酒的人,其吸收乙醇的速度可较常人为快。胃内有无食物、胃壁的情况及饮料含醇量等因素都可影响吸收的快慢。约90%的体内乙醇经过一系列代谢过程,最后形成二氧化碳和水,少于10%由尿液、呼吸、汗、唾液等排出体外。由尿液排出的醇,其总量不超过饮量的3%。饮酒8小时末尿液内即无乙醇。乙醇经吸收后,即由血液均匀地渗入各内脏和组织内,血液中乙醇含量增高时,组织内含量也有比例地升高。绝大部分乙醇在肝内氧化分解。在醇脱氢酶的作用下,乙醇先氧化成乙醛,又经醛脱氢酶的作用氧化为乙酸,乙酸进入血液加入乙酸的代谢过程,最后生成水和二氧化碳排出体外。乙醇在体内氧化可产生一定量的能量,1克乙醇可产生29千焦能量,其中大部分可被机体利用。吸收的乙醇在体内代谢很慢,体重70千克的成年人,每小时乙醇的氧化量最高为15毫升,通常为每小时10毫升,肝功能不全时,会阻碍乙醇的正常新陈代谢。

科学家认为,酒精在一般剂量下可能主要作用于脑干网状结构上行激活系统,大剂量时可能直接抑制大脑皮质。

体液含乙醇的量与症状发生也有密切的关系,一般认为引起中毒症状的乙醇饮用量为 75～80 克,而致死剂量则为 250～500 克。饮酒后 5 分钟内,血液内即有乙醇,但因其吸收较快,氧化及排泄较慢,所以乙醇即积蓄于血液及组织内,一次饮酒后,血中乙醇量即于 1～2 小时内达到最高峰,然后逐渐下降。不习惯饮酒者的血液最高含乙醇量常历时数小时不退,但善饮者的血液最高乙醇含量常较不习惯饮酒者的血液最高含量为低,虽然其到达高峰的速度较快,但下降也迅速,在饮酒 2 小时后即迅速下降。

2. 醉酒 醉酒实际是急性酒精中毒,是由于服用过量酒精后所引起的一种中枢神经系统兴奋或抑制状态。人的口腔黏膜、胃肠壁都有吸收酒精的能力。酒精进入口腔后,首先被口腔黏膜吸收。如果口腔有疾病,吸收酒精的能力可能会增加,但为数还是甚微,而大量的酒精还是由胃壁、肠壁来吸收,胃大约吸收 25%,肠吸收 75%。因此,肠胃特别是小肠乃是酒精的主要通道。酒精被吸收后,将通过门静脉进入肝脏,以后又通过血液均匀地渗入各内脏和组织。另外,在通过口腔时,微量酒精受热气化由气管、肺而进入血液循环。

酒精进入人体,吸收速度相当快。当空腹饮酒,第一个小时就可吸收 60%,一个小时后可高达 90% 以上。而酒精在体内氧化和排泄较慢,因此大量的酒精积蓄在血液或组织中。当脑中酒精浓度增加到一定量时,大脑皮质就产生睡觉的意识,最后发生麻木性昏迷。整个过程可分为:兴奋期、共济失调期、昏睡期。如每百升血液中酒精浓度超过 600 毫克,可能导致死亡。

3. 慢性酒精中毒 当血液中酒精超过 0.1% 即进入醉态,醉酒伤肝不亚于轻型肝炎对肝的损害,而超过 0.4% 便可招致生命危险。所谓酒精依赖者就是酗酒成瘾,孤僻呆痴,明知饮酒对身体健康有害,仍然不能控制,只有喝了酒他们才有精神,并产生某种特殊"快感"。

酒对人体健康的慢性损害主要表现在以下几个方面:①有双手震颤、步态不稳、四肢发麻等神经系统症状。②有记忆力减退、计算能力下降、认知功能缺损等。③导致食管癌、喉癌,以及肝、脾、肾和心肌血管系统的大量病变。④损害人体的生殖细胞,性功能减退,勃起功能障碍,造成后代体能和智力的缺陷等。一个人只要醉一次,对身体的伤害就相当于得了一场伤筋动骨的大病。有研究表明,在心血管病患者中,约 63% 的患者有过长期饮酒史。

精神障碍也是慢性酒精依赖患者的一个突出症状。因饮酒而导致家庭贫穷、暴力冲突时有发生,因饮酒而导致刑事犯罪逐年增多,社会学家称之为"社会性酒中毒"。过去,人们不认为嗜酒过多是一种疾病,只是认为酒鬼多为行为道德品质有问题,对他们大多采取歧视的态度,这个观念是错误的。研究表明,"酒精依赖"就是一种慢性脑疾病,酒瘾就是毒瘾。

世界卫生组织国际协作研究指出,为了预防酒精依赖的发生,男性安全饮酒的限度是每天不超过 20 克,女性不超过 10 克纯酒精的饮用量。我国精神专家对此给予了通俗的解释,男性每天饮酒不超过 2 瓶啤酒或 50 克白酒,女性每天不超过 1 瓶啤酒,而且决不可混饮。此外,每周至少应有两天滴酒不沾。

(六)慢性酒精中毒的自我判断

有饮酒嗜好的人,若想知道自己是否已有慢性酒精中毒,可进行自我诊断。

1.饮酒后懒得工作,酒后怠工。

2.因饮酒在家庭里引起风波。

3.因饮酒招致声誉不好。

4.饮酒之后深感后悔。

5.每日愿意在同一时间饮酒。

6.如不饮酒就不能入睡。

7.次晨又想饮酒。

8.在外面虽一个人也饮酒。

9.因饮酒而陷于经济危机。

10.因饮酒而不关心家中的事情。

11.为了消除恐惧而饮酒。

12.为了增加自信而饮酒。

13.为了回避不安而饮酒。

14.因饮酒而招致朋友的轻视。

15.饮酒后的工作能力明显下降。

16.一饮酒就没有上进心。

17.饮酒后完全失去记忆力。

18.饮酒后易发生工作上的失误。

19.饮酒后需要请医生看病,甚至住院治疗。

若有上述表现之一,就必须限制饮酒或者彻底戒酒,不然就会给个人或家庭带来不幸,给社会造成一定的危害。对于嗜酒者来说,为了身体健康,为了家庭和睦幸福,也为了社会安定,对酒宜"浅尝辄止"。嗜酒者,切莫超过安全量,

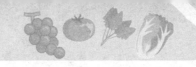

以免成为人们所厌恶的"酒鬼"。

(七)谈谈饮酒警戒线

2003年12月9日,台湾著名特技演员、歌手柯受良在上海意外死亡,时年50岁。他曾于1997年驾驶汽车飞越黄河壶口大瀑布以庆祝香港回归祖国;他曾驾驶摩托车飞越万里长城。曾有"中国第一飞人"的美称。2003年12月8日下午6时至9日凌晨,他连续3次赴酒会,引发急性哮喘和昏迷不醒,最终在送往医院的途中死亡。人们都知道,柯受良平时身体状况良好,曾多次参加大型特技演出,担当替身演员时,从14层楼上跳下来而未发生任何损伤。倒是3次赴酒会后,让杯中美酒送了命。柯受良之死给过量饮酒者敲响了警钟。

1.饮酒的警戒线到底是多少　中国营养学会1997年发布的《中国居民膳食指南》在"限量饮酒,享受生活"一节中明确指出:一定要倡导文明饮酒,不提倡过度劝酒,切忌一醉方休或借酒浇愁的不良饮酒习惯。如要饮酒也尽量少喝,最好是饮用低度酒(如啤酒、葡萄酒或黄酒),并限制在适当的饮酒量内。喜欢喝白酒的人要尽可能选择低度白酒。中国营养学会建议的成年人适量饮酒的限量值是成年男性一天饮用酒的酒精量不超过25%,相当于啤酒750毫升,或葡萄酒250毫升,或38度的白酒75克,或高度白酒50克;成年女性一天饮用酒的酒精量不超过15%,相当于啤酒450毫升,或葡萄酒150毫升,或38度的白酒50克。对于一些喜欢饮酒的人,特别是喜欢饮用高度白酒的人,可能会感到不够尽兴,但应该从保护健康的角度做出明智选择,自觉地限量饮酒。

2.世界卫生组织对于饮酒的建议　男性,每天应不超过2瓶啤酒或50毫升白酒,每周饮酒≤5天,每周酒量≤10瓶啤酒或250毫升白酒。女性,每天≤1瓶啤酒,每周饮酒≤5天,每周酒量≤5瓶啤酒。

啤酒也是酒,近些年来豪饮啤酒的青年人越来越多,夏季更是如此。喝1瓶啤酒相当于喝200毫升葡萄酒和50毫升酒精含量为38度的白酒。对每周喝5次啤酒危险程度可见表3。

表3　饮啤酒的危险程度

危险性	男　性	女　性	对身体和情绪的常见影响
低危险性有理智的喝酒	每天≤1瓶半啤酒	每天≤半瓶啤酒	增加放松程度,引起心脏病的危险较小
中等危险性有害的喝酒	每天2~2.5瓶啤酒	每天1~1.5瓶啤酒	乏力,失眠,血压升高,动作不协调,抑郁或紧张,考虑问题不清楚,阳痿,开车或开机器有危险,容易受伤等
高度危险性危险的喝酒	每天≥3瓶啤酒	每天≥2瓶啤酒	除上述损害之外,还可损害大脑,造成躯体依赖、记忆丧失、肝脏疾病等

3.国际酒精专家小组列举的10种最有效的干预方法

(1)规定购买酒精的最低法定年龄。

(2)政府设零售专卖点。

(3)限制销售小时或销售日。

(4)限制销售网点的密度。

(5)征收酒精税。

(6)检查驾驶员清醒度,如进行驾驶时酒浓度的检测。在美国,如果一个司机在驾驶时的血液酒精浓度超过0.08或0.10克酒精/分升,就是非法的。

(7)限定血液酒精浓度。

(8)暂时没收酒后驾驶者驾驶执照。

(9)对新驾驶员分阶段颁发执照(即在颁发执照时最初限制驾驶权,如血液酒精浓度限定为零)。

(10)对过量和有害饮酒者进行短暂干预。

(八)解酒误区

1.浓茶解酒　酒精本来对心脏就有较强的刺激性,而浓茶也具较强的兴奋心脏作用,两者合在一起大大加重了心脏的负荷,可引起心律失常或心功能不全,因此心脏有疾病患者切忌用浓茶解酒。酒精被吸收后90%以上被肝脏的醇脱氢酶氧化为乙醛。再被醛脱氢酶氧化为乙酸,最后被肾脏排出。此过程进行缓慢,一般需4~6小时。饮酒后饮茶,由于茶中的茶碱有利尿作用,可促使尚未氧化的乙醛过早进入肾脏,而乙醛对肾脏有损害作用,经常如此危害性便不

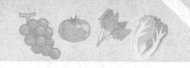

可低估了。用浓茶解酒是日常生活中最常见的一个误区。

2. 咖啡解酒 有不少人习惯在酒后喝一杯咖啡,觉得不仅可以提神,也可解酒。却不知道,美酒加咖啡,会加重酒精对人体的损害,而且危险性很大。饮酒后,酒精很快会被消化系统吸收,接着进入人体的血液循环系统,影响胃肠、心脏、肝、肾、大脑和内分泌系统,并导致体内糖代谢、蛋白代谢、脂肪代谢紊乱,其中受害最直接、最严重的就是大脑。而咖啡的主要成分是咖啡因,有刺激中枢神经和肌肉的作用,还会加快新陈代谢。如果酒后再喝咖啡解酒,会使大脑从极度抑制转入极度兴奋,并刺激血管扩张,加快血液循环,严重增加心血管的负担,对人体造成的损害会超过单纯喝酒的许多倍,并可诱发高血压,如果再加上情绪激动、紧张等因素,则危险性会更大。

3. 泡澡解酒 有人喝完酒后,感觉有点醉意就很想洗个澡,舒服舒服,其实这样做有许多害处。因为洗澡时人体要出汗,水分会排泄,血液中的酒精浓度相对增高,再加上热水促进血液循环、扩张血管、加快心脏和脉搏跳动,这往往引起血压下降、血液黏稠度增高,导致机体难以适应,很容易引起脑卒中的发作。

4. 迷信"解酒药"解酒保肝 市场上出售的"解酒药"没有一种是真正的药品批号,都是保健品或普通食品。所谓吃了解酒药喝酒不易醉,不过是一种心理暗示。很多人都以为服用解酒产品后就可以放开喝,而且觉得也不伤身体了,但这只是人们一个美好的愿望而已。目前,医学上还没有真正意义的解酒药,也没有解酒产品能对酒精进入身体产生的不良反应起到预防或阻断作用。目前市面上的一些"解酒药"的成分,多数只是镇静药、维生素与氨基酸等,提供的只是安慰、清醒和缓解头痛的作用。酒精进入人体会氧化成乙醛,在此过程中有一种乙醛脱氧酶的物质,负责将乙醛氧化为乙酸,并分解成二氧化碳和水。酒精的这个化学反应过程肯定是伤肝的,不可能靠服用一些解酒产品予以阻断。喝酒后的人通常会觉得躁动,这是人体的正常反应,而一些解酒产品里含有镇静药,不仅起不到解酒或保肝作用,反而对身体有害。也有人觉得自己服用解酒产品后再饮酒,感觉不那么容易醉,第二天也不会头痛。所以他们觉得这些解酒产品能够分解酒精、保护他们的肝脏。但事实上,感觉精神振奋,不容易醉的原因很可能是厂家添加了利尿药、兴奋药、激素等。这些成分能使服用者短时间内感到清醒、亢奋、食欲大开,但长期服用必将伤害身体。因此,对身体最好的保护方法是少饮酒。

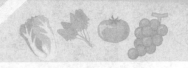

5.对于重度醉酒者的护理工作十分重要

(1)对醉酒者注意保暖,将其头转向一侧,如有呕吐,应及时清除其口内的呕吐物,要当心呕吐物被吸入气管引起肺部感染。

(2)醉酒较明显,又不能配合服用解酒食品时,可设法使醉酒者产生恶心呕吐,将胃内容物吐出,必要时还可用温水或2%碳酸氢钠液洗胃。但注意不可用浓茶、咖啡等来解酒,因为茶和咖啡不但不能帮助解酒,反而会加重醉酒症状。

(3)对步态不稳者,要防止跌倒,以避免发生跌打损伤。

(4)对重度醉酒者,身边的人应及时拨打120,或者立即送医院进行急诊抢救,千万不能耽误时间。必须注意,不管轻度、重度醉酒一律不准使用镇静药或麻醉药,以免引起不良后果。

6.醉酒症状和急救措施　酒精是中枢神经的抑制剂,过量即引起醉酒。人对酒精的耐受量不同,因而中毒量也各异。一般情况下,成年人饮50度白酒80～100毫升时即可引起中毒,1次超饮400～500毫升以上即有致命危险。

(1)症状:①兴奋期。眼充血,面白或红,精神愉快,言语增多,粗鲁无礼或安静入睡。②共济失调期。动作笨拙,行动不稳,语无伦次,含糊不清。③昏迷期。昏睡,面白或红,皮冷,呼吸慢而有鼾声,心跳加快,体温、血压下降,呕吐,大小便失禁等。可因呼吸和循环受抑制而造成死亡。

(2)急救:①停止饮酒,安静休息,保暖。②用手指或筷子刺激咽部,引发呕吐,以使酒精吐出。③及时吸氧。④昏迷者可肌内注射安钠咖,每次0.25～0.5克。或纳洛酮静脉注射0.4毫克。40分钟后可重复,效果良好。⑤防止发生休克、感染。

(九)每天一杯葡萄酒有益健康

在餐桌上喝葡萄酒的中国人越来越多了。当端起高脚玻璃酒杯,看着鲜红的葡萄酒时,顿时平添了许多赏心悦目的优雅和温馨的气氛。

1.葡萄酒的分类

(1)葡萄酒按颜色分类

①红葡萄酒。采用皮红肉白或皮肉皆红的葡萄经葡萄皮和汁混合发酵而成。酒色呈自然深宝石红、宝石红、紫红或石榴红。凡黄褐、棕褐或土褐颜色,均不符合红葡萄酒的色泽要求。

②白葡萄酒。用白葡萄或皮红肉白的葡萄分离发酵制成。酒的颜色微黄

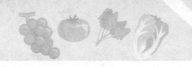

带绿、近似无色或浅黄、禾秆黄、金黄。凡深黄、土黄、棕黄或褐黄等颜色,均不符合白葡萄的色泽要求。

③桃红葡萄酒。用带色的红葡萄带皮发酵或分离发酵制成。酒色为淡红、桃红、橘红或玫瑰色。凡色泽过深或过浅均不符合桃红葡萄酒的色泽要求。

(2)按酒的含糖量分类

①干葡萄酒。含糖量低于 4 克/升,品尝不出甜味,具有洁净、幽雅、香气和谐的果香和酒香。

②半干葡萄酒。含糖量在 12～50 克/升,口味甘甜、爽顺,具有愉悦的果香和酒香。

③甜葡萄酒。含糖量大于 50 克/升,口味甘甜、醇厚、舒适、爽顺,具有和谐的果香和酒香。

由于地中海沿岸的气候、土壤适合栽植葡萄,因此法国、希腊、意大利成为葡萄酒的主要产地。在法国和意大利,葡萄酒的酿造、储存、欣赏、品尝和饮用都有一套非常严格的程序,使得饮用葡萄酒不仅演变成一种礼仪,还形成了特殊的葡萄酒文化,饮用葡萄酒被视为高雅的艺术和享受过程。

2. 葡萄酒的保健功效　法国大科学家巴斯德有句评语:"葡萄酒是最健康、最卫生的饮料。"在葡萄酒的生产大国法国,人们因饮用葡萄酒而身体健康,已成事实。利用现代化的检测手段,人们已测出葡萄酒中含有 250 种以上的成分,其中矿物质、维生素、氨基酸、烟酸与白藜芦醇等,都是对人体健康有益的物质。作为营养丰富的葡萄酒,还是一种不可多得的医疗保健品,对人体健康而言,具有强化剂、强壮剂、矿物质补充剂等多种功能。古罗马时代就有医学专家用自制葡萄酒与蜂蜜的混合液来治病。研究表明,葡萄酒具有活血、通脉、助消化、助药力、清洁软化血管、降低血脂、防止胆固醇对心脏造成的危害等功能。

葡萄酒中丹宁酸和抗氧化剂等成分,能促进血液的流畅和减少血管壁沉积物,有效地降低血液中的坏胆固醇,从而减少坏胆固醇聚集所形成的动脉血块,提高高密度脂蛋白胆固醇,即俗称的"好胆固醇"的含量,大大减少心血管疾病的发病率。目前心血管疾病已成为危及人类健康最危险的疾病之一,而法国每10 万人中心血管疾病患者仅有 61 人,这和法国是消费葡萄酒最多的国家有关。美国科学家通过试验也证明,每天饮用葡萄酒和葡萄汁,可以防止血液中的血栓形成,其效果不亚于阿司匹林。法国的一项调查还表明,每天饮用 2～3 杯干型葡萄酒,尤其是干红,可以使心脏病、癌症死亡率降低 49%。

葡萄酒的保健功能还远远不止这些。饮用葡萄酒特别是红葡萄酒,可以提

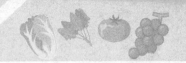

高肾和肝的供血状态。美国医学人员调查发现，老年人喝少量低度葡萄酒，可减少患视网膜黄斑退化症。此外，葡萄酒对于预防老年痴呆症，以及对治疗气血两亏、贫血、头晕、心悸等都能起到有益作用。

中国营养学会在 2008 年发表的《中国居民膳食指南》中指出："适量饮用葡萄酒可能存在好处。"同时提出饮用葡萄酒的限量标准——成年男性一天不要超过 250 毫升，成年女性不要超过 150 毫升。因此，在注意少喝或不喝白酒的同时，人们饮用葡萄酒也要按照安全标准控制饮用量。

十七、食以安全为先

(一)别让"当家菜"成为健康杀手

番茄、白菜、土豆、豆芽……为百姓餐桌上的"当家菜",但选购不当、加工不当、贮存不当也会成为"问题食物",成为"健康杀手"。

1. 青番茄 青番茄含有与发芽土豆相同的有毒物质——龙葵碱,人体吸收后会造成头晕、恶心、流涎、呕吐等症状,严重者发生抽搐,对生命威胁很大。生吃危险性更大。青番茄因存放时间久,外观虽然变红,但茄肉仍保持青色,此种番茄同样对身体有害,食用时务必仔细分辨。

2. 烂白菜 腐烂的大白菜含有亚硝酸盐,食用后可使血液丧失携带氧气的能力,会使人产生缺氧而引起头痛、头晕、恶心、腹胀等症状,严重时会抽筋、昏迷,甚至有生命危险。

3. 无根豆芽 在生产过程中,多施用除草剂使生长出来的豆芽没有根。而除草剂中含有使人致癌、致畸和致突变的有害物质。

4. 胖大的豆芽 用化肥发的豆芽都是又白又胖,其中残留大量的氨,在细菌的作用下,会产生亚硝胺,大量食用会引起头昏、恶心、呕吐。

5. 生木薯 木薯与马铃薯、甘薯并称世界三大薯类。生木薯含有一种叫做"氰苷"的毒素,在特殊酶的作用下,可水解出氢氰酸。若加工处理不当或直接生食,可造成组织缺氧,损害中枢神经系统。严重者发生痉挛、呼吸麻痹,甚至昏迷。白皮木薯的"氰苷"含量比红皮木薯高。买回家的生木薯必须去皮、清洗薯肉,然后敞开锅盖用水烹煮。熟透后,再浸泡16小时,弃去汤水后才可食用。千万别空腹吃木薯,也不要一次吃得太多。幼儿、年老体弱者及孕妇更要慎吃木薯。一旦中毒,应尽快前往医院急救。

6. 鲜黄花菜 新鲜黄花菜有毒,干品无毒。因为新鲜黄花菜中含有秋水仙碱,这种毒素可引起咽部发干、胃部烧灼感、血尿等中毒症状。若先将黄花菜在沸水中焯烫一下,然后用凉水浸泡2小时以上,中间换一次水,鲜黄花菜便可食用。

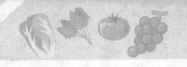

7. 鲜海蜇 鲜海蜇皮体较厚，水分较多。研究发现，鲜海蜇含有四氢络物、5-羟色胺及多肽类物质，有较强的组胺反应，引起"海蜇中毒"，可出现腹泻、呕吐等症状。只有经过食盐加明矾盐渍 3 次（俗称三矾），使鲜海蜇脱水，才能将毒素排尽，才可食用。海蜇有时会附着一种叫"副溶血性弧菌"的细菌，它对酸性环境比较敏感。因此，凉拌海蜇时应放在淡水里浸泡 2 天，食用前加工好，再用醋浸泡 5 分钟以上，就能消灭全部副溶血性弧菌，便可放心吃凉拌海蜇了。

8. 鲜木耳 鲜木耳与干木耳不同，它含有叫做"卟啉"的光感物质，如果被人体吸收，经阳光照射，能引起皮肤瘙痒、水肿，严重可致皮肤坏死。若水肿出现在咽喉黏膜，能导致呼吸困难。新鲜木耳应晒干后再食用。暴晒过程会分解大部分卟啉。市面上销售的干木耳一般都会用水浸泡，水发后使可能残余的毒素溶于水中，可安全食用。

9. 鲜咸菜 新鲜蔬菜含一定量无毒的硝酸盐，在腌制过程中被还原成有毒的亚硝酸盐。一般情况下，腌制 4 小时后，亚硝酸盐开始明显增加，14 天达高峰，此后又逐渐下降。亚硝酸盐可引起缺氧症状，还与其他食物中的"仲胺"结合形成致癌的亚硝胺，严重危害人体健康。所以，应该食用腌制 2 周之后的腌菜。

10. 发芽土豆 土豆在存放时间过长、气温和湿度较高的情况下，可以发芽，变成绿色或紫色。在芽眼周围和发绿发紫的表皮中含有一种叫"龙葵素"的有毒物质，对人体的神经系统，特别是运动中枢、呼吸中枢有麻痹作用。如果吃了发芽的土豆，就会出现舌咽麻痹、胃部灼痛、恶心、呕吐、腹泻，有的人还会出现瞳孔散大、耳鸣，中毒严重的人可以因呼吸困难、抽搐昏迷而死亡。中毒的患者一定要及时送医院抢救治疗。

为了防止发芽土豆引起中毒，应将土豆存放在阴凉干燥的地方。如果发芽了，应将土豆去皮，挖掉芽眼，彻底煮熟煮透才可以吃。如果土豆长芽，表皮又变绿、腐烂就应丢弃不吃。

11. 腐烂生姜 买回的生姜适宜放在温暖、湿润的地方，忌干燥寒冷。存贮温度以 12℃～15℃为宜。如果在 10℃以下会冻伤，回温后易腐烂。如果存贮温度过高，腐烂也很严重。变质生姜含毒性很强的物质"黄樟素"，一旦被人体吸收，即使量很少，也可能引起肝细胞中毒变性。人们常说"烂姜不烂味"，这种观点是个误区。

12. 长斑红薯 红薯表面出现黑褐色斑块，表明受到黑斑病菌的污染，排出的毒素有剧毒，不仅使红薯变硬、发苦，而且对人体肝脏有损害。这种毒素无论

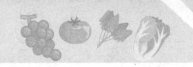

使用煮、蒸或烤的方法,都不能使它破坏。因此,有黑斑病的红薯不论生吃或熟吃均可引起中毒,应坚决丢弃。

13. 棕色甘蔗　这种甘蔗外观无正常光泽、质地变软,肉质变成浅黄或暗红,或灰黑色,有时还发现霉斑。如果闻到酒味或霉酸味,则表明严重变质。变质误食后,可引起中枢神经系统受损,轻者出现头晕头痛、恶心呕吐、腹痛腹泻、视力障碍等。严重者可能发生抽搐、四肢强直或屈曲,进而出现昏迷。

14. 变色紫菜　用凉水浸泡后的紫菜呈蓝紫色,说明紫菜的干燥、包装前已被有毒物所污染,这种紫菜对人体有害,可损害肝脏,不能食用。

15. 未煮熟的四季豆　如食用没煮熟的四季豆,或外表是青色的菜豆,食用后可引起轻度食物中毒。

16. 新鲜蚕豆　有的人食后会引起过敏性溶血综合征(蚕豆病),出现全身乏力、贫血等症状。这类人以后便不要再吃生蚕豆了,煮熟后食用不会过敏。

17. 发黄的银耳　变质发黄的银耳是受黄杆菌污染所引起,吃后可引起头晕、肚痛和腹泻等中毒现象。

18. 发霉的茶叶　茶叶发霉是受了青霉、曲霉污染的结果,倘若喝了发霉的茶叶水,轻则引起头晕、腹泻,重则可以引起肝、肾等器官的损害。

19. 生豆浆　未煮熟的豆浆含有皂素等物质,不仅难以消化,还会诱发恶心、呕吐、腹泻等症状。一定将豆浆彻底煮沸再喝。当豆浆煮至85℃～90℃时,皂素容易受热膨胀,产生大量泡沫,让人误以为已经煮熟,家庭自制豆浆或煮黄豆时,应在100℃的条件下,加热约5分钟后才能放心饮用。

20. 有毒蘑菇　目前,我国已鉴定的有毒蘑菇约80多种。常见的有毒蘑菇有绿帽蕈、毒蝇蕈、马鞍蕈等,外形特点大多是颜色鲜艳,伞盖和茎上有斑点、疣点,茎折断后流浆、发黏,伞盖肉质呈薄片形。但也有些毒蕈无上述特点,如白毒伞,颜色并不鲜艳,须仔细鉴别。目前,对于有毒蘑菇的鉴别尚无可靠的简易办法。因此,为预防毒蕈中毒,最根本的办法是不要采摘自己不认识的蘑菇食用,无识别毒蘑菇经验的人,千万不要食用自采的蘑菇。

(二)忌食含致癌物的"天然食物"

在众多的天然食物中,不少食物含有促癌或致癌物质,其中主要有单宁、蕨类、黄樟素、苏铁素等,如高粱、槟榔中的单宁含量就比较高。

1. 槟榔　在印度、巴基斯坦及一些东非国家,在台湾等地区,很多人有爱好

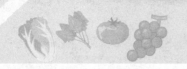

咀嚼槟榔的不良习惯,由于槟榔所含致癌物质单宁较高,再加上口腔黏膜长期反复地受到刺激,所以很容易诱发口腔癌。据报道,印度某家医院从1941年到1960年,20年内收治的癌症患者中48.7％是口腔癌、咽喉癌,这与当地居民盛行咀嚼槟榔有密切关系。

2. 高粱 高粱所含致癌物单宁也较多,我国西北地区食管癌发生率高,与居民长期以高粱为主食,很少吃细粮,食物过于粗糙,粗细搭配不当有密切关系。

3. 蕨菜 生长在山野中的蕨菜含有致癌物质,能使人、畜发生各种癌症。蕨类中的一种狼箕,在动物实验中可以引起肠癌、膀胱癌及肺癌。研究表明,蕨菜中含有的与癌症有关的物质有苯草酸、蕨内酰胺、黄碱醇类化合物、橡黄素,以及与橡黄素类似的一些物质。这些物质在根茎中的含量最高,叶中次之,叶柄中也含有。日本学者调查发现,在食管癌的高发区内,经常食蕨菜的人群发生食管癌的相对危险性是不食用蕨菜人群的3倍。科学家对经过烹调加工过的蕨菜进行致癌试验表明,即使经过加工的蕨菜,也能诱发肠癌和膀胱癌。只不过潜伏期较长和发病率较低而已。所以,人们最好还是不吃蕨菜。

4. 欧蕨 欧蕨在全球分布广泛,常被人当作蔬菜食用,以日本人食用最多。30多年前人们就知道食用这种植物可使小牛的骨髓及消化道黏膜发生危害,并可发生膀胱癌。在日本食管癌高发区的前瞻性调查证实,日本食管癌的高发与食用欧蕨有显著的相关。这类毒素在植物叶菜中浓度很高,根茎比主干茎和叶子的致癌作用强,其毒性作用可在烹调加工中减少或除去。其中的香醇可使80％的大鼠发生肠癌,膀胱癌的发生率为20％。用高浓度欧蕨的饲料喂奶牛,其牛奶可以使小鼠发生癌症,用此奶粉喂大鼠,可发生大肠癌、膀胱癌及骨癌,而对照组均未见有肿瘤发生。

5. 苏铁素 苏铁素是植物中强致癌物之一,已从苏铁果树中分离出来。在热带和亚热带地区,此树是当地人和家畜的食物。尽管在食用前进行有关处理可减小毒性,但仍然常有人畜急性中毒的报道。在关岛和冲绳,食用苏铁树和果核被认为是致癌的原因之一。有学者将苏铁素给大鼠口服后,发现可诱发肝、肾、结肠的癌症,在其他动物也可发生癌症,其水解产物甲氧偶氮甲醇可使蛋白质和核酸甲基化,也可使实验动物发生恶性肿瘤。

6. 二孢蘑菇 蘑菇中的二孢蘑菇和可食用的鹿花菌属中含有致癌物肼类。二孢蘑菇是欧洲、北美和某些地区经常食用的栽培蘑菇,仅美国1980年的食用量约21.3万吨。其中有伞菌素(约0.04％),以及其中致突变作用的羟甲基肼、

甲基肼苯和羟甲基苯基重氮。鹿花菌属在全球有 100 万食用者，美国约有 10万人，食用此种蘑菇中毒的报道有 500 余篇之多。二孢蘑菇的提取物可诱发小鼠肺癌和血管瘤，对实验性菌标也均有诱发突变的作用。在鹿花菌属蘑菇中已发现了 11 种肼类化合物，其中有实验证据表明有致癌作用的为数甚多。甲基甲酰肼可使小鼠发生肺部及肝胆系统的癌症。大剂量时表现为急性毒性作用，较小剂量则显示出致癌性；对仓鼠则可引起肝细胞癌和肠癌；对实验菌株有致突变性，在体内代谢后，这种作用明显加强。

（三）"火鸡 X 病"的元凶

1960 年，英国某养鸡场在短短几个月中突然死掉十万只火鸡，令场主心痛不已。但是更奇怪的是，这些火鸡都患了同一种疾病，先是食欲减退，不吃食物，然后羽翼下垂，头向后伸，昏睡而死，呈现出一种特殊的死象。剖开鸡肚时发现火鸡的肝脏坏死出血，当时连兽医也不知道是什么病，所以称为"火鸡 X病"。经过多方面的分析研究，否定了细菌或病毒的作用，最后证明是由于吃了一种从巴西进口的霉变花生粉所致。用这种霉变花生粉喂羊、猫、鸽等动物，也发生类似疾病，而大鼠在吃了霉变花生粉后 6 个月也发生了肝癌。事有巧合，当人们发现霉变花生粉的毒性致癌作用时，又发现一批人工喂养的鳟鱼发生肝癌，饲养中虽无霉变花生粉，但却都含有棉籽粉，而非人工喂养的鳟鱼并没有发生肝癌。

霉变花生粉与棉籽粉引发肝癌，引起了人们的重视，在追根究源的侦查和研究中，专家找到了共同的祸根，原来是在这些发霉变质的饲料中，有一种真菌在产生毒素，这种毒素称为黄曲霉毒素，有强烈的致癌作用。现在已分离出黄曲霉毒素（Aflatoxin 简称 AF）有两种成分，一种发蓝色荧光，叫黄曲霉毒素 B（AFB）；另一种发绿色荧光，叫黄曲霉毒素 G（AFG），其中还可分为 AFB_1、AFG_{12} 而致癌毒性最强的是 AFB_1。

黄曲霉毒素在实验研究中已证实可以引起鱼类、鸟类和猴子等大动物的肿瘤，这便使人们产生了一个疑问：黄曲霉毒素是否是人类癌症的肇事者？黄曲霉菌不仅在花生、棉籽上生长，而且也可以在大豆、玉米、高粱、小麦、大米上生长和产毒，而这些谷物都是人们的主要食粮。

1. 黄曲霉毒素的特性　黄曲霉毒素是黄曲霉菌产生的活性物质。黄曲霉菌是真菌的一种，普遍存在于空气和土壤中。在有氧气、温度较高、潮湿等条件

下,这种真菌很容易在花生、玉米、大米、小麦、大麦、大豆等农产品上生长,导致霉变发生。虽然食物经烹调后,黄曲霉毒素的含量减少,在碱性溶液中黄曲霉毒素也可被降解,但是黄曲霉毒素在水中溶解度低、耐高温,一般的烹调条件下不容易被完全破坏。黄曲霉毒素的毒性特别强,致癌性大,是真菌毒素研究中最为深入的一种。在肝癌高发地区,粮食被黄曲霉毒素污染比一般地区高10余倍。

2. 食物中黄曲霉毒素限制标准 国际流行病学调查发现,在粮油等食品受黄曲霉毒素严重污染的地区,人群肝癌发病率比较高。美国国立毒理学在2000年发布的致癌物报告中,已将黄曲霉毒素确定为人类致癌物。食品的黄曲霉毒素污染是全球性问题,在中国、印度、美国等国家的粮食中黄曲霉毒素浸染率都较高,因此世界各国对食物中黄曲霉毒素含量都有严格规定。我国对各种食物中黄曲霉毒素最大允许量的规定为:玉米、花生及其制品为20微克/千克;大米和食用油脂为10微克/千克;其他粮食、豆类和发酵食品为5微克/千克;酱油和醋为5微克/千克;婴儿代乳品不允许含有黄曲霉毒素。

2001年7月30日,广州市工商局发出"查封有毒大米"的紧急通知,随着广东省工商、公安、卫生等部门采取联合行动,查缴了三家米厂生产的有毒大米100吨。这批"毒大米"事件引起了全国的震惊,"毒大米"究竟毒在哪里?经抽样检查,毒大米中黄曲霉毒素 B_1 严重超标,其中原料米黄曲霉毒素 B_1 超标率为50%～60%,成品米超标率为30%～40%。研究人员分离出10多种黄曲霉毒素,包括黄曲霉毒素 B_1、黄曲霉毒素 B_2、黄曲霉毒素 G_1、黄曲霉毒素 G_2 等。这批发黄、表面霉变粗糙、易碎的大米被不法商贩在大米表面涂覆了一层矿物油,光泽明亮,即所谓的油大米。人吃了油大米以后,会出现头晕、恶心、呕吐、腹泻等症状。加在大米中的油是从石油中提取的矿物油,混有多种对人体有害的多环芳烃类化合物,特别是可致癌的苯并芘等;也有的是用液状石蜡给大米上光。这些都是我国《食品添加剂使用卫生标准》禁止使用的添加剂。人们在购买食品时不可掉以轻心。

(四)避免食用有毒食物

1. 别被颜色所欺骗 常有消费者抱怨小贩卖的藕颜色发褐,问有没有白净一点儿的。其实,莲藕等植物性食品存在"酶促褐变"的特性,表皮受到机械擦伤之后会自然变褐,完全不会影响品质。但是,为了迎合部分消费者本不科学

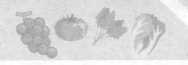

的要求,现在许多商贩将食品漂白、染色当成了"时髦"。相当一部分食品添加剂的加入,都是为了提高产品的感观效果。所以,消费者应正确看待"颜色"与食品安全的关系,鲜亮的色泽并不代表食品就新鲜、纯净,要认清"原色"食品才购买。

2. 买蔬菜,避免残留药物 选购蔬菜,主要是要避免农药残留。可以多选购农药残留较少的蔬菜,如具有特殊气味的大葱、洋葱、大蒜,以及去皮才能食用的马铃薯、红薯、冬瓜、萝卜等。买水果时,不要买提前上市的水果。在成熟期之前 2 周至 1 个月上市的水果,如果颜色十分诱人,很可能是使用过催熟剂。

3. 购猪肉,学会辨别印章 购买猪肉,首先要学会辨别肉皮上的印章。"X"形章,是"销毁"章,盖这种章的肉禁止出售和食用。椭圆形章是"工业油"章,这种肉不能食用,只能用作工业用油。三角形章是"高温"章,这类肉含有某种细菌或寄生虫,必须进行高温处理。长方形章是"食用油"章,这种肉不能直接出售,必须熬炼成油才能出售。圆形章是合格印章,盖有这种印章的肉就是我们平常所说的"放心肉"。另外,在购买猪肉时,如果发现猪肉肉色较深、肉质鲜艳,后臀肌肉饱满突出,脂肪非常薄,这种猪肉很可能使用过"瘦肉精"。

4. 选鸡蛋,莫入颜色误区 许多人凭蛋壳的颜色选蛋。蛋壳颜色有白、红、褐、深褐和青色之分。但是,鸡蛋营养价值的高低主要取决于饲料的营养结构与鸡的摄食情况,与蛋壳的颜色并无太大关系。不过,对蛋壳颜色是否均匀、蛋壳是否光滑、蛋的形状等指标要注意。如果蛋壳颜色不均匀,或者蛋壳比较粗糙、蛋形过圆或过长,就有可能是不健康的鸡下的蛋。怎样鉴别含"苏丹红"的蛋?不含苏丹红的咸鸭蛋,蛋黄红中带黄,切开之后能明显看见有红油流出,味道鲜美。吃了含苏丹红饲料的鸭子所产蛋的蛋黄则是鲜红色的,用它制成咸鸭蛋,切开之后可以闻出有玉米面的味道,且蛋黄坚硬、干燥。

5. 挑选鱼,仔细观察色泽 看鱼眼:没有受到污染的鱼,鱼眼微突,富有色泽。受到污染的鱼则眼球浑浊,有的眼球明显突出。看鱼鳃:正常的鱼鱼鳃鲜红,排列整齐。受到污染的鱼,鳃呈白色,而且形状非常粗糙。看鱼尾:鱼受到污染,其尾弯曲、僵硬。闻气味:正常的鱼有一种新鲜湿润的腥味。受到污染的鱼则有一种煤油或类似氨气的味道。要辨别鱼体内是否有孔雀石绿,可以看鱼鳞的某些创伤处是否着色,受创伤的鱼经过浓度大的孔雀石绿溶液浸泡后,表面会发绿;另外,若是发现通体色泽发亮的鱼也该警惕。对于不易识别的鱼,在吃前要尽量浸泡,这样即使鱼经过了孔雀石绿溶液的浸泡,也可以被稀释而减轻对人体的毒害。

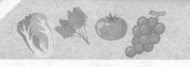

6. 存食品，把好储藏关　食品买回家，第一步便是过"储藏关"。绝大多数食品应该遵循储藏八字方针："低温、避光、通风、干燥"。而且，储存食品时，应尽可能不用塑料袋来装食品，不囤积食品，留意食品的保存期，在保存期内食用。对于粮食、干果类食品，更应注意以上原则，防止霉变产生黄曲霉毒素。另外，香蕉、番茄、火腿、巧克力等食品不适合保存在冰箱里，否则不但不会保鲜，还会加速食物的腐败。

7. 除农药，先清洗后浸泡　浸泡水洗法是清除蔬菜水果上污物和去除残留农药的基本方法，特别是叶类蔬菜。记住一定要先清洗后浸泡，否则等于将蔬果浸泡在稀释了的农药水里。浸泡时间不少于 10 分钟。浸泡后再用清水冲洗 1 次。有些人喜欢用碱水清洗农药，专家认为大可不必，因为碱水会破坏蔬菜中的维生素。不过对于韭菜、卷心菜等高农药残留的蔬菜，可以考虑用小苏打水洗。

8. 莫食生，熟食更安全　虽说很多蔬菜生吃更有营养，维生素流失少，但危险性也相应增加。比较而言，熟食可使农药进一步分解，杀死蔬果上残留的虫卵。对于动物性食品，则应加工至熟透后食用。生吃不但营养成分不如熟食容易吸收，也十分危险。比如，未煮熟的猪肉可能带有旋毛虫、囊虫、绦虫，淡水鱼未煮熟可能带有肺吸虫、肝吸虫等。

9. 常"解毒"，促进新陈代谢　猪、鸭、鸡、鹅等动物血液中的血红蛋白被胃液分解后，可与侵入人体的烟尘和重金属微粒发生反应，转化为人体不易吸收的物质，直接排出体外。海带和紫菜含有微量元素碘及海藻胶，海藻胶是一种可溶性膳食纤维，能够在促进排便的同时，促进体内的杂质排出体外，从而减少这些物质在体内的积聚。多吃西瓜、莲藕、白萝卜。人体内的有毒物质和代谢废物，主要通过肾脏的滤过作用，经尿液排出。西瓜、莲藕和白萝卜的利尿作用，能促进体内废物快速排出，进而净化血液。当然，最简单、有效的"自洁"措施还是多饮水、多运动，以促进身体的新陈代谢，促进代谢产物包括毒物的排泄，减少有害物质的残留。

（五）不吃街头食品

街头食品是指食品生产经营者在城乡街头或集贸市场，以及其他公共场所中生产经营的、直接入口的食品。常见的包括麻辣烫、羊肉串、毛鸡蛋、冰糖葫芦、海鲜大排档等等。近年来，随着改革开放的不断深入和人民生活水平的不

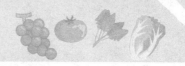

断提高,街头食品得到迅速发展。街头食品的兴隆给人民群众的生活带来了方便,但街头食品中的卫生问题也不可忽视。

吃过多的麻辣烫不仅会刺激口腔、食管与胃肠的黏膜,发生充血、水肿,而且还有可能诱发一些消化系统疾病,尤其是患有复发性口腔炎、慢性咽炎、溃疡病、慢性胰腺炎、胆囊炎,以及上腹部做过手术的人都不宜吃麻辣烫。烧烤食品中存在大量有害物质。燃料燃烧、油脂、肉食品本身、发色剂和香味剂在烧烤时会产生多环芳烃、苯并芘、亚硝胺等致癌物质,对人体的健康不利。特别是儿童,正处于生长发育时期,体内各个器官功能尚不完善,肝脏的解毒功能差,身体的抵抗力弱,更容易致病。大排档中出售的食品大部分是由店主自行生产加工的食物。且不说其中隐藏的食品卫生问题,单从饮食均衡和健康角度来看,晚餐一般应在入睡前 4 小时进餐为宜,而多数大排档的营业时间都在晚上 6～12 时,人们大多把大排档作为正餐之后的消夜,这不但不利于对食物的消化吸收,还容易加重肠胃的负担、影响睡眠质量。

街头食品无冷藏设备,不能做到原料与成品冷藏贮存,三防(防蝇、防腐、防尘)设施不健全,加工场所无足够的水池,洗碗、洗手、洗菜常一池多用,工具或容器生熟不分,交叉污染严重。街头饮食摊点大多无固定位置,无上下水和餐具消毒设施。有关调查数据显示,餐具不消毒的摊点占总数的 64%,虽然用桶或盆洗刷餐具,从早到晚不换水,不加消毒药,结果餐具越洗越脏,越洗污染越严重。

竹签等辅助用品重复利用现象较多。这一现象在麻辣烫、羊肉串等摊点较为常见。刚吃完麻辣烫的竹签上含有大量的细菌,如金黄色葡萄球菌可以引起细菌性食物中毒。许多人共同使用一锅汤汁、一盘调料,如果消毒措施不彻底,就会成为疾病的传播途径,造成交叉感染。

据监管部门报告,街头食品的问题主要集中在采用化学性食品原料、消毒不合格、细菌滋生繁衍、病菌交叉传播导致的植物性和化学性食物中毒等方面。从监控数据看,街头食品也是肝炎、痢疾等传染性疾病传播的主要诱因。

(六)常吃烧烤食品潜伏致癌危险

目前,市场上烧烤、熏烤食物品种众多,以色鲜、味浓、肉嫩、油而不腻为许多人所喜爱。许多儿童甚至幼儿对烤羊肉串、烤猪肉串、烤鱼之类的食物也情有独钟。我们认为,从营养、防癌和食品卫生的角度来讲,吃烧烤食物应适可而

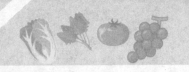

止,尤其是儿童更不宜食用。

烧烤、熏烤的加工方法常用于鱼、肉类及豆制品,如熏鱼、腊肉、火腿、香肠、熏臭豆腐干、烤肉、烤鸭等。在我国有些地方,人们喜欢吃熏烤食品,把馒头、烧饼、烙饼、糯米粑粑、嫩玉米、薯类、肉类、鱼类都放在火上烧烤后再吃。

烧烤、熏烤食品,作为风味食品偶然吃上几回,可能对身体没有多大的危害,也不一定会致癌,但不宜经常食用。在 1966 年,医学专家发现,世居冰岛的居民,胃癌的死亡率为 125.5/10 万,占癌症死亡总数 50% 以上,居世界第三位。流行病学调查认为,与该地区居民常年食用烟熏食品有关,如熏羊肉、熏鲑鱼、熏鳟鱼等。在鲑鱼和鳟鱼产量大的地区,新鲜出售较困难,因此多用熏制。但冰岛地区的海员经常从海外港口吃到较多的新鲜食品,因此癌症的患病比例相对要少得多。

1. 为什么经常吃烧烤食品、熏烤食品易诱发癌症

(1)含有强致癌物质苯并芘:熏制品中的苯并芘有多个来源,熏烟中含有这类物质,在熏制过程中能污染食物;肉类的脂肪,在熏制时如果燃烧不全会产生苯并芘;烤焦的淀粉也能产生这类物质。另外,熏制品中可能还含有其他一些潜在的致癌物质,如 1978 年日本癌症研究所在熏烤和烧焦食物中发现一种"致突变原",国外动物实验证明其毒性比苯并芘大 100 倍。

30 多年前就有人发现,把肉类放在炭火上烧烤时,从肉上滴下来的油滴在炭火上,燃烧升起的烟中含有很强的致癌物质——苯并芘。经测定,一磅烤好的牛排中所含的致癌物质,要比 300 支香烟中所含的多得多,可高达 2.6～11.2 微克/千克。

最近几年,全国各地不少年轻人对烤羊肉串发生了兴趣,并经常光顾此类小摊,每次必吃几串甚至十几串。实际上,多吃羊肉串对人体不但无益,而且还有致癌的危险。据北京市卫生防疫部门抽样检测证实:"有烟情况下熏制的羊肉串中含 3,4-苯并芘竟高达 4 微克。"而国际上规定,每千克食品中 3,4-苯并芘的含量不得超过 1 微克。现已证实,在已知的 200 多种自然界的致癌化合物中,3,4-苯并芘是一种较强的致癌物质。苏联学者通过动物实验表明,长时间投以大剂量的 3,4-苯并芘能使几乎 100% 的动物出现胃癌和肺癌等癌症。

也有学者认为,羊肉串烧烤后会产生蛋白质热解产物杂环胺。这种杂环胺是一种致突变物质,它可引起细胞突变。杂环胺的致癌作用比起我们熟知的黄曲霉毒素、苯并芘或亚硝胺还要强,不单是羊肉串,所有烧烤的肉类、油炸的肉食品,都会有或多或少的杂环胺存在。如此看来,羊肉串还是少吃或不吃为妙。

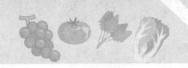

（2）含有环芳烃类致癌物：烧烤、熏烤食品中除苯并芘外，还含有多种其他的多致癌物——环芳烃类物质。熏箱中形成的炭黑中，也发现有大量的致癌性多环芳烃类。熏制时产生的烟是进入食物的致癌性烃类的来源。对木材在不同温度时分解和燃烧的状态进行研究发现，在所有各种温度条件下都能产生致癌性多环芳烃。但它们的生产量，决定了相应的对食物污染的程度，主要取决于产烟和熏制的条件。对此试验表明，50克熏肠中含苯并芘的量相当于1包香烟，或大工业区中心居民在4～5昼夜内所吸入污染空气中的数量。1盒油浸熏鱼则相当于60包香烟，或1年内所吸入空气中致癌物的量。用煤烟或炭火烤制的牛肉含有多种致癌的多环芳烃类物质，如烤牛排中含量达8微克/千克。

（3）含有亚硝胺等致癌物质：熏鱼、肉制品中存在致癌性苯并芘。用木材烟熏的加工方法，热熏鱼中苯并芘为2～20微克/千克，冷熏鱼为0.5～1.5毫克/千克，生熏肠为1～10微克/千克。这些制品的外层，特别是鱼类含有更高的苯并芘，在熏制或随后贮藏的过程中，也可以渗入到内层。此外，在熏烤的鱼、肉制品中还含有某些致癌性亚硝胺，为二甲基亚硝胺、二乙基亚硝胺、亚硝基乙丙胺、亚硝基吡咯烷等。新鲜冷冻的鱼类中挥发性和非挥发性亚硝胺总量不高，但在用木材烟熏后急剧增加，冷库中贮藏的鱼类也一样。而采用熏制液加工的鱼类，无论是贮存前后，其亚硝胺的含量均未增加。有资料表明，在鱼类熏制过程中，亚硝酸盐含量平均增加4倍，而硝酸盐含量增加1倍，提示熏烟中的亚硝酸气体是鱼肉中亚硝酸盐的来源之一。因为亚硝酸盐和气体的作用，与肉制品中原有胺结合，形成致癌物质亚硝胺。

此外，熏制食品中可能还含有其他一些潜在的致癌物质，1978年日本癌症研究所在熏烤和烧焦食物中发现了一种"致突变原"，动物实验证明其毒性比苯并芘大100倍。

2. 影响致癌作用的因素　影响烧烤、熏烤食品致癌性的大小还取决于诸多因素。

（1）与食入量有关：吃得越多，摄入的苯并芘等致癌物也越多，所以熏制品不宜作为日常食品。

（2）与熏烤方法有关：用炭火熏烤，每千克肉能产生2.6～11.2微克的苯并芘，而用松木熏烤，每千克红肠能产生苯并芘88.5微克，所以最好选用优质焦炭作为熏烤燃料，熏烤时食物不宜直接与火接触，熏烤时间也不宜过长，尤其不能烤焦。

（3）与食物种类有关：肉类熏制品中致癌物质含量较多，每千克烟熏羊肉相

当于 250 支香烟产生的苯并芘,而淀粉类熏烤食物如烤白薯、烤面包等含量较少。

另外,烧烤及熏烤食物时,食物中的维生素随之大量地被破坏,脂肪、蛋白质和氨基酸也会发生变化而受到损失。同时,还会产生二氧化碳、二氧化硫及二氧化氮等有害气体和灰尘,既污染空气,也会对人体健康产生不利影响。因此,劝君少吃烧烤食物为好。

(七)比利时食品污染事件提醒人们认识二噁英

1999 年 6 月中旬,全国大城市各超市和食品商店的货架上,原来放得整整齐齐的比利时、荷兰、法国、德国等国生产的奶粉、奶酪、肉制品及禽类制品纷纷被撤下货架。各级卫生监督所工作人员也随即深入到各家食品店查看有无漏网之鱼。与此同时,全国各地乃至全世界的许多地方都不约而同地进行着类似的行动,有的居民还拿着已购买的产品要求退货。这就是令人恐惧的、被称为比利时食品污染事件。

这次食品污染事件起源于比利时,当时该国养鸡业农场主发现,他们饲养的母鸡不仅产蛋率下降,而且蛋壳变得坚硬,孵出的小鸡难以破壳,饲养的肉鸡也有食欲下降、精神萎靡、生长迟缓、死亡增加等现象。兽医一时无法确诊鸡群患的是什么病。后经检验发现,这批鸡肉、鸡蛋中含有超过允许限量 140～1 500 倍的强致癌物——二噁英。于是专家们怀疑与饲料有关。化验结果证实了预测:在混合饲料使用的油脂中,二噁英含量超过允许含量 200 倍。

经过反复查证,事情总算被弄清:比利时的维克斯特父子公司将回收的废机油与动物油混在一起卖给了 13 家饲料厂,其中有比利时、德国、法国和荷兰的养殖户客户。比利时的饲料厂于 1999 年 1 月 15 日起生产并销售这些饲料,有 2 709 个养鸡场、养猪场、养牛场在不知情的情况下喂饲了畜禽,使其畜禽产品含有高浓度的二噁英。除了使鸡肉、鸡蛋、牛肉、牛奶、猪肉等含二噁英外,以这些食品为原料生产加工的多种产品都带有毒物二噁英。因此,不得不在世界范围内对于来自上述四国的食品实行禁销,包括猪肉、牛肉、羊肉、鸡肉、腌肉、熏肉、火腿、肉酱、罐头肉、鲜奶、奶酪、发酵乳、巧克力、蛋黄、糕饼、雪糕、冰淇淋、米糊、婴儿菜泥等品种。

二噁英这个对普通百姓十分陌生的名词是何物? 其实,二噁英并非天外来客,它在某些地区的环境中早已广泛存在,尤其是使用含二噁英除草剂的地方,

它会在土壤、农作物中残留;燃烧家庭混合垃圾,特别是燃烧聚氯乙烯塑料时会产生较多的二噁英。它会在空气中飘浮被人吸入,通过降雨使水域、土壤受到污染,还可通过生长在该环境的动植物中富集。人在吃这些动植物时,二噁英也同时被摄入。

二噁英对人类有广泛的毒性,主要破坏人的免疫系统、抑制激素分泌,对肝脏、肾脏有直接的毒性作用,并可导致癌症和胎儿畸形。由于能在体内长期蓄积,目前又没有特效的解毒药,且对人的危害后果特别严重,被国际癌症研究中心列为人类一级致癌物,被称为"毒中之毒"。

现在,仍有一些街头卖盒馆的快餐摊贩在使用聚氯乙烯一类的饭盒,又有一些人总喜欢将这种盒饭放到微波炉内进行加热。这样做的恶果是容易使饭菜受到二噁英的污染,长期这样做便会增大致癌的危险。

二噁英属于化学毒物,从一般人的食用量来分析,短时间尚不会引起急性中毒或立即致癌,进入人体后也不会繁殖增多。但我们应提高自我保护意识,尽可能地杜绝食用可能受污染或可疑受污染的食物,以远离致癌食物,维护身体健康。

(八)亚硝酸盐的六大"潜藏地"

1964年,挪威有一批羊群爆发急性重型肝炎,追溯其根源,是因为吃了一种含胺很高的鱼粉,其内又加了亚硝酸盐作为防腐剂。经取样证实,发现这些鱼粉中含有很高的 α-甲基亚硝胺,于是引起人们对食品中亚硝胺的测定和重视。后来发现许多食物中含有亚硝胺,如熏鱼、咸肉、蘑菇及不少罐头食品等。

亚硝胺是一类化合物,目前世界上已发现的有 100 多种,其中 80 多种确认有致癌作用。天然食物中存在的亚硝胺含量极少,不易致癌,不足以构成对人类的危害。但合成亚硝胺的前身物质——亚硝酸盐却广泛存在于食物中,如咸菜、泡菜、腌肉、腌鱼、油炸及熏肉、烤肉制品之中。亚硝酸盐食入人体后,在胃内酸性条件下,在与二级胺的作用下生成亚硝胺,是一种毒性很强的致癌物。它主要可引起食管癌、肝癌、胃癌、大肠癌等癌症。流行病学调查发现,食管癌的高发地区,居民特别喜欢吃腌菜、泡菜,这些腌菜、泡菜里含有大量能变亚硝胺的亚硝酸盐和硝酸盐。例如,我国林县为食管癌高发区,经深入调查,因当地农民在改革开放前长年喜食咸菜、腌菜,摄取过多亚硝胺所引起癌症。

亚硝酸盐不仅会增加食管癌、胃癌的风险,吃多了也会急性食物中毒。食品科学专家曾指出六大最严重的亚硝酸盐的"潜藏地",并提出了安全解决对策。

1. 粉嫩熟肉 各种熟肉中含有的亚硝酸盐,是目前最严重的。因为它可以让肉煮熟后颜色粉红,口感鲜嫩,明显延长保质期,所以它已经成为食品加工业中肉制品添加剂的必用配料。餐馆里,厨师们烹调许多肉菜都离不了它。熟肉制品店也是"爱不释手"。现在各种烧烤肉制品、羊肉串、腌制品,以至于驴肉、鹿肉、羊杂、内脏等,几乎都会加入亚硝酸盐。一些所谓传统工艺制作的产品,哪怕是鸡、鸭制品也不能幸免。

【安全对策】别吃太红太嫩的肉。鸡肉煮熟后应当是白色或灰白色的,猪肉应是灰白色或浅褐色的,而本来红色的牛羊肉应当变成浅褐色至褐色。如果颜色是粉红的,而且这种粉红色从里到外都一样,那么一定是添加了亚硝酸盐。此外,用了亚硝酸盐的肉特别水嫩。本来肉类是肌纤维构成,煮熟后能够撕出非常细小的肉丝。但如果熟肉基本上吃不出肉丝的感觉,嫩得比豆腐干还要软,而且水分特别大,就有加入亚硝酸盐的嫌疑,用亚硝酸盐较多的肉还有一种类似火腿的味道,正常的肉味已经不太一样。

不过,正规肉制品厂的产品是可以放心的,添加亚硝酸盐时一般会控制数量,也有国家部门的检查管理。但小作坊、餐馆、农贸市场的产品一定要非常当心,因为他们没有定量控制的能力。

2. 刚腌制的腌菜和泡菜 很多人都爱吃清爽的腌菜或者泡菜,但大家都知道腌制食品不利健康。除了盐含量过高之外,亚硝酸盐或亚硝胺含量高是主要原因。在腌制时间过短的食品中,亚硝酸盐含量才会高到引起中毒的程度。

【安全对策】腌制 15 天以上。一般来说,腌制 15 天之后的腌菜中亚硝酸盐含量已经明显下降,1 个月后是较安全的,此外,添加鲜蒜、鲜姜、鲜辣椒、维生素 C 等均可降低亚硝酸盐的含量。

3. 隔夜剩菜 隔夜菜会产生亚硝酸盐,这是因为细菌开始大量繁殖的缘故。吃菜时经过筷子搅来搅去,细菌会和蔬菜充分接触。即便吃完后把剩菜放在冰箱里,细菌也会缓慢地滋生。而且放的时间越长,产生的亚硝酸盐就越多。

【安全对策】水焯、水发更安全。在炒、拌蔬菜前先焯水,能让大部分亚硝酸盐流失在水里,就算"隔夜"也不会产生太多的亚硝酸盐。同样,水发的木耳、银耳等也比较安全。因为它们是水发品,经过反复水泡后,亚硝酸盐含量大大降低。当然,炒过的菜餐后马上放到冰箱里,下一顿全吃完,产生的亚硝酸盐也

不会达到中毒、致癌的程度。

不过,炒菜时最好先要有计划。既然知道一大盘蔬菜吃不完,不妨当时就拨出一部分放在干净碗或保鲜盒里盖好,冷却到室温之后直接放入冰箱。这样接触细菌比较少,亚硝酸盐产生也少,下一餐热一热就可以放心吃了。银耳汤也是一样,分成几份放在冰箱里,每次取一份吃就可以了。

4. 久置凉拌菜 天热时,很多家庭喜欢拌点凉菜吃,有时拌得多就放在冰箱里。虽然凉拌菜一两天之后看起来还是新鲜脆嫩,但其中的亚硝酸盐已经非常多了。

【安全对策】加入蒜泥和醋。加大量蒜泥、醋和柠檬汁等都能抑制细菌繁殖,自然也就有利于控制亚硝酸盐的产生。另外,如果一顿实在吃不完,也要在24 小时之内吃完。

5. 久煮火锅汤 很多人觉得涮了很久的火锅汤是"浓缩了食物的精华",格外鲜美营养。但是,因为肉类中往往添加了亚硝酸盐,蔬菜中的亚硝酸盐也很快会溶解在汤里面,所以火锅汤也很容易出现亚硝酸盐超标的问题。

【安全对策】少选"酸菜""海鲜"锅底,30 分钟内就喝汤。火锅汤的亚硝酸盐含量与汤底和涮料的种类都有关系。一般来说,酸菜汤和海鲜汤含量最高,我国已有多起因食用酸菜鱼之类菜肴发生亚硝酸盐中毒的案例,主要是因为酸菜含亚硝酸盐太高、食客吃的量又比较大所致。海鲜汤里亚硝酸胺是致癌物,虽然当时不会中毒,但经常食用极易诱发胃癌。

涮火锅的时候,各种蔬菜中的硝酸盐都会融入汤中,在滚沸状态下本来就容易转变成亚硝酸盐,其中一部分还与肉、鱼、海鲜中的蛋白质分解产物合成亚硝胺,使汤的危险性不断上升。因此吃火锅时,最好在30 分钟内喝汤,1 小时后就不要喝了。

6. 刺鼻海鲜干货 很多人都听说海鲜营养价值高,虾皮又是补钙的好食品,于是天天都吃虾皮、小虾米、小鱼、贝粒等干制海鲜类产品。还有些人喜欢吃鱿鱼丝、鱼片干、咸鱼等。然而,一个不可忽视的问题是,这些食品都含亚硝酸盐,而且还是亚硝胺的密集来源,常吃会增加致癌危险。

【安全对策】海鲜干货不能有刺鼻气味。虾皮、虾米、鱼片、鱿鱼丝等所有食品吃之前都要好好闻一下味道,如果感觉不够新鲜,有刺鼻气味,那么亚硝胺类物质一定少不了。另外,虾皮如果是粉红色也很危险。因为新鲜的虾皮应该是白色的,如果发红,就说明亚硝酸盐含量过高,或者被染了色。此外,吃海鲜干货一定要控制数量,鱼片和鱿鱼丝只能偶尔吃。

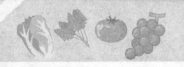

（九）上色食品不能吃

1. 苏丹红是强致癌物　提到上色食品时，人们不由地会想起大名鼎鼎的"杀手"——苏丹红。

2005年3月，我国相关部门查出知名品牌亨氏公司生产的"美味源"辣椒酱、辣椒油含有较强的致癌物质——"苏丹红1号"。苏丹红是一种人工合成的红色染料，主要包括苏丹红1、2、3、4号四种类型，通常作为一种工业染料，被广泛用于溶剂、油、蜡、汽油的增色，以及鞋、地板等的着色和增光方面。1995年，欧盟各国已禁止其作为色素在食品中进行添加。我国在《食品添加剂使用卫生标准》中也明令禁止苏丹红作为食品添加剂使用。由于其色泽鲜艳，印度等一些国家还允许在加工辣椒粉的过程中添加苏丹红1号。2005年2月18日，英国食品标准署就含有添加苏丹红色素的食品向消费者发出警告，公布了可能含有苏丹红1号的产品清单；截至2月24日，清单上的产品增加到了474种，包括香肠、泡面、熟肉、馅饼、辣椒粉、调味酱等；8月26日，英国食品标准局又对此清单进行了进一步的补充。我国卫生部也在2005年发布了第5号公告，严禁将苏丹红作为食品添加剂生产、经营和使用。

为何世界各国封杀色素剂苏丹红呢？主要是苏丹红为三类致癌物。国际癌症研究机构对苏丹红的致癌作用进行了分析评估，将苏丹红1、2、3和4号归为三类致癌物，即动物致癌物。但这种致癌物进入人体内后可代谢为二类致癌物，即人类可能致癌物。苏丹红还有致遗传突变作用。苏丹红的致癌作用，主要是经口，也可以通过皮肤进入人体，进入人体后主要在胃肠道菌群和肝脏一些酶的作用下被代谢为初级产物，之后在肝微粒体酶，如过氧化物酶的作用下形成苯和萘环羟基衍生物，最后通过尿液排出体外。但过氧化物酶可继续氧化羟基衍生物并生成自由基，自由基可以与DNA、RNA等结合，从而产生致癌作用。

2. 艳红的虾米不可吃　正常虾米应呈淡淡的肉红色或黄色。如果虾米呈老黄色，说明制作虾米的虾已不新鲜。但在目前市场上有时会见到一种外观颜色艳红的虾米，看似十分新鲜，其实这是用粉红色颜料染过色的虾米。经北京化工研究院和北京大学分析测试中心检测，这种红色染料叫"亮藏花精"，俗称"酸性大红"，是一种黄光红色粉末，主要用于木材的染色，还可用于羊毛、蚕丝织物、纸张、皮革的染色，塑料、香料和水泥的着色，还可制造红墨水。该染料溶

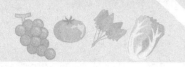

于水呈红色,不能用于食品添加剂。这种染料吸附性强、色泽牢靠,是含苯环的偶氮化合物,为强致癌性物质。

喜欢吃虾米的朋友,在购买时应注意鉴别。新鲜的虾体表面有光泽,触之有糙手感,躯体有伸屈力,肌肉有弹性。河虾呈青色,海虾呈青色、白色或微红色。虾变质后,体表失去光泽,触之有黏滑感,色变红,虾体无伸屈力和弹性。剥开变质的虾壳,内脏泛红色,背沿上无肠管痕迹。

3. 别买竹香精染成的"绿色大米" 前几年,某地市场上出现过一种绿颜色的竹香大米,价格不菲。宣传牌上写着"绿色大米,免淘免洗"八个大字。摊主鼓吹是"全天然环保食品"。其实这种绿颜色大米是一种叫做竹香精的色素染制而成的,不但对身体有害,且能致癌。绿色食品并非颜色为绿色,真正的绿色食品是指无污染的、安全优质的营养类食品。由于与环保有关的事物,国际上通常都冠之以"绿色",为了更加突出这类食品出自良好的生态环境的主题,因此定名为"绿色食品",而非指绿颜色的食品。绿色食品涉及粮油类、蔬菜类、果品类、饮料类、畜禽奶类、水产类和其他一些食品。绿色食品与普通食品相比有三个显著的特点:一是强调产品出自良好的生态环境,即产品原料产地必须符合绿色食品生态环境的质量标准;二是对产品实行"土地到餐桌"的全程质量控制,即通过产前环节的环境监测,产中环节的具体生产和加工操作规程的落实,以及产后环节的产品质量、卫生指标、包装、保鲜、运输、储藏、销售控制,确保绿色食品生长的生态要求;三是对产品依法实行统一的标志与管理。总之,绿色食品的核心是无污染的生态环境。绿色食品分为 A 级和 AA 级两种。前者在生产过程中允许使用限制的化学合成物质,后者在生产过程中不使用化学及有害化学合成物质。我国大部分绿色食品属 A 级。AA 级则是完全按照国际标准来进行检测的,是真正的与国际接轨的有机食品,是完全意义上的安全食品,我国目前获此标志的食品还很少。

4. 白白胖胖的馒头会致癌 很多消费者有"好色、喜白"的心理,这便为一些不法商贩所利用。

如今许多市售的馒头、花卷、包子、粉丝、银耳和其他一些水发食品,色泽洁白,感官性状良好。为什么馒头会变得如此白白胖胖?为什么鱿鱼等海产品会变得如此雪白丰满呢?原来是不法商贩在制作过程中添加了一种叫做吊白块的食品增白剂。吊白块的化学名字叫甲醛合亚硫酸钠,它在食品加工过程中分解为二氧化硫和甲醛。亚硫酸钠在食品加工中具有还原漂白作用,使食品增白,五万分之一的甲醛就具有防腐作用,所以许多水发食品可售数日而无变质

迹象。有的不法商贩做馒头增白加的是二氧化硫、漂白粉一类的物质。

吊白块主要成分是甲醛,甲醛是一种化学物质,无色、无毒,具有刺激性气味,易溶于水,其40％的水溶液称为甲醛。甲醛是防腐固定剂,医学院校的解剖实验室常用其固定标本,浸泡尸体。在家具工业中,常用甲醛做木材黏合剂,高密度板、低密度板、三合板、五合板等板材中,都含有甲醛。研究证实,甲醛是一种原生质毒物,与人体组织有较强的亲和力,可使蛋白质凝固变性、细胞组织死亡。专家研究发现,甲醛还是一种潜在的致癌物质,作用于细胞的DNA(脱氧核糖核酸),能激发和诱导细胞突变,最终引发癌症。

对少数见利忘义的不法分子必须严厉打击,作为消费者,一定要提高自我保护意识,见到过白的面粉、米粉要多留一个心眼,看到"白白胖胖"的馒头、花卷、水发产品不要轻易食用。

5."乔装"的食品好看不能吃　目前市场上,经过不法之徒、利欲熏心商贩使用"乔装术"的食品无处不有,购买时千万不可掉以轻心,现略举几例。

例1:将青里泛白的桃子浸在洗衣粉溶液中数小时,桃子即可变得色泽鲜艳、白里透红,但吃在嘴里则既硬又涩。用洗衣粉浸煮咸蛋可使蛋白洁白如玉。

例2:去皮荸荠用过量亚硫酸钠处理后,可变得洁白,但表面无光泽。

例3:已变蔫的褐色荔枝用盐酸或胭脂红色素浸泡,则可呈现诱人红色。

例4:加了吊白块的粉丝、面条嚼起来很"筋道"。生产粉丝的原料里加石蜡,可使粉丝发亮,但烧起来粘锅、易烂。白里透绿的粉丝则含有色素。

例5:假冒黑芝麻糊是玉米粉、麦麸、色素、糖精、香精的混合物拌制而成。

例6:将豆腐切成小块后浸在污泥中制成的臭豆腐。

例7:香喷喷的肉串是死禽、死畜或变质肉加多种调味料制成的。

例8:红红的香肠是不合格猪肉拌面粉再用色素混合而成。

例9:肥硕的、不会腐败的水发鱿鱼、海参、蹄筋,是用腐蚀性极强的工业用氢氧化钠泡发,再用甲醛"保鲜"的,但这样的水发鱿鱼、蹄筋有刺激性气味。

例10:个大、鲜嫩的虾仁如一烧就缩成糊状,则是变质虾仁用碱或磷酸盐处理过的。

为了身体健康,为了防癌,建议广大读者不买、不吃经过伪装的"化妆食品",不要到无证摊贩处购买食品,也不要买"三无"食品,应到大型的、信誉好的食品店或超市购买名牌厂生产的定型包装食品。

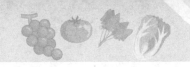

(十)食品添加剂的功过是非

某年初,手机中传来这样一条短信:"以食为天的中国人从来没有现在这样害怕过吃。中国人在食品完成了化学扫盲:从大米里,我们认识了石蜡;从火腿里,我们认识了敌敌畏;从咸鸭蛋、辣椒酱里,我们认识了苏丹红;从火锅里,我们认识了甲醛;从银耳、蜜枣里,我们认识了硫黄;从木耳中,我们认识了硫酸铜;从奶粉中,我们知道了三聚氰胺;最近又有人说:从台湾"染毒"运动饮料、果酱,我们认识了塑化剂……"在看过、笑过之后,人们不禁担忧,我们的食品到底出了什么问题?究竟还有多少食品可以放心吃?不少人将食品不安全的矛头直指食品添加剂,认为这是造成食品有毒的罪魁祸首,但这真的是食品添加剂造成的后果吗?

根据《中华人民共和国食品安全法》(2009年)的规定:食品添加剂是为改善食品的品质和食品的色、香、味,以及为防腐和加工工艺的需要,加入到食品中的化学合成物质或天然物质。添加食品添加剂的前提条件是保证"食品安全",即"食品无毒、无害,符合应当有的营养要求,对人体健康不造成任何急性、亚急性或者慢性危害"。食品添加剂按其用途可分为22大类。截至2002年,允许使用的品种已达1 513种,其中包括食用香料1 027种,这些数字仍在不断变化中。

其实,人们每天都在接触食品添加剂,如油条加硫酸铝钾(明矾)会更加松脆;为使馒头松软有弹性加入面粉处理剂(过氧化苯甲酰);奶茶香醇的口感是因为添加了香精;功能饮料中加入的牛磺酸、维生素及电解质等则属于营养强化剂;还有盐、油、酱、醋、味精等一系列调味料,都是生活中最常见的食品添加剂。由此可见,食品添加剂并非"凶神恶煞"。合理使用食品添加剂可以有效地改善食品的品质和色、香、味、形,以及延长食品的贮存期。

2011年4月公布的151种食品和饲料中非法添加名单,是由卫生部、农业部等有关部门在分次分批公布的基础上汇总再次公布,目的就是提醒食品生产经营者和从业人员严格守法按标准生产经营,警示违法犯罪分子法网恢恢,不要存侥幸心理;同时,欢迎和鼓励任何单位、个人举报其他非法添加的行为(表4)。

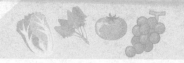

表4　食品中可能违法添加的非食用物质

序 号	名 称	可能被添加的食品品种
1	吊白块	腐竹、粉丝、面粉、竹笋
2	苏丹红	辣椒粉、含辣椒类的食品(辣椒酱、辣味调味品)
3	王金黄、块黄	腐皮
4	蛋白精、三聚氰胺	乳及乳制品
5	硼酸与硼砂	腐竹、肉丸、凉粉、凉皮、面条、饺子皮
6	硫氰酸钠	乳及乳制品
7	玫瑰红 B	调味品
8	美术绿	茶叶
9	碱性嫩黄	豆制品
10	工业用甲醛	海参、鱿鱼等干水产品、血豆腐
11	工业用火碱	海参、鱿鱼等干水产品、生鲜乳
12	一氧化碳	金枪鱼、三文鱼
13	硫化钠	味精
14	工业硫黄	白糖、辣椒、蜜饯、银耳、龙眼、胡萝卜、姜等
15	工业染料	小米、玉米粉、熟肉制品等
16	罂粟壳	火锅底料及小吃类
17	革皮水解物	乳与乳制品、含乳饮料
18	溴酸钾	小麦粉
19	β内酰胺酶(金玉兰酶制剂)	乳与乳制品
20	富马酸二甲酯	糕点
21	废弃食用油脂	食用油
22	工业用矿物油	陈化大米
23	工业明胶	冰淇淋、肉皮冻等
24	工业酒精	勾兑假酒
25	敌敌畏	火腿、鱼干、咸鱼等制品
26	毛发水	酱油等
27	工业用乙酸	勾对食醋
28	肾上腺素受体激动剂类药物(盐酸克伦特罗、莱克多巴胺等)	猪肉、牛肉、羊肉及肝脏等
29	硝基呋喃类药物	猪肉、禽肉、动物性水产品

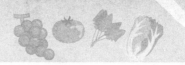

续表

序 号	名 称	可能被添加的食品品种
30	玉米赤霉醇	牛羊肉及肝脏、牛奶
31	抗生素残渣	猪肉
32	镇静剂	猪肉
33	荧光增白物质	二孢蘑菇、金针菇、白灵菇、面粉
34	工业氯化镁	木耳
35	磷化铝	木耳
36	馅料原料漂白剂	焙烤食品
37	酸性橙Ⅱ	黄鱼、鲍汁、腌卤肉制品、红壳瓜子、辣椒面和豆瓣酱
38	氯霉素	生食水产、肉制品、猪肠衣、蜂蜜
39	喹诺酮类	麻辣烫类食品
40	水玻璃	面制品
41	孔雀石绿	鱼类
42	乌洛托品	腐竹、米线等
43	五氯酚钠	河蟹
44	喹乙醇	水产养殖饲料
45	碱性黄	大黄鱼
46	磺胺二甲嘧啶	叉烧肉类
47	敌百虫	腌制食品

【专家建议】多在家吃饭,少上餐馆,多吃食物,少吃食品。尽管加工食品、半加工食品可让我们的饮食变得越来越方便、更加快捷,但是这种方便、快捷的饮食方式是建立在很多化学物质的基础上的,如果这个世界少了食品添加剂,做饭就要多花好几倍的时间,而且几乎所有的食品都会变得难看、难吃、难保存。但是,凡事都有利又有弊,享受了食品添加剂带来的好处,就难以避开其坏处。如果想尽可能少地吃进食品添加剂,避免由此带来的安全隐患,建议大家不妨从现在开始,自己购买新鲜天然的食品原料,多花些时间,按照传统方式在家亲自动手做饭做菜。

(十一)非法食品添加剂可能含致癌物

为了改善食品和饮料的风味或便于保存,人们常在食物中添加某些成分,即所谓食品添加剂,通常是单一或几种物质结合在一起添加。添加的结果是改善食品的色、香、味、形,但事物是一分为二的,添加的另一个方面,也可由此造成各式各样的危害。人们对食品添加剂的警惕性很高,认为可能是饮食中致癌物的来源。在美国曾经有人这样认为,任何一种具有 5 个音节以上的名称都应受到怀疑,因为这类添加剂的名字往往很长,它包括了几种化学物质。美国的食品和药品管理局已经取缔了 25 种以上已经证实对人或动物有毒有致癌作用的食品添加剂。这些已取缔的添加剂,有一半都是煤焦油染料。在我国,对于食品添加剂的使用,也有一定的管理制度和相应的法规。

食品添加剂按其功能分类有:抗氧化剂、稳定及增稠剂、乳化剂、保鲜剂、增色剂、香味剂、甜味剂、漂白剂、促熟剂、营养增强剂等 10 余种,下面我们列举几种常见的具有致癌活性的添加剂。

1. 着色剂　着色剂的作用是改善食品的外观颜色即感观性状,以增进人们的食欲。食品着色剂俗称食用色素,是使食品着色后提高其感官性状的一类物质。一般分为食用天然色素和食用合成色素两大类。

(1)食用天然色素:来自天然物,且大多是可食资源。主要从植物组织中提取,也有一些来自动物和微生物的色素,如中焦糖色素、红曲、辣椒红、栀子黄、胡萝卜素、叶绿素、姜黄、红花黄、高粱红、紫胶红、可可壳色等。焦糖色素是由蔗糖、饴糖、淀粉等为原料制成,用于酱油、甜醋、软饮料等的着色。红曲是红曲真菌接种到大米上培养产生的色素,用于酒、熟肉制品、腐乳等的着色。姜黄是植物姜黄块茎干粉,传统上用于制作咖喱粉、黄色咸萝卜等的着色。栀子黄为植物果实的提取物,可用于饮料和配制酒、糕点的着色。β胡萝卜素是从植物的根、茎、叶、果、实、种子中提取的,是人体必需的一种营养素。食用天然色素一般没有毒性,较为安全,有些还有一定的营养价值。但由于制作成本高、产量小、价格贵,而且着色力不强,色泽不够鲜艳,一般食品厂较少使用。

(2)食用合成色素:主要是以煤焦油为原料,用化学方法合成的。不但没有任何营养价值,且多有不同的毒性,长期过量摄入会危害人体健康。它对人体的毒性表现为三个方面,即一般毒性、致泻作用和致癌作用。以往用于人造奶油着色的奶油黄,已被证实可使动物发生肝癌。此外,许多食用合成色素除本身或其代谢产物有毒外,在生产过程中还可能混入一些有毒的中间产物和有毒的重金属元素,如砷、铅等。但由于食用合成色素的成本低廉、色泽鲜艳、着色力强、色调多样,并且使用方便,所以被广泛应用。

大多数人工色素是煤焦油染料。最初,这些化合物系来源于煤焦油,目前已能合成。如目前有一种称为"40号红"的色素,受到学者们的极大关注,如人工着色的凝胶状点心、焙烤的制品、充气饮料、糖果等食品中常含此种染料。英国一位专门研究食品添加剂的教授认为,任何一种添加剂的影响是小的,但把它们的影响加在一起,就可能很大了。俄罗斯一位科学家用人工色素对动物进行长期毒性实验发现,50只大白鼠中就有11只患有癌症。所以,为了自己的身体健康,平时要少吃用人工添加剂加工的食品。在购买食品时,对那些着色过分鲜艳、色度很深、口味过重的食品,要提高警惕,以免摄入过多的人工合成色素或非食用色素,造成诱发癌症的隐患。

2. 防腐剂　防腐剂的作用是防止食物变质,延长保质期。我国目前允许使用的防腐剂有苯甲酸、苯甲酸钠、山梨酸、山梨酸钠等品种。它们分别使用于酱油、醋、果汁类、罐头、蜜饯类、酱菜类、葡萄酒、汽酒、汽水等食品中。

有的食品摊贩和餐馆酒家,用石硝(也叫火硝)、硝酸盐和亚硝酸盐煮肉,这样做可以使肉类食品产生诱人的红色,外观非常好看,增进了肉食的风味,还可抑制肉毒杆菌的生长,不易变质。尽管好处不少,但最致命的一条是:容易导致癌症,特别是肝癌。因此,我国食品卫生标准规定,食物中允许残留量每千克不得超过0.03克。这种添加剂已用了一个多世纪,只是自从20世纪60年代在挪威发生羊群吃了亚硝酸盐为防腐剂的鱼粉而大批死于肝癌的事故后,人们才通过实验发现,硝酸盐或亚硝酸盐在人体内与二级胺结合,能转化为强烈的致癌物质亚硝胺。另据报道,用于罐头食品防腐剂的山梨酸可能与纤维瘤形成有关。

目前市场上,有些商家和厂家盲目的加大防腐剂剂量,媒体常有曝光。为了防癌抗癌,我们应尽量少吃或不吃有防腐添加剂的食品和饮料。

3. 甜味剂　甜味剂的作用是增加食品的甜度。人工合成的甜味剂具有甜味的化学物质,甜度一般比天然蔗糖、绵白糖高几十至几百倍,但它没有任何营养价值,只能骗骗嘴巴。目前在世界上使用的化学甜味剂有两种:一种是糖精,另一种是环胺类化合物。后一种有报道可引起动物癌症。糖精又叫假糖、糖精钠,化学名称为邻磺酰苯甲酰亚胺钠盐,是1879年化学家在做科学实验时无意中发现的。其主要原料是甲苯(白色结晶体),一般应用于医学工业、日用化学工业、食品工业,它比蔗糖甜300～500倍,但是甜味并不鲜美,有金属味,使用过量则口味变苦。它没有任何营养价值,食入半小时后开始从尿中排出,24小时可全部排完。食用过多的糖精有时会引起一些不良反应,比较常见是引起胃剧烈蠕动而造成腹泻;也可能影响肠胃消化酶的正常分泌,降低小肠吸收能力;还会使食欲减退。目前多数科学家认为:用苯酐(邻苯二甲酸酐)为原料制成的糖精是安全的;而用甲苯为原料制造的糖精,因其中间产物邻甲苯磺酰胺(OTS)对人体膀胱有致癌作用,所以是不安全的。另有实验表明:糖精可引起大鼠的胆囊癌。虽然它对人体是否具有同样的作用还不能确定,但采取小心谨慎的态度总是有益无害的。因此,在消耗量大的食品,如汽水、小香槟、冰糕等的配方上,糖精加入量应低于国家规定的标准。做糕点也最好不使用或尽量少使用糖精,儿童食品应严禁使用糖精,因为儿童对化学物质特别敏感。孩子们喜欢吃爆玉米花、爆米花、爆大豆等自制食品,为了增添甜味,有人总喜欢撒点糖精在里面;在某些农村或山区,有人用糖精泡水喝;在炎热的夏天,有人用井水冲糖精喝,这样做都是十分有害的。正因为糖精的安全性尚未确认,所以许多国家和组织对糖精的使用都采用审慎的态度。世界卫生组织暂定每个人每天糖精的摄入量为每千克体重 $0 \sim 2.5$ 毫克,认为在此范围内使用糖精是比较安全的。美国国会也规定,在确认糖精的致癌性以前,所有使用糖精的制品必须在商标上注明:“用此制品可能危害您的健康”的字样。我国的食品卫生标准也作了相应的规定,在酱菜类、调味酱汁、浓缩果汁、蜜饯类、配制酒类、冷饮类、糕点、饼干、面包中使用时,每千克食品中糖精的加入量不能超过 150 毫克。

甘素是常用的一种甜味剂,有些研究认为它可能与肝细胞腺癌及乳头状瘤有关,有的国家已禁止使用。

目前普遍认为,市场上的甜味剂还有甘露醇、木糖醇、甘草甜味剂、橘类甜味剂、甜菊精等是比较安全的,尚未发现有什么毒性及致癌活性,发展前途较大,有的品种在我国已提取成功。

4. 香料　香料的作用是改善或增强食品的芳香气味和滋味。我国传统的天然香料如桂皮、丁香、薄荷、姜、胡椒等都是中药材,用于食品不仅可增强食品芳香气味,美化食品,增加食欲,且有健身祛病,防癌抗癌的作用。如桂皮有抑制黄曲霉菌生长的作用。有专家经反复实验证明,桂皮浓度 $0.02\% \sim 2\%$ 时,黄曲霉菌和黄曲霉毒素基本上停止产生。

现已知部分香料有一定的致癌作用。例如,黄樟素香料曾广泛用作无酒精饮料及啤酒的添加剂,黄樟油中含有黄樟素,有人用黄樟素油的提取物喂饲小鼠和大鼠,证实均可诱发肝癌,所以美国从 1960 年起禁止使用黄樟素。鞣酸常用作饮料和冰淇淋的香料添加剂,许多植物水果中都含有鞣酸,给小鼠和大鼠皮下注射这种物质,能引起肝癌和注射部位的肉瘤。

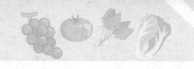

食品添加剂不仅改善了食物的品质和色、香、味，而且在防腐和加工工艺过程中起到了不可缺少的作用。食品添加剂是我们的朋友，为人类作出了如下贡献：①防腐。如食品中不添加苯甲酸、山梨酸等防腐剂，在运输保存的过程中就可能产生某些有害的微生物，其对健康的危害将远甚于防腐剂。②抗氧化。含油脂较多的食品在贮存过程中易被空气氧化，引起酸败、变质、变色，而抗氧化剂则能够有效地阻止或延缓食品的氧化进程。③增加食品的色、香、味。例如，面粉增白剂可改善小麦粉色泽，并能抑制微生物滋生；酸度调节剂可用于改善食品的风味；着色剂、护色剂可使食品呈现良好色泽，增进食欲；糖醇类甜味剂不会引起血糖升高，也不产酸，特别适合于糖尿病患者、肥胖症患者，且还具有防龋齿的功效，让糖尿病等患者也能吃到甜食。

为什么食品添加剂会引起人们的恐慌和抗拒呢？有学者归纳为以下两种原因：一是被人冒名顶替。一些不法厂商在食品的生产、加工过程使用化学制剂中用苏丹红染色、用工业盐腌菜、用剧毒农药敌敌畏来防虫防腐、用氨水来生产粉丝等，食用这些食品无疑会对人体健康产生极大的危害。例如，人体摄入含有氨的食品，可引起呼吸道、消化道系统的黏膜损伤。氨进入人体的血液后，还会损害人体的神经、消化等系统。严格来讲，上述食品中存在的种种化学制剂根本不是食品添加剂中的一员，而是被为了追逐私利的不法商贩添加到食品中的违法添加剂。二是被滥用现象严重。如有厂家用奶白素、甜味剂、奶香精等添加剂勾兑酸奶；某些养鸡场用一种名为加丽素红的色素类饲料添加剂喂养鸡，使其产出所谓的"红心"鸡蛋；不法商人将亚硝酸钠等发色剂用在死猪肉、死鳝鱼中，使其颜色变得好看，以掩盖肉类腐败变质的真相；为节约成本，在一些劣质饮料、蜜饯和果脯中过量使用糖精钠。

我们在日常生活中如何才能掌握诀窍，避免危害呢？有专家建议：一是选购正规厂家的产品。相对而言，正规厂家比小厂家、小作坊能保证食品安全性。二是购买食品前仔细观察。要认清"原色"食品，对于食品外表异乎寻常的光亮和雪白，应考虑其可能存在的问题。例如，竹笋、银耳、粉丝、海蜇等制品的外表过于雪白透亮，就应小心提防；对于颜色浓艳夸张的食品，如色泽鲜艳的水果罐头，应警惕其可能存在滥用着色剂的现象。若在进食时发现所吃食物对舌头、喉咙有刺激性，口感不好，或一旦尝出味道有异，也不宜再继续食用。三是腌制品、熏制品中的添加剂含量通常较多，平时应尽可能少食用或不吃。四是肝肾功能不全的患者和儿童，由于机体代谢能力低下，不适宜食用防腐剂、色素等添加剂含量较多的食品，如方便面、火腿肠、罐头、饮料等。

食品生产厂家和个体作坊应提高素质和职业道德,不使用过期的食品添加剂,不使用不纯的食品添加剂,不过量使用食品添加剂、不使用已明令禁止的违法的非食品物质,中国字的"食"字,是"人"字下面一个"良"字,字义是从事食品行业的人必须要有良心,要有做人起码的道德。否则,便会害人害己,违法乱纪,最后会搬起石头砸自己的脚。

(十二)"瘦肉精"十年仍未被根除

早在 2002 年,我国就明令禁止"瘦肉精"使用于养殖业(尤其是养猪业),然而这个餐桌的"毒瘤"十年来仍未被根除。

1. 何为"瘦肉精" "瘦肉精"是老百姓的俗称,实际上是肾上腺素受体激动剂类药物的统称。这类药物能够抑制动物脂肪生成,促成瘦肉生长。根据 2002 年农业部、卫生部等部门的公告,我国禁止在饲料和动物饮用水中使用的"瘦肉精"有 7 类。在这 7 类药物中,最有名的当属盐酸克伦特罗,已被我国农业部门列入常规检测计划。据媒体报道,2011 年 3～4 月份政府监管部门在济源的生猪中检测到的"瘦肉精"为莱克多巴胺。

"瘦肉精"中最先使用的是盐酸克伦特罗,又名双氯胺、氯哮素、克喘宁。本来是用来治疗人的哮喘病,有松弛支气管平滑肌的作用,作用于气管平滑肌细胞 β 受体,使之放松而达到平喘的作用。盐酸克伦特罗为白色的结晶粉末,无臭、味弱,猪食用后在代谢过程中能激活脂肪细胞上 β 受体,促进脂肪分解,用药 12～33 天,脂肪分解的代谢作用增强,但达到一定程序就恒定了,出现耐受现象。β 受体激活药虽然可使胴体脂肪减少,但对肉的质量有不良影响,由于屠宰后糖酵解作用不足,有利于细菌繁衍,使肉的卫生指标较差,它使肌肉纤维变得异常肥大,还使胴体含水量有所增加,肌肉中蛋白分解作用减少等,这些都使肉质粗糙,变成难咬的老肉。另外,盐酸克伦特罗性质稳定,要加热至 172℃ 才会分解,所以烹调无法破坏它的毒性。普通猪吃了"瘦肉精",往往就 2 周多,便可成为瘦肉型猪,成本也就 7～8 元钱,但净利有 50 多元钱。数量再多些,生意好的时候,一个月能挣几千元。屠宰户因为"瘦肉精"猪出肉率高,也愿意购买;零售商因为"瘦肉精"猪肉好销售,也愿意卖。他们都在经济账中作出了损人利己的行为。

2. 我国禁用的"瘦肉精"品种 我国禁止在饲料和动物饮用水中使用的"瘦肉精"。

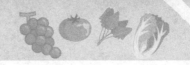

(1)盐酸克伦特罗:β-肾上腺素受体激动药。

(2)沙丁胺醇:β-肾上腺素受体激动药。

(3)硫酸沙丁胺醇:β-肾上腺素受体激动药。

(4)莱克多巴胺:β受体兴奋药,美国食品和药物管理局已批准,中国未批准。

(5)盐酸多巴罗:β受体兴奋药,美国食品和药物管理局未批准。

(6)西马特罗:β受体兴奋药,美国食品和药物管理局未批准。

(7)硫酸特布他林:β-肾上腺素受体激动药。

3. 饲喂"瘦肉精"后猪和猪肉有何特征　凡是被饲喂"瘦肉精"比较多的生猪,在屠宰前一般有如下症状:皮毛光亮,呼吸急促,后臀部外形异常饱满并且突出,到屠宰场的整车猪有明显的瘫软症状,四肢严重颤抖或卧地不起。生猪屠宰后,猪肉肉色较深,肉质鲜艳,后臀部肌肉饱满突出,脂肪非常薄,这种猪肉可能使用过瘦肉精。残留主要部位:眼球、肝脏、肾脏等。

4. 食用含"瘦肉精"猪产品的人体中毒症状　盐酸克伦特罗等"瘦肉精"会使人的血糖升高,胰岛素分泌增加,引起厌食;它还作用于骨骼肌慢收缩纤维上β受体,使之加快收缩,特别表现在四肢和面部,因而使手不能握物,脚走路困难;由于它可作用骨骼肌细胞膜上 Na^+/K^+ ATP 酶,促进 K^+ 进入细胞,这样血液中钾离子浓度下降,可诱发心律失常。因此,人食用含有瘦肉精超量的猪产品则会出现头痛、恶心、呕吐、心悸、肌肉震颤等中毒现象。

(十三)吃膨化食品要多长一个心眼

时下,在大小商店里,膨化食品花色之多,品种之丰富,让人目不暇接,尤其是小朋友都爱吃。然而,由于生产时卫生方面存在的一些问题,使得膨化食品对小朋友的健康有一种潜在性的危害。所以,专家指出,膨化食品好吃,但不可多吃。

膨化的工艺就是以水分含量较少的大米、麦、玉米等为原料,经加热、加压和骤减压处理,使其体积迅速膨胀,犹如爆"米花",在此过程中,有两个较大的卫生问题。一是加工过程中,金属器材经过长期加热、加压,表面容易氧化,使一部分有害元素如铅、镉、铬、汞等污染到膨化食品上,这对小朋友的造血系统和神经系统都有慢性危害。所以,国家规定生产膨化食品要使用耐高压、耐氧化的高纯度不锈钢器材。但市场上一些不正规的食品厂家所选用的机器材质

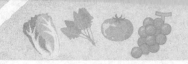

粗糙,达不到高纯度。这不仅使食品原材料中的营养成分容易流失,而且还会对小朋友的健康造成危害。二是加助剂的问题。例如,膨化剂也是食品添加剂的一种,它的作用是使食品迅速疏松,因而被广泛应用在膨化食品的生产中。膨化剂的成分多种多样,有一种铝的化合物,俗称明矾,对人体有不利影响,小朋友吃了以后容易影响大脑发育。因此,1997年2月,国家食品使用卫生标准中规定,铝的残留量应≤100毫克/千克。但一些厂家为了追求食品的蓬松度,使用的膨化剂大大超标,食之积少成多对小朋友的健康也是极为不利的。

膨化食品生产之所以会出现上述卫生问题,主要是儿童食品市场极具诱惑力,再加上膨化的基本工艺简单,仿制容易。因此,一些三证(卫生许可证、营业执照、健康证)全无的个体作坊式的企业花几万元买个简易膨化机也纷纷加入到生产膨化食品中来。有关人士建议,家长在给儿童购买膨化食品时,应尽量去一些大商场,并选购一些质量较好的正规企业生产的品牌。

(十四)转基因食品的安全风波

转基因食品,对大多数人来说是一个比较陌生的名称。联合国食品法典委员会对转基因食品的定义是"用现代生物技术生产的食品"。其实,有关转基因作物的安全问题早就在世界上备受关注。美国人吃转基因食品已10多年,超市里一直有转基因食品在供应。欧洲早些年一直在拒绝转基因食品。围绕着要不要在我国推进转基因水稻和玉米的产业化、如何看待转基因食品的安全等问题,人们开展了广泛而激烈的争论,网上发表反对意见的帖子数不胜数。

如何看待转基因食品的安全风波呢?

笔者前不久看到一篇记者采访中国农业科学院生物技术研究所研究员、农业部农业转基因生物安全委员会委员黄大昉教授的文章,觉得可为网民和读者解开心中的疙瘩。现摘录如下:

记者:您认为在我国推进转基因作物新品种产业化有哪些意义?

黄大昉:包括我国在内的大多数国家之所以支持发展转基因技术,主要是由于它能大幅度提高食品的产量及品质。其意义为:①可以大幅度提高农业综合生产能力,确保农产品有效供给,保障我国粮食安全。②可能显著减少农药用量,减少家畜养殖污染,提高水肥利用率,改善农业生态环境。③调整我国农业生产结构,带动种子产业的发展。④增强我国农业科技自主创新和国际竞争能力。

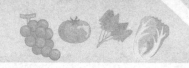

记者：应从哪些方面评价转基因作物的安全？

黄大昉：主要是针对转基因作物对人畜健康及环境可能造成的影响来进行评价。比如转基因水稻,既在环境安全性方面涉及一些珍稀种子(如野生稻)资源和地方品种的保护及利用的安全性问题,也涉及人畜长期食用的安全问题。

水稻是我国乃至亚洲人民的一种主粮,因此在对转基因水稻进行食用安全性评价时,除了必须看它是否符合国际食品法典委员会、世界粮农组织和世界卫生组织等有关国际组织和国际惯例的规定外,还要根据我国和亚洲人种的膳食结构及大米的主要特点,额外增加环境安全性评价。例如,对所有转基因作物都会进行是否存在对昆虫天敌和经济昆虫、益虫产生不利影响的评价。

记者：有人说目前的安全性试验可能是短期的,因此这种试验数据所表示的安全性并不代表未来 5 年、10 年、50 年、几百年依然安全。是这样吗？

黄大昉：这种担心实际上是不必要的。因为证明一个食品是否安全,只需要与现行的食品进行比较,而转基因食品与现行的食品没有什么差别,甚至更为安全,因为它不会受到农药污染。一种转基因食品从开始研究到初步上市,要经过急性毒性、慢性毒性、过敏性试验等多种试验,需 8~10 年时间。此外,在评估过程中所使用的方法是超量的,采用这个量进行试验只是为了便于我们观察它是否可能会在更长时间里产生危害。迄今尚没有其他任何一种食品会经过如此严格的检测,也未发现转基因食品存在健康和环境安全问题。

记者：那么您是如何看待这场争论的呢？

黄大昉：争议是正常的,人们接受新技术、新知识需要时间。由于没有充分预料到人们对这项新技术的关注程度,未及时、有针对性地开展相关知识宣传,以致很多人本能地在争议过程中选择了反对的立场。但是经过争论,问题的焦点逐渐清晰起来——并非科学家与民众间的对立,而是新技术与旧知识间发生了冲突。

在欧盟,针对转基因技术的争论也曾经非常激烈,争论的焦点问题与我国公众担心的问题相似,而技术竞争、市场保护和贸易冲突也是欧洲最初拒绝转基因作物的重要原因。但是经过科学家长期的宣传和努力,2010 年 3 月 2 日欧盟委员会宣布批准欧盟国家种植一种转基因土豆。这一决定被认为是欧盟委员会转变了以往对转基因农作物的立场。此外,事实上已有 7 个欧盟国家推广种植了转基因玉米。

在我国,同样有必要实施转基因技术的科普宣传计划,以便使人们逐渐懂得转基因技术的背景、内容,了解它在提高农作物生产和环境改善方面的作用

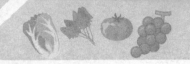

和风险等。

(十四)当心味精、鸡精的不良反应

味精和鸡精,因其特别的鲜味,已成为每个家庭及所有餐馆不可缺少的菜肴鲜味剂,不论是炒菜还是凉拌菜,不论做汤还是制馅,都离不开味精、鸡精。

味精的化学名字叫谷氨酸钠,是以粮食为原料,经过发酵后提纯的结晶产品。吃适量味精有一定的好处,除增加鲜味,促进胃酸分泌,提高食欲外,在胃酸的作用下还会分解为谷氨酸,而谷氨酸是人体需要的营养物质,是合成蛋白质的原料之一。

鸡精是一种具有鸡肉风味的复合鲜味剂,它的主要成分也是谷氨酸钠,再加上肌苷酸二钠、鸟苷酸二钠和鸡肉粉——鸡精中的鸡肉粉是用酵母等特殊的发酵工艺,从鸡肉、鸡骨、鸡蛋中提取的汁液,再将这种汁液经浓缩加工而成,它最大的特点是能溶于水,而营养成分与真正的鸡肉相比则差多了。复配后的鸡精鲜味大大增加,其鲜度可以是普通味精的 20~30 倍。但是,目前市场上有些鸡精产品是仅加了盐、淀粉和糊精的稀释品,所以使用同样数量的鸡精,其鲜度只是味精的 1 倍左右,而有的鸡精加入了化学合成的鸡味香精,所以感到有鸡的鲜香味。

味精、鸡精中的主要成分谷氨酸钠可参与脑组织蛋白质的新陈代谢,可被脑组织氧化利用,对于改善脑疲劳及神经衰弱有一定的功效。但是,味精、鸡精使用不当,也会产生不良反应。如果吃的稍多,就会出现口干、头痛、乏力,甚至感到恶心、胸闷、四肢麻木、腹胀、嗜睡、肌肉痉挛等一系列不适症状。国外被称为"头痛综合征"。个别人还会出现焦躁、心烦意乱,部分体质较敏感的人甚至会觉得全身酸痛、无力等。谷氨酸还可以与血液中的锌结合,生成不能被人体利用的谷氨酸锌而排出体外,导致人体缺锌,而锌是婴幼儿生长和智力发育的重要营养素。因此,婴幼儿和正在哺乳期的母亲应不食或少食味精和鸡精。日本研究人员认为,长期过量食用味精可能导致视网膜变薄、视力下降,甚至失明。

怎样科学地使用味精、鸡精呢?

1. 每道菜加味精或鸡精要低于 0.5 克,以免钠摄入过多增加高血压病、心血管病的风险。

2. 鸡、鸭、鱼、肉、蛋本身具有特殊的鲜味和芳香,可以不加味精、鸡精,原汁

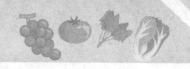

原味更促进食欲；对于豆腐、海参、青菜、萝卜等不具有鲜味的食品才适合少量加入。

3.味精、鸡精不耐高温，烹调温度超过130℃时，其中的主要成分谷氨酸钠会转变成焦谷氨酸钠，不但失去应有的鲜味，反而会成为一种致癌物质。所以使用味精、鸡精应待菜肴烹饪完成后，把火关掉，在起锅前再加入，切勿在烧煮、焖炒时放入，更不要在油煎、油氽时加入。

4.不应在糖醋鱼、糖醋排骨等酸性食物中添加味精或鸡精，因谷氨酸钠呈现碱性，在酸性食物中添加会引起化学反应，使菜肴变味。

5.做凉拌菜时，宜先将味精或鸡精用少量温开水溶解后再加入。因为味精或鸡精的溶解温度为85℃，低于此温度，难以溶解。

6.1岁以下婴幼儿禁用味精、鸡精，我国曾有规定，12岁以下的儿童食品不得加味精，以免影响孩子的神经正常发育。应让孩子从小养成多吃天然鲜物食品的好习惯。

十八、吃能养生，还可辅助治病

（一）能吃的"美容化妆品"

1. 兔肉　常食兔肉，可以全价的营养供给组织细胞，被科学家称之为抗细胞衰老的保健食品。兔肉所含的优质蛋白质、维生素 E、烟酸等营养素，有保护皮肤细胞活性，维护皮肤的弹性，增强皮肤、黏膜、毛发等组织活力等作用，并在研究中证实，经常适量食用兔子肉，能使皮肤变得更细腻、润泽、光滑。

2. 猪皮　在日常生活中，猪皮健身美容价值常常被人们所忽视，吃猪肉而弃猪皮的现象时有发生。有些人买猪肉时总希望少带点皮或无皮，有的干脆将肉皮切下随手丢弃，这非常可惜。其实，猪肉皮的营养价值很高，它的蛋白质含量是猪肉的 2.5 倍，碳水化合物的含量比猪肉高 4 倍多，而脂肪含量却只有猪肉的一半。猪皮被许多医药学家赞誉为当代的"美容食品"，经常、适量食用猪皮或猪皮食品，可使人的肌肤丰满，滋润光泽，减少皱纹，益颜悦色。

3. 乌鸡　乌鸡的药用性能在于其体内的黑色物质含铁、铜等微量元素较高，对病后、产后贫血者有益气补血，促进康复的作用。经常补充维生素 E，能强化细胞膜和提高细胞膜的应激能力，改进末梢（微循环）血流，向全身补给输送氧和营养，使细胞的新陈代谢旺盛，处于活跃的更生状态，使皮肤、黏膜、毛发保持健康的功能和活力。而且，微量元素铁、锌、铜、锰等是人体超氧化物歧化酶（SOD）的重要组成成分，在人体的皮肤、黏膜、毛发等组织（包括细胞）内，作为活性氧清除剂的酶类，拮抗活性氧、自由基对皮肤、黏膜等组织细胞的侵害，从而起到保护皮肤，祛除色斑，润泽颜面的作用。

4. 鸡蛋　鸡蛋的护肤美容作用是多方面的，在有些方面是鸡蛋所含成分的综合作用的反应。鸡蛋的蛋白质是食物品种中质量、种类、组成成分等方面最优质的蛋白质。1 克鸡蛋的蛋白质比 1 克肉类蛋白质的营养价值高得多，鸡蛋所含的优质蛋白质在维护皮肤光泽、保持弹性等方面有着重要的作用。鸡蛋黄中含有一定量的卵黄磷蛋白及卵磷脂，卵磷脂有乳化作用，经研究发现进入人体的卵磷脂所分离出来的胆碱，具有防止皮肤衰老，可使皮肤光滑润泽。鸡蛋黄含有丰富的维生素 A、维生素 B_2，据测定，每 100 克鸡蛋黄中含维生素 A 2 000 国际单位，维生素 B_2 0.3 毫克，维生素 D 30 国际单位，以及维生素 B_1 0.25 毫克，这些维生素对维护皮肤的正常功能，保持其代谢活性，呈现出柔润的弹性，均有着重要的作用。

5. 大豆 蛋白质是生命的基础，是人体的"建筑材料"，人体的皮肤、肌肉、毛发、指甲等都少不了蛋白质，人体缺乏蛋白质就会产生包括皮肤病在内的多种疾病，就会影响生长发育，妨碍体型健美，还会产生营养不良性水肿，有碍面容，使皮肤粗糙无弹性、皱纹增多、头发脱落、白发增多等，使面容显得衰老。经常食用大豆及豆制品之类的高蛋白食物，就能保养皮肤、肌肤和毛发，可使皮肤润泽、细嫩而富有弹性，肌肉丰满而结实，头发乌黑而光亮，并可延长青春、延缓衰老。

6. 芝麻 芝麻具有护肤美容，延缓衰老等作用。由于芝麻含有人体生命活动所必需的蛋白质、脂肪、糖、矿物质、维生素等营养要素，尤其是维生素 E、卵磷脂等对抗衰老、延年美容的成分，使芝麻成为美容补品具备了物质基础，为古代关于芝麻"久服，轻身不老"提供了科学依据。现代研究资料证实，芝麻的植物性脂肪高于一般食物，所含多量的维生素 E 是非酶类活性氧自由基清除剂，主要在体内组织细胞膜等疏水性部位起作用，可防止生物体膜脂质的过氧化反应，防止皮下脂肪氧化，增强组织细胞活力，更使皮肤光滑，富有弹性。所以，芝麻具有良好的养血润肤、容颜悦色作用，对面容憔悴，面色无华，皮肤干枯、粗糙有良好的疗效。芝麻的含铁量很高，每 100 克芝麻含铁量高达 368 毫克以上。铁在护肤美容中具有十分重要的作用，它不仅以血红蛋白的形式将氧输送到肌细胞中，参与组织呼吸，推动生物氧化还原反应，而且参与细胞免疫反应，促进包括皮肤、黏膜、毛发细胞在内的细胞的生长发育，维护皮肤的弹性，润泽颜面。并且有较好的护发、乌发作用。中医学认为，头发早白及脱落，与肾亏血虚有关，由于芝麻能补肾养血，所以对头发早白，落发过多，头发干枯有明显作用。

7. 茯苓 慈禧和乾隆分别活到 73 岁和 89 岁，而且到老年仍容颜不衰，与他们常服茯苓为主药的药膳食疗方有一定关系。茯苓在古代美容方中使用频率很高，养生美容家把它当作重要的延年美容补品而用于驻颜去皱、悦泽润肤。根据古代资料，茯苓还能祛除面部黑斑及浅表的瘢痕。茯苓不仅可使毛细血管中氧合血红蛋白释放更多的氧，供给组织细胞所需的氧，而且还可使细胞（包括皮肤、黏膜、毛发等）的活性增强，活力增大，处于健康的生理功能状态。

8. 银耳 由于银耳有良好的滋阴、润肺、生津作用，肺阴得补，肺津得濡，食

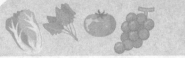

用银耳可使面部皮肤变得细嫩、柔润、光泽、富有弹性,还可延缓面部皱纹的产生,减少面部损容疾病的发生,从而延长人的青春。现代医学研究证实,银耳具有保护人体皮肤的作用。长期食用银耳能消除面部雀斑,使皮肤滋润光泽,对皮肤干燥引起的瘙痒症也有一定疗效。

9. 燕窝　燕窝所含的大量蛋白质和多种氨基酸是人体皮肤、毛发、肌肉的重要建筑材料,是人体健美不可缺少的营养物质。进食燕窝,可增加皮肤和毛发的营养,使其得到滋养。燕窝所含的多种矿物质是人体生理活动所必需的另一种要素,对维持人体的酸碱平衡和生长发育都有重要作用。由于燕窝含有丰富的钙、磷、铁、镁、钾等矿物质,所以有利于面部美容和身体的健美。

10. 菊花　菊花为药食两用佳品,菊花水提取剂能降低毛细血管通透性,改善皮肤血液循环,促进皮肤细胞的再生,增强皮肤毛细血管弹性,具有抗皮肤衰老的作用。菊花对金黄色葡萄球菌、痢疾杆菌、伤寒杆菌、大肠埃希菌等具有不同程度的抑制作用,可预防和治疗皮肤感染等。现代研究已经证实,菊花可以对抗衰老,益颜美容,与其含有多种微量元素如硒等有密切关系,维生素 A、维生素 B_1 等也具有重要作用。

11. 花粉　花粉用于美容,主要作用是抑制老年斑等色素沉着,改善皮肤细胞功能,对抗衰老,防止和减少面部皱纹,保持面色红润,维持皮肤细腻而富有弹性,防止肥胖等方面。花粉能提高蛋白质和 DNA 复制能力,加速 DNA 与 RNA 合成过程,从而增强机体(包括皮肤、黏膜、毛发)的体质。近代药理研究证实,花粉具有清除人体自由基,保持生物膜免受自由基损害,减少组织脂褐素含量,降低血清过氧化脂质(LPO),以及提高超氧化物歧化酶(SOD)活性等作用,可有效地阻止并清除老年斑(俗称"寿斑")。

12. 珍珠　珍珠是一味难得的美容佳品,其所含成分主要有硫酸钙、有机物(其中壳蛋白约占珍珠总量的 4%)、结合水等,珍珠还含铁、铜、锰、锌、硅、钛、锶等微量元素,以及镁、铝、钠、硫等矿物质成分,且含有钙、磷、硒及 14 处游离氨基酸等成分,对皮肤有特殊的滋养保健作用,并可延缓皱纹的产生。珍珠有促进人体细胞再生,使皮肤柔嫩、洁白及焕发青春,防止衰老等作用。临床观察中认为,经常搽珍珠霜,可以使皮肤保持适量的水分和油脂,具有润肤、洁肤、减少皱纹的功效,同时对面部痤疮、脂溢性皮炎、单纯性糠疹、皮肤过敏、雀斑等有不同程度的治疗作用。

13. 百合　百合不仅是治疗良药,营养佳品,也是一种美容珍品。百合具有养颜减皱,防治皮肤病的作用。常吃百合,可增加皮肤的营养,促进皮肤的新陈

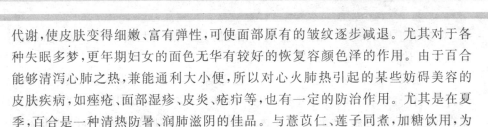

代谢,使皮肤变得细嫩、富有弹性,可使面部原有的皱纹逐步减退。尤其对于各种失眠多梦,更年期妇女的面色无华有较好的恢复容颜色泽的作用。由于百合能够清泻心肺之热,兼能通利大小便,所以对心火肺热引起的某些妨碍美容的皮肤疾病,如痤疮、面部湿疹、皮炎、疮疖等,也有一定的防治作用。尤其是在夏季,百合是一种清热防暑、润肺滋阴的佳品。与薏苡仁、莲子同煮,加糖饮用,为高级消暑饮料;与绿豆同煮,对预防痱子,治疗痱毒有较好疗效。

14. 苦瓜 苦瓜对于美容润肌,护肤驻颜有着广阔的前景,现代医学研究告诉我们,人体肤色的深浅主要与黑色素细胞合成黑色素的能力有关。如果能调节饮食的品种,经常吃一些能中断黑色素代谢过程的食物,皮肤往往会变得白皙细嫩。实验研究发现,维生素C能中断黑色素生长的过程,可以阻止已生成的多巴醌进一步氧化而被还原为多巴,并能降低血清铜和血清铜氧化酶的含量,影响酪氨酸酶的活性(酪氨酸、酪氨酸酶、多巴、多巴醌是生物合成黑色素不可少的物质),从而干扰黑色素的生物合成,由于苦瓜含有数量可观的维生素C,所以常吃苦瓜可促使皮肤变得白皙。痱子是一种夏季的损容性疾病,常吃些苦瓜,可以从整体上防治痱毒。

15. 西瓜 西瓜瓤、西瓜汁口服后可以补充、满足人体的皮肤、肌肉、毛发在炎热夏季的营养需要,尤其是西瓜所含的维生素、酶类、氨基酸等营养成分,可滋养皮肤,促进食欲,对于身体消瘦、皮肤干枯、面容憔悴的人,西瓜更是不可多得的口服美容剂。西瓜可以防治痱子。用西瓜皮外搽脸部,可以从外部增加皮肤的营养,促进面部皮肤的新陈代谢,有利于皮肤润泽细嫩,并可防止夏季日照过多而引起的面部色素沉着。

16. 胡萝卜 胡萝卜含胡萝卜素多,其中β-胡萝卜素是维生素A和视紫质的前身,这种胡萝卜素摄入人体后,会转化为维生素A,维护眼睛和皮肤的健康。所以,胡萝卜又有"光明天使"、"皮肤食品"的美誉。胡萝卜的药用价值还表现在抗衰益颜,护肤美容上,这是与其所含的营养成分密切相关的。胡萝卜的营养成分中,最令人刮目相看的是它含有大量的胡萝卜素(包括α、β、γ三种异构体),其中β-胡萝卜素是维生素A和视紫质的前身。维生素A可以维持人体正常的视觉功能,缺少它会得干燥症、夜盲症;维生素A可以维持皮肤健康,促进上皮组织的正常发育,缺少它,表皮细胞就会角化,皮肤会变得粗糙;维生素A可以促进骨骼和牙齿的生长发育,儿童缺乏它,会得小儿软骨病;孕妇缺乏它,会引起胚胎发育不全和流产。胡萝卜对润泽皮肤,保护眼睛,促进体型健美,防止牙齿发育不良都具有良好的效

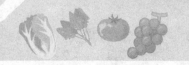

果,对皮肤干燥、头发干枯、头皮瘙痒、头屑过多的人尤其适合。因此,胡萝卜被人们誉称为"护肤妙品"、"头发食品"。

17. 菠菜 菠菜是护肤美容食品。菠菜含有丰富的胡萝卜素和维生素C。两者对人体健康和补血具有重要作用。胡萝卜素参与调节细胞的各项功能,并能有效地防治夜盲症;维生素C在体内能将三价铁还原为二价铁,以利机体吸收和利用,可起到生血、补血作用。菠菜含有丰富的铁,是提供人体铁质的良好来源,尤其适用于缺铁性贫血的女性食用,对老年性缺铁性贫血患者,经常适量食用菠菜烹饪的食疗汤肴,可改善贫血症状。菠菜还可以辅助治疗巨幼红细胞性贫血,具有益颜美容价值。菠菜还含有多量生育酚(即维生素E类活性成分)和一种称之为辅酶Q10的活性物质。国外学者最近研究发现,菠菜具有抗衰老、活化皮肤黏膜细胞、增强皮肤弹性,使其充满青春活力的作用,与其所含的维生素E和酶类有密切关系。

18. 刺梨 由于刺梨含有多种维生素,特别是含有大量的维生素C、维生素E等活性成分,使刺梨成了丰肌泽肤,补气止汗,益颜美容的良友。维生素C素有"皮肤最密切的伙伴"的美称,人体缺乏维生素C,面部易生雀斑、蝴蝶斑、痤疮、口角炎、唇炎、脂溢性皮炎等损容疾病,还会使皮肤黑而粗糙,头发干枯,有的人还会皮下出血而形成紫癜。如果常吃刺梨,可减少部分损容疾病的发生,使皮肤变得白皙细嫩,面容显得年轻。由于维生素C不但可以促进新陈代谢,还可以促进食物中铁质的吸收和利用,所以可治贫血、面黄无华。刺梨中的维生素E与维生素C、超氧化物歧化酶(SOD)、过氧化氢酶(CAT)等活性物质一样,是天然抗氧化剂,可直接或间接发挥抗自由基作用,清除体内过多的自由基,保护组织细胞并增强其抗病能力,减少或免受外来不利因素刺激和伤害。刺梨所含的胡萝卜素及维生素B_1、维生素B_2、维生素P、叶酸等成分对促进人体的生长发育,保持体形的健美,以及明目和防止皮肤角化等,都具有良好的功效。

19. 红枣 我国民间有"一日吃三枣,终生不显老"的说法。红枣通过它的益气健脾作用,可以促进气血化生,气血充足便会面色红润,皮肤润泽,肌肉丰满。长期吃红枣能治疗面色不容,皮肤干枯,形体消瘦,面目水肿等症。皮肤生雀斑、痤疮及头发枯黄等,与缺乏维生素密切相关。常吃红枣,便可获得大量的维生素C,对雀斑、痤疮、口角炎、唇炎、脂溢性皮炎等影响面部美容的疾病有一定的防治作用。维生素E有"抗老剂"之誉,从红枣中可获得大量的维生素E,可促进皮肤血液循环和肉芽组织增生,能使皮肤与毛发光润,展平面部皱纹,使

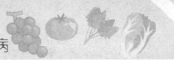

皮肤更加健美，从而不易显现出衰老。

(二)生发乌发吃什么

脱发、少白头与遗传因素、精神因素、头发养护、工作环境及饮食营养均有密切关系。其中饮食营养尤为重要，出现脱发、白发，不妨从营养与食疗入手，常常可以收到良好的效果。

1. 头发早秃　全身营养不良或消化不良、代谢功能不全等，都会造成营养障碍，使头发变得细而干燥，毛根萎缩，脆而易掉，从而出现早秃。预防早秃要经常补充一些头发生长所必需的铁、硫、维生素 A 和优质蛋白质。①多食植物蛋白。植物蛋白可保护毛囊血液供应，防止头发早秃。大豆蛋白及豆制品是中老年人防止早秃的最佳食品，还可选食黑豆、桑葚、制何首乌、黑芝麻等养血补肾食物。②常食富含维生素 E 的食物，如杏仁、向日葵子、榛子、花生仁、小麦胚芽、鳝鱼、黄鱼、鳕鱼子、南瓜、白菜、菠菜、大豆油等。因维生素 E 不仅可抗衰老，还可改善头皮毛囊的微循环，促进毛发生长。③防止骨胶质的缺乏，可取牛骨或猪骨(砸碎)0.1 千克，加水 0.5 千克，用文火煮 1～2 小时，使骨胶质溶解在浓汁中服用。④减少纯糖(如蔗糖、甜菜糖)和脂肪的摄入，应多吃豆制品、新鲜蔬菜等，并注意摄取含碘、钙、铁多的甲鱼、虾皮、鲜奶和海带等。

2. 头发脂秃　脂溢性脱发的发生与雄激素、遗传和年龄有关。雄激素刺激皮脂腺增生是主要因素，头发则变得油腻、脱屑、易脱落，脂溢性脱发患者在饮食方面应注意：①忌食刺激性食物，禁烟酒，特别要限制油腻食物及甜食，如花生仁、奶糖、巧克力等。②多食含植物纤维素、维生素 A 的韭菜、胡萝卜、苋菜、南瓜、杏子、芒果、柿子等蔬菜和水果及蛋乳食品。③常食含维生素 B_6 和泛酸丰富的食品，如肉类、乳类、鱼类、麦胚，以及马铃薯、豌豆、橘子、蚕豆、青鱼、葵花子、黑芝麻等。维生素 B_6 具有调节脂肪酸及脂肪合成速度的作用，还有刺激毛发再生的功能。泛酸可促进组织再生、黑发生长。④头皮屑多及头皮奇痒者要禁食油煎油炸食品、发酵食品及乳类食品，应常食苹果、杏子、胡萝卜及新鲜蔬菜。⑤可选用制何首乌、枸杞子、山楂、红枣、莲子、黑芝麻、黑豆等食物。

3. 产后与更年期脱发　产后脱发的主要原因是婴儿出生后，产妇体内产生的雌激素开始减少；另外，妊娠期应该脱落的头发没有脱落，但在产后 2～7 个月内，这些头发往往会脱落。更年期脱发的原因是精神压力大与激素失调，合

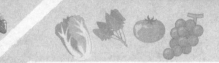

理的饮食有助于防止此类脱发。①一日三餐要平衡,禁食那些能引起头皮产生过多油脂的食品。②常食富含铁质的食品,如动物肝脏、血液、黄豆、黑豆、菠菜、鸭肉、鸡蛋、带鱼、鲤鱼、花生、香蕉、胡萝卜等。③常食含碘食物。甲状腺素为妇女头发秀美所必需,碘可刺激甲状腺的分泌功能。可常吃海带、海参等海产品及碘盐。

4. 白发或头发枯黄　有些人年少白发,如果非遗传因素所致,就可能与饮食有关。饮食中若缺乏叶酸、泛酸、蛋白质、维生素 B_1、维生素 B_2、维生素 B_6 或高度营养不良是早生白发的主要原因。饮食中缺乏铜、钴、铁等也可导致白发。如血液中有过多的酸性物质,如大量乳酸、丙酮酸、碳酸等易使头发枯黄。过量食糖及动物脂肪,都会使机体在代谢过程中产生酸性物质,从而使头发发黄。白发或头发枯黄者合理饮食至关重要。①注意调整饮食,多些粗粮、豆类、花生、绿色蔬菜、瓜果等富含维生素的食物。动物肝脏及柿子、番茄、马铃薯中,均含有一定量的铜、铁等元素。②中医学认为,少白头、头发枯黄与肾亏、血虚有关,可选用制何首乌、黑芝麻、黑豆、桑葚等药食两用之品。③避免过食甜食、糖果、巧克力、肥肉等,应多吃一些在体内代谢后呈碱性的食物,如新鲜蔬菜、水果等,这样可避免头发枯黄。

(三)吃出苗条身材

1. 茶叶　茶叶含有人体所必需的蛋白质、氨基酸、脂肪、矿物质和 10 多种维生素。19 世纪以来,人们不断对茶叶进行分析发现,茶叶含有近 400 种化学成分,其中有许多有效成分直接或间接与防治肥胖症有关。茶叶中的芳香物质能溶解脂肪,解除油腻,帮助消化,促进吸收。对防治肥胖症有较好的作用。长期饮茶,能瘦身防胖长寿,尤其是饮较浓的茶水效果更显著。实验证明,肥胖的人每天饮用 3 杯普洱茶,1 个月后可降低血脂和体重。也有学者认为,乌龙茶的减肥效果较佳。

2. 绿豆　绿豆含有丰富的蛋白质和复合碳水化合物,所含膳食纤维也很丰富,而脂肪含量较少。绿豆中的多糖成分能增强血清脂蛋白酶的活性,使脂蛋白中三酰甘油水解,达到降低血脂和减肥的疗效。豆芽中水分含量多,能量极少,不易形成脂肪,同时还有利尿的功能。豆芽中不含胆固醇而含有不饱和脂肪酸,这也对降低血胆固醇水平有利,还可减肥、保护皮肤和毛细血管,营养毛发。

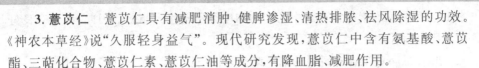

3.薏苡仁 薏苡仁具有减肥消肿、健脾渗湿、清热排脓、祛风除湿的功效。《神农本草经》说"久服轻身益气"。现代研究发现,薏苡仁中含有氨基酸、薏苡酯、三萜化合物、薏苡仁素、薏苡仁油等成分,有降血脂、减肥作用。

4.赤小豆 赤小豆性平,味甘、酸,无毒。具有健脾利水、减肥除湿和排脓、消肿解毒的功效。现代研究表明,赤小豆是一种低能量、高蛋白、低脂肪的食物,经常适量食用赤小豆,可以促进脂肪在体内的代谢,从而达到减肥的目的。有人从赤小豆皮中提取赤小豆色素,加茶叶制成减肥茶有一定疗效。可见,赤小豆减肥作用尚待进一步开发利用。

5.豆渣 豆渣含能量低,含纤维素多,在肠道具有吸附胆固醇的作用,并使其转变为粪便排出。豆渣食后有饱腹感,对肥胖症、高脂血症、糖尿病,以及心脑血管病患者来说,是较理想的辅助食疗剂,并有较好的疗效。

6.魔芋 魔芋具有轻身减肥、化痰散积、行瘀消肿的功效。现代研究发现,魔芋含葡萄糖甘露聚糖很丰富,可高达50%。现代营养学研究发现并证实,魔芋所含葡萄糖甘露聚糖是一种半纤维素,吸水性极强,可使体积增大50~80倍,形成体积很大的凝胶纤维状结构,提高了食物的黏滞度,延缓了胃排空和食物在肠道内的消化和吸收,可有效降低餐后血糖,并有降脂作用。此外,由于其吸水后体积膨大,在胃内停留时间延长,魔芋本身含能量又极低。因此,它既能控制肥胖症患者的能量摄入,降低体重,又能增加饱腹感,减轻肥胖症患者饥饿的痛苦。魔芋食品可望成为理想的高纤维食品,这对肥胖症患者来说,真可谓是一个福音。

7.萝卜 萝卜含芥子油和粗纤维,可促进胃肠蠕动,推动大便排出。经临床观察,经常食用萝卜可以防止皮下脂肪堆积、降血脂、软化血管、保持大便通畅。莱菔子即萝卜的种子,它含有挥发油等成分,能降低血中脂肪的含量,降低胆固醇,对肥胖者有减肥疗效。

8.冬瓜 在古代中医书中,对冬瓜的减肥功效早有论述,唐代《食疗本草》认为,冬瓜"欲得体瘦轻健者,则可长食之;若要肥,则勿食也"。现代营养学研究认为,冬瓜肉不含脂肪,含钠量低,所含糖类物质也极少,是身体肥胖、体态臃肿之人理想的佐餐佳肴,经常食用可以减肥。现代药理研究也证实,冬瓜确实含有减肥物质——胡芦巴碱和丙醇二酸。胡芦巴碱对人体新陈代谢有独特作用,丙醇二酸在体内可有效地阻止糖类转化为脂肪,而取得减肥效果。实验研究还证实,冬瓜果皮含蜡类及树脂类物质。口服冬瓜皮煎汤,短期内可使尿量增加,带走身体的一部分能量。而且,冬瓜皮和肉中含有丰富的维生素 B_1、维生

素 B₂。B族维生素能使食物中的淀粉和糖类不转化为脂肪。因此,冬瓜有良好的减肥轻身作用。

9.黄瓜 黄瓜含有娇嫩的细纤维素,可降低血液中的胆固醇、三酸甘油,可促进肠道中腐败食物的排泄,改善人体的新陈代谢,新鲜黄瓜中含有丙醇二酸,能有效地抑制糖类物质在体内转变为脂肪,有减肥效果。

10.大蒜 近年来,人们对大蒜的降血脂、减肥作用进行了较多研究,结果证明大蒜及大蒜制剂能降低总胆固醇和三酰甘油水平,是防治肥胖症的重要药食之一。现代医学研究中发现,每日服食相当于 50 克大蒜的新鲜蒜汁或精油(主要成分为丙烯基丙基二硫化物和二丙烯基二硫化物),均能防止饮食所引起的血浆胆固醇水平的升高。由于大蒜具有抑制脂肪增加的作用,所以经常食用大蒜,可起到减肥降脂的作用。

11.苜蓿 无论是紫苜蓿,还是南苜蓿,均含有丰富的植物纤维及果胶等营养成分。近年来,大量的动物实验已证明,苜蓿具有预防动物由于高脂肪和高胆固醇饲料所引起的高脂血症和动脉粥样硬化作用。据研究认为,苜蓿的这种降胆固醇作用可能与其含有较多的食物纤维,尤其是一种称为皂角素的物质有关。现代医学研究资料已证明,皂角素有很强的结合胆固醇的代谢物——胆酸的作用,因而有利于胆固醇和多余脂肪的排除。

12.竹笋 竹笋是一种营养丰富的食品,具有高蛋白、低脂肪、低淀粉、多纤维等特点。对于体型肥胖的人来说,是一种理想食品,特别是竹笋含有较强吸附油脂能力的纤维,当食入一定数量的竹笋后,食物中的油脂会不断地被竹笋纤维吸附,随粪便排出体外,从而降低胃肠黏膜对脂肪的吸收和蓄积。临床观察反映,体型肥胖者每天摄入 50～100 克竹笋,10 天为 1 个疗程,连续食用 5～10 个疗程,有较明显的减肥效果。对一般人来说,经常食用竹笋,可以达到健身减肥的目的,并保持体型健美。

13.海带 海带不含脂肪,所含纤维素和褐藻酸类物质(如藻胶酸、昆布素等),可抑制胆固醇的吸收并促进其排泄。有资料报道,海带素、褐藻淀粉和昆布素多糖等,当其磺化后具有很好的降脂和抗凝血作用,已被用于临床治疗高脂血症,并取得了一定的效果。由此可见,肥胖症、高脂血症和冠心病患者多吃些海带、褐藻、紫菜等藻类食物大有益处。

14.山楂 现代中医药学研究证实,山楂有降血脂作用,并对防治单纯性肥胖症、动脉粥样硬化有重要意义。山楂不同提取部分对不同动物造成的各种高脂血症模型有较肯定的降脂减肥作用。

15.兔肉　据现代研究资料表明：兔肉中蛋白质含量为 21.5％，比猪肉多 1 倍以上，比羊肉也多近一倍，比牛肉多 18.7％，比鸡肉高 33％。脂肪含量仅为 3.8％，为猪肉含量的 1/16，羊肉的 1/7，牛肉的 1/5，低于其他畜禽肉。更有意义的是，在兔肉的脂肪组织中，人不可缺少的不饱和脂肪酸的比例高于饱和脂肪酸近 1 倍。此外，兔肉中还含有较多的磷脂、卵磷脂，以及麦芽糖、葡萄糖等成分，还含有多种维生素和磷、硫、钙、钾、钠、铁等矿物质。值得一提的是，人体对兔肉的消化率可达 85％，兔肉被人体利用率居各种畜禽肉之首，而胆固醇的含量却低于其他肉食品。兔肉是肥胖者和心血管病患者的理想食品，是真正的"保健肉"。

16.苹果　现代临床观察中发现，对肥胖症、高脂血症患者来说，每日食用 1～3 个苹果，可有效防止胆固醇增加，防治脂肪增多。医学专家认为，这是由于苹果是优质高钾食品，且含较多纤维素、有机酸等成分，可促进肠胃的蠕动，增加粪便体积，使其变得松软，易于排出，从而减少胆固醇的吸收。

17.茯苓　茯苓为药食兼用妙品，茯苓具有利水渗湿、健脾宁心、减肥降脂等功效，茯苓的减肥功效主要是通过健脾利湿作用达到的。据学者观察，每天早晨空腹食用茯苓粥 2 个月，不仅可以防治水肿，且可达到消脂减肥的目的。经临床观察，对寒饮、痰湿、脾虚引起的单纯性肥胖症有一定疗效，常与其他药物或食物配伍应用。

18.荷叶　现代研究证明，荷叶中有荷叶碱、莲碱、荷叶苷等成分，具有减肥、降血脂的作用。荷叶能健脾利湿，解暑消肿，促进脂肪代谢。古代《证治要诀》记载，"荷叶服之令人瘦劣"。近代减肥中成药、减肥食疗方中大多采用荷叶，视荷叶为消脂减肥佳品。

19.陈皮　陈皮具有燥湿化痰、理气健脾、降脂减肥等功效，属于理气减肥、化痰减肥类的药食两用之品。由于陈皮具有较好的减肥降脂功效，所以在减肥药茶、药膳方中使用的频率颇高。

20.决明子　决明子含蒽醌类成分 10 多种，其中有大黄酚、大黄素、芦荟大黄素、大黄酸、大黄素蒽酮、决明素、决明子素、橙黄决明素等，有缓泻减肥作用。所以，较长时间的服用决明子，可收到降脂减肥的功效。

(四)会吃者更聪明

1.核桃仁　核桃仁是品质优良的改善大脑功能的食物，核桃仁对需要

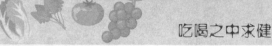

脑力"马拉松"或长途驾驶的人十分有益,有助于强健神经系统,增加大脑的耐受力,调节大脑活力。核桃仁含有较多的维生素 E,可使脑细胞膜免受体内生物化学反应的有害产物——自由基的损伤,减少脑细胞内超微结构的损伤,使脑细胞内有害的色素颗粒(如脂褐质等)减少,甚至消失,维护脑细胞功能的正常,延长脑细胞的寿命。现代研究资料表明,脂褐质在细胞内聚积过多,呈现斑块状,即人们所称的"老年斑"。老年斑是一种细胞废物,老年斑色素占据细胞容积,影响细胞的功能。如果老年斑在脑内形成,大脑皮质生了老年斑,就会导致脑功能降低,继续发展下去,出现局部萎缩而形成老年痴呆症。坚持经常、适量食核桃仁及核桃仁制品,可阻止并减少老年斑的发生。因此,核桃仁真可称为大脑及全身重要脏器、组织的"保护神"。在众多干果中,核桃对大脑神经特别有益,有明显的补脑健脑功效,对大脑智力有良好的增益和激发作用,无论对老年人或青少年,还是对孕产妇,都是理想的健脑益智食疗佳品。

2. 龙眼肉　龙眼肉所含物质除营养全身外,特别对脑细胞有一定的补养作用。据美国一项研究结果表明,龙眼肉对增强记忆、消除疲劳特别有效。另据有关资料报道,近年来医学科学家对龙眼肉的有关成分进行深入研究,发现龙眼提取液中含有一种能有选择地抑制黄素蛋白酶——脑 B 型单胺氧化酶(MAO-B)的活性物质。B 型单胺氧化酶是人体中的一种惰性因子,它广泛存在于肝、脾、淋巴系统及脑组织中,随着年龄的增长,B 型单胺氧化酶活性增高,导致和促进机体组织、器官、细胞的衰老。长期食用龙眼肉有延缓机体衰老进程的作用,并在实验研究中得到了证实。据报道,用龙眼肉饲喂小鼠,可抑制有机体衰老的 B 型单胺氧化酶的活性。近年来的研究还发现,龙眼肉对大脑皮质有镇静作用。

3. 榛子　榛子的含磷量居诸果之首,铁、钾的含量在干果中也名列前茅。尤其值得一提的是,榛子中镁的含量非常丰富,是很多干果不能比拟的。这对于脑细胞和神经元的生长发育是非常有益的,它们可以有效地保证脑细胞新陈代谢的需要。

从脑部智力发育的角度来看,镁对脑中蛋白质及核酸合成是必需的,缺镁将阻滞婴幼儿、青少年各阶段脑发育。镁影响脑内多种含镁酶的活性,调节某些激素和神经递质的合成、释放和功能,影响神经电信号的传导。人脑组织的海马区是学习记忆的重要核心,镁对维持海马区功能起重要作用。海马区内含镁量高,镁参与神经细胞的分泌活动,所以海马区缺镁会严重损害儿童智能发育。适量的镁供给，可以有效保证脑细胞正常地工作和运行，从而可避免大脑发生病态性异常兴奋。所以，镁对孩子保持旺盛的精力，提高注意力和记忆力极为重要。

4.葵花子　近年来，欧美生物学家和医学专家对向日葵子的疗效进行了研究，最后证实，向日葵子能治疗抑郁症、神经衰弱、失眠症及各种心因性疾病，还能增强人体的记忆力。葵花子含有多种维生素，与健脑益智密切相关。

葵花子所含的维生素 A 有促进发育的作用，对胎儿和婴儿尤为重要。如果维生素 A 供应不足，可使儿童智商值低下，影响智力发育。维生素 A 可使眼球的功能更加活跃，提高视网膜对光的感受能力，为大脑输入更多的外界信息。调查结果发现，缺乏维生素 A 的营养不良儿童智商指数最低。

葵花子所含的维生素 E 是强抗氧化剂，维生素 E 供应不足会引起各种智能障碍或情绪障碍。研究发现，脂褐色素沉淀于神经细胞里，会使细胞衰老；脑细胞衰老，功能便明显降低，智力下降。脂褐色素的中心物质就是不饱和脂肪酸氧化的产物过氧化脂质。维生素 E 的抗过氧化作用对老化有一定的防护功能。

葵花子所含的 B 族维生素，包括维生素 B_1、维生素 B_2、维生素 B_6、叶酸等，它们参与机体内蛋白质、脂肪和糖代谢，使脑细胞的兴奋和抑制处于平衡状态。向日葵子所含的维生素 C 可使脑细胞结构坚固，在消除脑细胞结构的松弛和紧张状态方面起着重要的作用，使身体的代谢功能旺盛。

5.花生　现代医学和营养学研究证实，花生蛋白含有 8 种人体必需的氨基酸，还含有促进脑细胞发育和增强记忆的谷氨酸、天门冬氨酸，可谓补脑益智之佳果。花生中赖氨酸含量比大米、面粉高，利用率也很高，可增强儿童智力，防止老年人大脑老化；谷氨酸、天门冬氨酸可促进脑细胞发育，增强记忆力。花生所含脂肪大部分为不饱和脂肪酸，在 80% 以上，这种不饱和脂肪酸具有降低胆固醇和使皮肤润泽细嫩的作用。花生油还含有维生素 E、卵磷脂、脑磷脂等神经系统必需的物质，可增加脑神经的功能，延缓衰老的过程。花生中镁含量是非常高的，是其他一些蔬菜或水果的 10 多倍，乃至几十倍、上百倍。这对于脑细胞的生长和发育都是非常重要的。

6.黑芝麻　芝麻所含丰富的镁，可以营养脑细胞，防止记忆减退。近年来，国内外的科学研究表明，适当的食用黑芝麻，对于少儿失眠健忘，对考前紧张都有很好的调节作用。对于智力及身体发育都很正常的少儿也有不可忽视的增

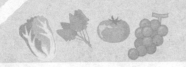

补作用。

7. 金针菇 国内外医学专家认为,金针菇能增强记忆,开发智力,特别是对儿童智力开发有特殊的作用。日本人民和我国台湾人民称金针菇为"增智菇",日本人把金针菇作为儿童保健和智力开发的必需食品。医学研究人员还发现,婴幼儿从断奶起到学龄期,长期适量食用金针菇的儿童聪明多智,记忆力显著增强。

8. 鱼 鱼肉含有丰富的核酸,它是构成细胞的重要物质。青少年在成长时期,需要较多的核酸类物质,到了中老年,体内核酸的代谢日益衰退,不能合成足够的核酸,而且核酸的质量逐渐降低,是造成衰老的原因。新鲜的鱼类,是补充核酸的理想食物。吃鱼有助于健脑益寿。鱼类食物还能提供多种维生素和无机盐,特别是钙、磷、镁、锌、碘、铁、锰、氟等元素。鱼类所含的许多成分中,有不少是直接作用于脑及中枢神经系统的,与脑功能的改善和增强密切相关。在日常餐饮中,经常吃鱼,尤其是多吃些海洋冷水鱼,可以获得较多的二十二碳六烯酸和二十碳五烯酸,对人体脑组织有不断补充营养的作用。

9. 牡蛎 牡蛎肉富含微量元素锌,其含量之高,可为其他食物之冠。实验研究进一步肯定了锌对人类是一种生命攸关的元素,为构成多种蛋白质分子所必需。锌不仅是血液中使碳酸氢盐释放二氧化碳的酶的一种组成成分,还是使醇和其他天然物质氧化的酶和分解蛋白质的酶所不可缺少的。几乎所有的人体细胞都含有锌,一旦缺锌,就会引起生长停滞和贫血。与益智聪慧直接紧密联系在一起的眼球视觉部位,含锌量极高,可达4%,经常食牡蛎肉及其制品,有促进儿童智力发育的作用。牡蛎肉已受到国内外的高度重视,被誉为"益智海味"。医学临床实践表明,妇女常吃一些牡蛎肉,既可帮助提高智商,增强记忆功能,又可使皮肤更加健康,光洁动人。

10. 苹果 在国外,一些医学家把苹果称为"记忆之果""儿童的记忆之果",小孩多吃苹果,可以促进大脑发育,增强记忆力。这是由于苹果含有构成大脑所必需的营养成分,如多量的糖、氨基酸、维生素及钙、磷、铁、锌等无机盐元素。实验研究结果表明,体内缺锌的儿童不仅身材矮小,性发育有障碍,而且智力低下,思维迟钝。研究证实,苹果所含的锌元素可使儿童显著增强记忆力。妇女在怀孕期间及产后哺乳期间,每天适量食苹果及其制品,有助于胎儿健康发育,并可促进婴幼儿的大脑发育,使其记忆力好,更加聪颖,更加健康。

11. 荔枝 近代医药学研究证明，荔枝对大脑细胞有补养作用，并有利于大脑细胞正常生理功能的发挥，可促进皮肤细胞新陈代谢，改善色素的分泌及沉积。由于荔枝含有较多的游离色氨酸，可对脑及中枢神经系统发挥较好的抑制调节作用。根据国外实验研究资料报道发现，动物进食大量糖类后，就会有更多的色氨酸进入脑内，被脑细胞转化为血清素，可帮助其入睡。几项研究结果都说明荔枝有助于缓解疲倦乏力、失眠多梦、健忘烦恼、记忆衰退等病症。

12. 香蕉 香蕉是一种健脑益智水果，是脑力劳动者的滋补妙品，有"智慧果"的雅号。据报道，德国营养心理学家帕德尔教授在研究水果时发现，香蕉含有一种能帮助人体产生 5-羟色胺的物质，而 5-羟色胺有传递信号的作用，能把信号传送到大脑的神经末梢，促使人的心情变得安宁，甚至可以减轻痛感，在民间也有许多这样的实例。非洲许多国家盛产香蕉，在乌干达几乎有 1/3 的人将香蕉当主食，当地人认为，吃香蕉可使皮肤柔嫩光滑，思维敏捷，眼睛明亮有神，心情愉快，不会生病。一些学者也认为，香蕉对中老年人尤为有益，常食可健脑益寿。

13. 枸杞子 现代中医药学研究证实，枸杞子具有良好的滋补肝肾作用。并认为，对临床肝肾虚损、精血不足所致的未老先衰，智力减退，神经衰弱等症，常配伍熟地黄、天门冬等药物。枸杞子配伍桂圆肉熬膏，即杞圆膏，常服，具有安神养血，滋阴壮阳，益智，强筋骨，泽肌肤，驻颜色，且有预防大脑衰弱，防止智力减退的功效。枸杞子之所以具有"返老还童"的功效，是因为它可以刺激性腺及内分泌腺，使之功能达到顶峰状态，增加激素的制造，健全脑细胞及神经系统功能，避免随年龄增长血中毒素积存，以维持体内各种功能正常运行。枸杞子多糖的抗氧化作用可能是其健脑益智的重要原因。

14. 何首乌 何首乌含有卵磷脂。卵磷脂是卵磷脂质的一种，它由磷酸、胆碱、饱和脂肪酸及不饱和脂肪酸组成，人体中的每一个细胞的细胞膜都含有卵磷脂，它也是构成神经组织，特别是脑脊髓（即中枢神经系统）的主要成分，同时为血细胞及其他细胞膜的重要原料。卵磷脂与神经传输有密切关系，卵磷脂不足时，细胞膜薄弱就不能下达命令，也不能感受刺激。因何首乌富含这种成分（其卵磷脂含量达 3.7%），所以长期、适量服用何首乌，可以补充大脑中的卵磷脂而起到健脑作用。实验研究资料还证实，何首乌的有效成分能与胆固醇结合，能阻止胆固醇在肝内沉积，阻止类脂质在血清中滞留或渗透到动脉内膜，可预防和治疗因脑动脉硬化所致的智力退行性改变，从而起到护脑健脑作用。何首乌是大脑强壮剂，对大脑及中枢神经系统有明显的滋补作用。

(五)增强免疫力的食物

1. 香菇 香菇多糖(LNT)是香菇的主要药效成分,目前主要作为免疫调节剂,用于肿瘤的免疫治疗。香菇多糖能促进多种未成熟的前 T 细胞向成熟 T 细胞分化,在体内外均可明显提高细胞毒性 T 淋巴细胞(CTL)的活性,而且可有效地提高辅助性 T 细胞(TH)的活性。临床上,反复呼吸道感染患儿经用香菇多糖冲剂治疗后,血清免疫球蛋白(Ig)水平升高,尤以免疫球蛋白 A 升高明显。香菇多糖能够促进 B 淋巴细胞转化为浆细胞,使抗体生成增多,从而增强了体液免疫水平。香菇多糖对 T 淋巴细胞来说是较好的恢复剂和刺激剂。口服香菇多糖有诱生干扰素及抗病毒的作用。

2. 银耳 银耳药理有效成分是银耳多糖。银耳多糖能明显促进小鼠网状内皮系统的功能,增强巨噬细胞的吞噬能力。银耳多糖不仅能促进健康人的 T 淋巴细胞转化率。银耳孢子多糖也可以使 T 淋巴细胞和 B 淋巴细胞数量增加。银耳多糖能提高机体体液免疫能力,发酵生产的银耳粗提物能使免疫球蛋白 A、免疫球蛋白 G、免疫球蛋白 M 呈不同程度的增加,其中以免疫球蛋白 G 增加最明显,由此表明,银耳多糖有增强体液免疫的作用。银耳制剂还有提高动物补体水平和诱生干扰素的作用。有资料报道,长期食用银耳的老年人免疫功能强,免疫指标明显高于对照组的老年人。

3. 羊肚菌 羊肚菌菌丝水提物能刺激实验动物淋巴细胞增殖,同时又可协同 ConA 增强 T 淋巴细胞的转化,并能显著抑制癌细胞生长。羊肚菌的免疫增强作用可能与其所含多糖类物质及硒成分有关。另有资料报道,羊肚菌子实体所含维生素 B_6、维生素 B_{12}、叶酸对防止贫血起重要作用。

4. 猴头菇 猴头菇的醇提物或猴头菇多糖对巨噬细胞的免疫活性有一定的增强作用,猴头菇多糖能增强 T 淋巴细胞活性,促进 T 淋巴细胞介导的细胞免疫。猴头菇的免疫增强作用表现在能显著提高巨噬细胞和淋巴细胞包围,并吞噬细菌、病毒和体内异常细胞的功能,是一种良好的免疫增强剂。猴头菇所含的猴头菇多糖、多肽类物质,通过激发机体细胞和体液免疫系统,能增强宿主抗病毒、抗肿瘤及抗细菌感染力。癌症手术后及癌症化疗后的患者宜经常服食,有助于增强免疫力。

5. 灵芝 灵芝可增强单核-巨噬细胞系与 NK 细胞功能,增强体液免疫功能,可增强细胞免疫功能,改善衰老所引起的免疫功能减退,促进免疫细胞因子的产生。灵芝多糖肽(GPP)在体外对高浓度吗啡所致免疫抑制有拮抗作用。灵芝多糖可通过多种途径使那些还没有受到抑制或受轻度抑制的免疫细胞功能恢复,促使其增殖。近几年来,灵芝制剂已被广泛用于治疗慢性支气管炎和哮喘,确有较好疗效。多数患者用药后体质增强,主要表现为睡眠改善、食欲增加、抗寒能力增强、精力充沛、较少感冒等。

6. 大蒜 大蒜素对巨噬细胞介导的细胞毒作用有明显的增强效果。大蒜提取液可增加实验动物脾重,增加实验动物的巨噬细胞数,增加白细胞吞噬细菌的能力,增加 T 细胞数并使其与 B 细胞功能相协调。其有效成分为挥发性化合物。大蒜对焦炉工的生物膜和细胞免疫均有一定的保护作用。大蒜对多种细菌尤其是真菌,具有较强的杀灭、抑制作用,素有"天然广谱抗生素"的美称,能减少慢性炎症的癌变机会,对于防治食管癌、胃癌及多种癌症均有一定的作用。大蒜的抗病毒作用更为人们所关注,有资料报道,浓度为 0.015～0.15 毫克/毫升的大蒜注射液即可显著抑制流感病毒,带状疱疹病毒,单纯疱疹病毒Ⅰ型、Ⅱ型,副流感病毒Ⅲ型,人鼻病毒Ⅱ型,疱疹口炎病毒,牛痘病毒等,并对抗病毒毒素的作用。大蒜抗病毒作用的特点是既直接抗病毒又调整免疫功能。

7. 芦笋 芦笋可增强巨噬细胞的吞噬功能,对免疫器官重量产生影响,促进 T 淋巴细胞的转化,降低血清循环免疫复合物 CIC,对杀伤细胞活性产生影响。芦笋尖端、茎部的提取液及尖端醇提取液均对癌细胞 DNA 和 RNA 的生物合成有显著的抑制作用,该抑制作用随着药物浓度升高而增强。芦笋含有的组织蛋白可使细胞生长正常化,对已变异的细胞有修复作用;芦笋苷结晶富含组织蛋白,能有效地控制癌细胞生长。研究者认为,芦笋含有一种"使细胞生长正常化的物质"。目前,保健品市场已将本品作为饮料或罐头(如脱水芦笋)供保健食用,可抗癌和增强免疫力。

8. 山药 山药的增强免疫力作用已被大量的实验研究所证实。对小鼠细胞免疫和体液免疫功能均有较强的促进作用。溃疡性口腔炎与免疫力低下有关,有学者采用单味怀山药配以冰糖治疗溃疡性口腔炎 50 例,疗效甚为满意。

9. 猕猴桃 现代免疫药理研究发现,猕猴桃多糖能显著提高小鼠腹腔及脾巨噬细胞的吞噬功能,也能使体外多种巨噬细胞的吞噬功能增强,并可拮抗环磷酰胺等药物对机体单核-巨噬细胞系统的抑制作用。中华猕猴桃多糖能明显提高脾细胞特异花结形成细胞数,且主要是促进免疫力早期 T-特异花结形成,而对溶血空斑形成细胞无明显影响。猕猴桃多糖能增加白细胞总数,使外周血白细胞及多核细胞显著增多。中华猕猴桃多糖复合物在体内能诱生干扰素,防

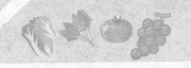

治病毒性感染。

10. 刺梨 现代免疫药理研究发现,刺梨果汁及其提取物的 B 部分,均能使小鼠脾脏和胸腺重量增加。国内有学者报道,对服用强化 SOD 刺梨汁的 60 名和对照组 44 名老年人进行观察,结果 60 名老年人服用前后 NK 细胞活性分别为(22.4±10.8)％和(27.5±12.9)％,对照组 NK 细胞活性在治疗前后无变化。现代免疫研究证实,刺梨也可增强免疫功能,且具抗感染、防癌、抗衰老等功效。

11. 海参 刺参酸性黏多糖可使细胞免疫抑制状态恢复,吞噬功能和 DHR 提高。刺参酸性黏多糖抑制肿瘤的生长也可能与活化机体内巨噬细胞的功能有关。大量的实验研究还证实,海参所含的刺参酸性黏多糖具有良好的抗肿瘤血管生成作用,这与海参增强免疫功能有关。专家认为,海参有望成为一种具有特色的抗肿瘤药物或生物反应调节剂。

12. 茶叶 茶叶具有增强免疫力的功效。茶叶中的脂多糖注入动物或人体后,在短时间内即可增强机体非特异性免疫力。经测定,茶色素含有硒、锗等微量元素,具有促进新陈代谢,增强免疫力及抗癌功能。茶叶中的鞣质、咖啡因、茶碱和维生素 C 等能防放射污染和抗辐射的危害,尤其是对放射治疗引起的白细胞减少症有显著的防治效果。在日本广岛原子弹爆炸事件中,凡有长期饮茶习惯的人不仅存活率高,而且在遭受辐射损伤后,预后也要比没有饮茶习惯的人好得多,难怪日本人称茶为"原子时代的饮料"。

13. 枸杞子 枸杞多糖系枸杞子的有效成分。枸杞多糖可明显增加小鼠外周血 T 细胞数,对小鼠胸腺细胞的促进有明显量效关系。枸杞多糖不仅对 T 细胞免疫有增强作用,而且通过免疫系统对神经和内分泌系统也有影响,还有延缓衰老作用。枸杞多糖可促进细胞毒性 T 淋巴细胞(CTL)的杀伤功能,并可对抗环磷酰胺对小鼠 CTL 的抑制作用。枸杞子能提高抗体效价和增加蚀斑形成细胞数量。枸杞子袋泡茶能提高免疫球蛋白 A、免疫球蛋白 G、免疫球蛋白 M 含量。

14. 冬虫夏草 能明显增加小鼠腹腔巨噬细胞的吞噬功能及酸性磷酸酶活力。能保护受免疫抑制小鼠的胸腺和脾脏的 T 细胞,对 T 淋巴细胞、B 淋巴细胞有增殖作用,促进细胞免疫而抑制体液免疫。对特异型免疫主要表现为抑制作用,对移植物宿主反应呈现显著的抑制作用,是一种新型的免疫促进剂。对冬虫夏草及人工培养菌丝体(如康能北虫草)免疫药理活性研究的结果初步表明,它们以影响免疫系统的多个环节,对不同淋巴细胞亚群或增强其功能,或抑制其作用，或双向调节，且毒性极低，既不影响骨髓与脾造血功能，又无淋巴细胞毒，因而无疑是一种很有应用前景的新型免疫调节剂。

(六)对抗疲劳的合理膳食

长期疲劳是主观上一种疲乏无力的不适感觉，为亚健康的主要标志和典型表现，分为躯体性疲劳、脑力性疲劳、心理(精神)性疲劳、病理性疲劳、综合性疲劳五大类。养成良好的生活习惯，保持良好的心态、稳定的情绪及拥有健康的饮食习惯，可以对抗疲劳。

1.对抗疲劳的饮食原则　疲劳的产生是非常复杂的体内代谢过程，与最重要、最直接供应能量的营养有关。由于长时间体力活动或脑力劳动消耗了大量的能量，如果不能及时地补充，就会出现疲劳。

疲劳后往往伴随有消化功能下降，食欲减退。为了消除疲劳，必须设法增进食欲。因此，饮食上注意下列几点：①补充盐分，可喝含盐的美味汤汁或吃咸味的蜜饯等。②可用牛奶、奶粉、猪肝之类的食物补充维生素和铁质、无机盐。③感到筋疲力尽时，可在口中嚼上一些花生仁、杏仁、腰果、核桃等干果，这类小食品对恢复体能往往有奇效。因为它们含有丰富的蛋白质、B族维生素和维生素E、钙、铁，以及植物性脂肪，却不含胆固醇。④要选用易消化的食品。动物性蛋白质可吃鸡蛋、香肠、鱼等。蔬菜也是理想食品。⑤在机体疲劳倦怠、食欲显著减退情况下，主食可改吃面条、麦片粥之类食品。⑥不要饮用过多的清凉饮料及凉水、果汁等。⑦食品可添加带香味的刺激性调料，以增加食欲。⑧适量增加点心、冰淇淋、巧克力等食品。

注意饮食有节是预防疲劳的一项重要内容。饮食要有节制和规律，包括饮食量的适度、饮食温度的适宜及五味的调和。此外，还要因人、因时、因地制宜，主要强调了饮食的个体差异性，是指饮食的选择与每个人的体质、生活习惯有密切关系。例如，体质偏寒者宜多食温热食物，体质偏热者宜多食寒凉食物，体质偏虚者多食一些有补益作用的食物，体质偏实者则不能多进补益的食物。只有选择与自己体质相合的食物才会有益于健康，不然会适得其反。

2.对抗疲劳的膳食安排　长时间工作后的疲劳可能与低血糖、高乳酸血症有关。如果饮食不足，长时间工作后难免出现低血糖的症状，喝一些糖水或含糖的饮料可以迅速缓解。大量的体力劳动后，人体内新陈代谢的产物乳酸、丙

酮会蓄积过多,人体体液偏酸性,也会使人产生疲劳感。为了维持体液的酸碱平衡,可以适当食用碱性食物。

不断补充营养是保持精力充沛的前提。一日三餐既要能提供足够的能量,又要能活跃脑功能。早餐应以低脂低糖为主,选择猪瘦肉、禽肉、蔬菜、水果或果汁、低脂奶等富含蛋白质、维生素及微量元素的食物,再补以谷物、面食为妥。午餐以蛋白质含量高的食物为主,以糖类为辅。鸡、鸭、鱼肉等食物富含蛋白质,并可分解出大量酪氨酸,进入脑中便转化为使大脑兴奋的多巴胺和去甲肾上腺素等化学物质,因而可使人精力充沛。晚餐可让较多的糖分进入体内,提升脑中血清素浓度,发挥镇静作用,以保持心态安宁,并为入睡打下基础。至于富含蛋白质的食品应适当加以限制,不宜吃得过多。

3. 长期静坐而工作疲劳时的饮食 长期静坐的工作方式所造成的消化不良、血脂增高、血管硬化等最需要水果中的营养物质来化解,但是水果不能随便吃,吃多了弊大于利。白领们时常精神紧张,容易患溃疡病,不宜吃柠檬、杨梅、李子、山楂等酸性高的水果。香蕉味道鲜美、质地柔软,但性寒,容易导致腹泻,也不宜多吃。

长期在办公室做文字工作或经常操作电脑的人视力容易下降,维生素 A 对预防视力减弱有一定效果,每周吃 3 根油拌或油炒的胡萝卜即可保持体内维生素 A 的正常含量。

整天坐在办公室里的人日晒机会少,易缺乏维生素 D 而患骨质疏松,需多吃海鱼、鸡肝等富含维生素 D 的食品。但归根结底还是应当注意生活规律,避免过度劳累引起各种疾病。

4. 多吃碱性食物 人类的食物可分为酸性食物和碱性食物。在食物中,含有磷、氯、硫等元素称之为酸性食物;含有钠、钾、钙、镁等元素称之为碱性食物。工作中难免会有不顺心,为避免发怒、争吵,可以有意识地多吃牛奶、酸奶、奶酪等乳制品,以及鱼干、骨头汤、西瓜、桃、杏、哈密瓜、樱桃、草莓等,这些食品中含有丰富的钙质,而钙具有镇静、防止攻击性和破坏性行为的作用。酸性食物含有丰富的蛋白质、脂肪和糖类,可降低血液、体液内的 pH 值。水果、蔬菜一般为碱性食物,能阻止血液向酸性变化,血液呈现弱碱性更能保持人体健康。人感到肌肉、关节酸胀和精神疲乏,其主要原因是机体代谢过程中产生乳酸性物质。因此,人在疲劳时不宜多吃鸡、鱼、肉、蛋等,否则会加重疲劳感。相反,新鲜蔬菜、水产品等碱性食物能使人体内酸碱平衡,有缓解疲劳之功效。虽然我们不必过于关注食物的酸碱度,但若能注意食物的酸碱搭配,则更有利于对抗疲劳。

当食柿子这类酸性强的食物时，如果和菠菜这样的碱性食物一起食用，就可防止体液的酸性化。劳动强度大时，多吃含碱性的蔬菜、水果，可降低血液和肌肉的酸度，起到中和乳酸的作用，减轻机体的疲劳感。

早餐时，许多人爱吃烧饼、油条、馒头、豆浆，也有人吃些蛋品、肉食、奶类。虽然上述食物富含糖类及蛋白质、脂肪，但均为含硫、磷等元素多的食物，属于酸性食品。而蔬菜不仅富含胡萝卜素和多种水溶性维生素，还含有很多的钙、钾、镁，属于碱性食品。因此，每天早餐要吃好就应搭配一些新鲜蔬菜，这使体内保持稳定的酸碱平衡状态，有益于对抗疲劳和保持身体的健康。

5.选对抗疲劳的食物　从小麦胚芽中提取的麦芽油是一种抗疲劳食品，它含有二十八碳醇，以及维生素 E、亚油酸等，可增加机体的活动耐力而抗疲劳。

蛋白质是抵御疲劳最有效的食物，为了增强身体的抵抗力，平常就应注意摄取高蛋白质食品。日本的营养学家认为，腐竹、鳝鱼、凉拌菠菜等是消除疲劳的最好食品，其中除鳝鱼是酸性食物外，其余都是碱性的，并且这几种食物都含有大量的维生素，能够保证机体营养的供给。

疲劳与食物中的色氨酸含量相关。色氨酸是脑组织中必需的氨基酸之一。大脑细胞的活动、信息的传递，主要表现为神经冲动，当人进行思维活动时，就需要通过高级神经细胞冲动的连续传递来完成，这种传递需要色氨酸的帮助。色氨酸摄入不足，就会抑制大脑思维活动及兴奋，使人产生疲倦感，表现为神情淡漠、抑郁、应激反应降低、注意力和记忆力减退。因此，平时应注意多吃一些含色氨酸相对较多的食物，如大米、大豆、薯类、黑芝麻等。

进行长时间的体力劳动之前，应摄取脂肪较多的食物，这样可以防止由于能量消耗而出现的疲劳。脑力劳动和精神极度紧张所造成的疲劳，可以摄取适量的糖，如砂糖、牛奶糖、麦芽糖、蜂蜜等，少量地喝点甜酒也有效果，这些可以抑制肾上腺素的分泌，使人更好地进入梦乡，消除疲劳。

6.适当饮用茶和咖啡　茶叶对预防和治疗人体多种疾病都有益处，被认为是世界最佳饮料。茶有很好的解疲劳、抗氧化、抗衰老、增强免疫功能、改善心血管功能、抑菌、消炎及治疗肌无力等作用，但由于其中咖啡因的存在，疲劳者持续失眠和发热患者忌用，另外其他人饮用时也应避免晨起空腹或睡前饮茶。

咖啡也有一定的抗疲劳作用，因其含有咖啡因，对大脑神经有刺激作用，能增强呼吸的频率和深度，促进肾上腺素的分泌而达到抗疲劳的目的。咖啡因还能改善机体的反应，增强操作的技巧和灵活性。此外，注意从饮食中补充维生

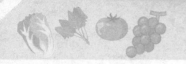

素和矿物质,也是膳食对抗疲劳的有效方法。

(七)排毒必吃的食物

1.猪血 据现代医学研究发现,猪血中的血浆蛋白经人体胃液等分解后,有排毒和滑肠的作用,能与侵入人体肠道的各种粉尘、有害金属微粒发生化学反应,并使其排出体外。因而在日常生活中,对于经常接触各种粉尘、毛屑的人群来说,每天吃一些猪血,具有清肠除污、排除肠道毒素的作用,对人体健康十分有益。所以,猪血等动物血液有"肠道清道夫"的美称。猪血中所含的铬元素,对预防动脉硬化和冠心病有一定的作用,对机体的物质代谢起着重要的作用,可促进机体对毒素的排除,防止肿瘤的发生。

2.黑木耳 每日摄入一定量的黑木耳,可有效降低高脂血症患者的血脂含量。而且,黑木耳含有大量纤维素,可增加粪便体积,促进肠胃蠕动,将胆固醇及时排出体外,有洗涤胃肠的作用。脂褐质是机体的一种自身毒素,是人体衰老的主要因素,人随着年龄的增长,这种脂褐质越来越多地沉积于机体的心、肝、肾、脑等重要器官,加速机体衰老。木耳中有一种物质能使体内脂褐质随年龄的增长而形成的速度减慢。因而,常食木耳可以中和自身毒素,延缓脂褐质在机体的沉积,从而达到抗衰老、延年益寿的目的。

3.香菇 香菇含有丰富的纤维素,能促进肠胃蠕动,不仅可减少肠道对胆固醇的吸收,而且可防止便秘,是绝妙的保健佳蔬。同时,香菇还含有香菇嘌呤等核酸类物质,对体内的"脂毒"——胆固醇有溶解作用,可有效地促使体内过多的胆固醇溶解并排出体外。

4.芦荟 便秘是健康的大敌,粪便在肠内存留时间越长,毒素就越易被人体吸收,致癌成分就越多,所以治疗便秘是预防癌症的先决条件。由于芦荟为良好的泻下排毒的药食两用妙品,所以可用于防治习惯性便秘。

5.魔芋 魔芋所含葡萄糖甘露聚糖是一种半纤维素,吸水性极强,涨后体积可增长 50～80 倍,形成体积很大的凝胶纤维状结构,提高了食物的黏滞度,延缓了胃排空和食物在肠道内的消化和吸收,不仅可有效降低餐后血糖,并有降脂作用。据药理研究显示,魔芋精粉和魔芋微粒均具有清除血毒、排除脂毒、瘦身减肥、降低胆固醇和抗脂肪肝的作用。

6.麦麸 人体长时期的缺铬和含钾偏低、含镉偏高,是诱发肥胖症、动脉粥样硬化、高血压和高脂血症等"脂毒"类疾病的主要因素之一。坚持在膳食中应用麸皮(即麦麸)类食品,可有效地遏制以上病症的发生发展。麦麸是一种高纤维食物,饮食中增加高纤维食物,将增加胃肠的蠕动,可使脂肪及氮排泄增加,并增加排便量。医学专家们认为,这在临床上很有意义,临床常见的膳食纤维缺乏性疾病有血脂异常、糖尿病、动脉粥样硬化症、冠状动脉疾病、结肠癌、痔疮、肠过敏综合征、老年习惯性便秘等,患这类疾病者常食麦麸及其制品有明显的排粪毒作用。

7.米糠 日本有关专家进行了令人惊喜的研究工作,他们把含有有害物质的溶液与几种精制食物混合在一起,在37℃温度下静置30分钟,然后再测定溶液中有害物质的含量,以调查各种食物吸收有害物质的效果。结果表明,米糠纤维吸收有害物质的效果,比已知的吸收毒物较强的牛蒡、羊栖菜等其他几种食物好,并且吸附在米糠上的有害物质,不容易重新进入溶液中。由于人体缺乏消化米糠的酶素,不可能将米糠消化吸收,因此米糠只能以大便的形式排出体外。所以,吸附在米糠纤维上的有害物质也就随粪便而排出,避免了有害物质对消化道(包括结肠、直肠等)的致癌作用。

8.绿豆 绿豆在药用史上均用以解毒,可以解热毒、解一切药草牛马金石诸毒,或称解金石砒霜草木一切诸毒,解小儿痘毒、痈疽肿毒、酒毒、附子乌头毒、烟毒、煤毒,甚至解农药中毒等。绿豆中含有一种蛋白和多糖成分,能促进动物体内胆固醇在肝脏分解成胆酸,加速胆汁中胆盐排出和降低小肠对胆固醇的吸收。绿豆中的多糖成分还能增加血清脂蛋白酶的活性,使脂蛋白中三酰甘油水解,达到排脂毒疗效,从而可以防治血脂异常、冠心病、心绞痛。

9.茶叶 仪器测定方法检测结果表明,从绿茶中分馏出的成分抗氧化作用很强,能抑制黄曲霉毒素 B_1 的致突变作用,其效果与茶叶中咖啡因、茶单宁和黄酮类含量有关。茶单宁、鞣酸是亚硝胺类合成抑制剂。茶叶可阻断人体 N-亚硝基化合物的内源性合成,特别以餐后饮绿茶的作用更为显著。饮茶能对抗烟、酒的毒害。茶叶中咖啡因对烟中所含各种有害物均有对抗作用,且能促使经常饮酒者从尿中排出酒精,具有抑制烟、酒的致癌作用。茶叶含一种芳香油,能刺激胃液的分泌,清除胃内积垢,减少胃肠道有毒物质的积聚。

10.水 水可以加速营养物质的输送和毒物的排泄。人体内的毒物有两个来源,即外源毒和内源毒,外源毒是随食物摄入的,内源毒是在新陈代谢过程中产生的。无论是哪一类毒素,时间长了都会引起慢性中毒,对健康极为不利。体内保持足够水分,可减少肠道对毒物的吸收,并通过粪便、尿液、汗液等渠道将毒素及时排出体外。所以,水有了"人体清道夫、人体洗涤剂"的雅号。

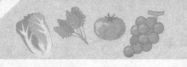

11. 苜蓿 膳食纤维有很好地吸收水分和保持水分的作用,并能夹带着未被消化的食物残渣和有害的代谢物较快地排出体外,所以膳食纤维可防癌。由于苜蓿含丰富的膳食纤维,可促使大便通畅,有效地防治长期便秘,所以可以有效地清除粪便。

12. 竹笋 竹笋所具备的高蛋白、低脂肪、低糖的生物学特性,对于体形肥胖者来说是一种天赐的理想食品,特别是竹笋含有较强吸附油脂能力的纤维,当食入一定数量的竹笋后,竹笋中的纤维素可促进肠管蠕动,帮助消化,消除积食,清除粪毒,为排毒解毒佳品。同时,食物中的油脂会不断地被竹笋纤维吸附,随粪便排出体外,从而降低胃肠黏膜对脂肪的吸收和蓄积。

13. 胡萝卜 胡萝卜又被称为"排毒食物"。近代药理研究发现,胡萝卜有加速排出人体汞离子的功能。汞不是人体必需的金属元素,当其进入人体一定量时会损害健康。胡萝卜所含的果胶能与汞结合,降低汞离子的浓度。经常食用胡萝卜可减轻由于汞中毒所诱发的口腔炎,牙龈炎、牙龈红肿、糜烂、出血及溃疡形成,牙槽积脓,牙齿松动,以及舌、眼睑震颤等症状,这不仅是对矿区作业人员的健康保护,而且具有明显的排毒作用。

14. 芦蒿 长期便秘对健康危害很大,可以诱发多种疾病,可使大肠肿瘤的发病率增多,这是因为便秘致粪毒积聚肠腔,经肠道重吸收,对肠黏膜和肌层出现超常刺激的结果。芦蒿含有较多的膳食纤维,食用芦蒿后大便会变得柔软和通畅,使便秘得以缓解。如果每日能轻轻松松地排便一次,至少可使外界侵入的毒素和体内自身产生的毒素排出 20％以上。所以,南京人爱吃的芦蒿是一种排毒解毒佳蔬。

15. 蒲公英 蒲公英是一种野菜和中药,可抗病毒、排病毒。其煎剂或水提物能延缓 ECHO11 及疱疹病毒引起的人胚肾或人胚肺原代单层细胞的病变,但对流感京 68-1 株、副流感仙台株、腺病毒 3 型及鼻病毒 17 型等呼吸道病毒无抑制作用。提取液在体外可中和内毒素,使其活性降低。从而证明,蒲公英可以抗人体毒素,排内毒素,所以临床对流行性腮腺炎、乳腺炎等病有效。蒲公英具有缓泻作用,内服后可增加大便次数,使粪质变溏,所以具有清肠排粪毒功效。经临床观察,对多种热毒引起的肛肠疾病及前列腺疾病有消除或缓解热毒的作用。

16. 黄豆芽 我国预防医学科学院病毒研究所许兆祥教授等经过 6 年研究后证明,豆芽含有一种干扰素诱生剂,能抗病毒、排病毒和抑制癌细胞。黄豆、豆芽中含有一种酶,可阻碍致癌物质亚硝胺在体内的合成,起抑毒、排毒的效

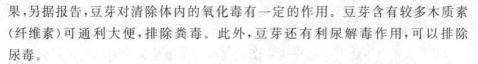
果,另据报告,豆芽对清除体内的氧化毒有一定的作用。豆芽含有较多木质素(纤维素)可通利大便,排除粪毒。此外,豆芽还有利尿解毒作用,可以排除尿毒。

17. 西瓜　西瓜具有良好的清热解毒、解暑毒功效,可以通过清利小便的作用而排除体内热毒。醉酒后吃几块西瓜或饮1杯西瓜汁,可较快的缓解醉酒状态,减少酒精对肝、胃、眼睛的损害。

18. 蜂蜜　研究表明,蜂蜜有较强的杀菌排毒作用和滑肠排毒功效,经常服食可促使大肠通畅、粪便及时排出体外,对习惯性便秘、肠管梗阻、痔疮、肛裂者尤为适宜。蜂蜜有滋补诸虚、排毒解毒等多种功效。《医宗必读》记载,蜂蜜可"和百药而解诸毒"。蜂蜜可解乌头等药物中毒,尚有较强的杀菌作用。

(八)防癌抗癌食物

1. 大蒜　大蒜所含的蒜氨酸和蒜胺酸酶,捣碎后能充分释放出来,生食具有抗癌效果。大蒜能抑制体内致癌物质亚硝胺的形成。大蒜素能激活体内的抗癌免疫力量——T淋巴细胞、B淋巴和巨噬细胞的生物活性,加强了对癌细胞的识别、吞噬和清除作用,因而大蒜是免疫激发型药物。大蒜中含有的硒是一种抗氧化剂,能加速体内过氧化物的分解,使恶性肿瘤得不到氧的供给而产生抑癌作用。美国科学家发现,大蒜素和大蒜素的同系物能杀灭体外培养的癌细胞,也能抑制动物体内癌细胞的增殖。目前国内外已研制成大蒜片剂、丸剂、注射剂、栓剂、复方滴注剂、胶囊、软胶囊等,应用于临床。

2. 芦笋　芦笋中含有的微量元素硒已被认为具有防癌的作用,可有效地防治胃癌。在国外,已有人将芦笋列为抗癌食物。芦笋口服液和饮料对食管癌-109细胞有强烈抑制作用。芦笋原汁可促进外周血T淋巴细胞转化增殖,是机体免疫功能的生物调节剂。芦笋苷结晶富含组织蛋白,可使细胞生长正常化,对已变异的细胞有修复作用,能有效地控制癌细胞生长。美国学者近年还发现,芦笋具有防止癌细胞扩散的功能,对膀胱癌、肺癌、皮肤癌及肾结石等病均有特殊疗效。芦笋还含有丰富的叶酸,含量仅次于动物肝,并含丰富的核酸,可增强人体的免疫功能。芦笋所含丰富的维生素C和纤维素,既能增进细胞间质,成为防止癌细胞生成的第一道障碍,又能刺激肠管蠕动,使肠道内积存的致癌物质尽量尽快排出体外。芦笋还能降低某些抗癌化疗药物的不良反应。

3. 圆白菜　具有以下抗癌成分:甾醇、吲哚、异硫氰酸、叶绿素、硒、β-胡萝卜

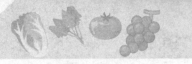

素、黄体素、维生素 C 等,具有良好的防癌抗癌作用。圆白菜中含有较多的微量元素钼,可抑制人体对亚硝胺的吸收,并可阻断其合成,具有明显的防癌作用。圆白菜所含的萝卜硫素是迄今为止所发现的蔬菜中最强有力的抗癌成分。圆白菜具有抑制黄曲霉毒素 B_1 的致突变(致癌)作用,也证实了圆白菜的防癌、抗癌功效。圆白菜还含多酚类化合物,可分解致癌物质苯并芘,所以有抗癌功效。

4.番茄 富含番茄和番茄产品的膳食,同减少某些肿瘤紧密相关;番茄红素值最低的人患癌症的危险约 3 倍于体内番茄红素最高值的人。经常食用番茄,使番茄红素得到提高,可起到防癌作用。

5.茄子 国外专家发现,茄子中所含的龙葵碱、叶绿素及膳食纤维素均有一定的防癌抗癌功效。国外有的学者报道,食用茄子可使消化液分泌增加,消化道运动增强,因此对于防治胃癌有一定效果。癌症患者常有“癌热”,尤其是放射治疗后,由于癌细胞的大量破坏更易产生热象,而茄子对退“癌热”似乎情有独钟。

6.胡萝卜 临床检验证明,癌症患者,尤其是肺癌、胃癌、食管癌患者,血液中 β-胡萝卜素的含量比正常人明显偏低,胡萝卜素在体内能转变成维生素 A。缺乏维生素 A 的人,癌症发病率比正常人高 2 倍多。因此每天如能吃一定量的胡萝卜就可减少癌症的发生。所以许多国家制定的防癌指南中,把多吃胡萝卜作为重要的防癌手段。胡萝卜中含有较多叶酸也有抗癌作用,胡萝卜中的木质素可提高机体抗癌免疫力。近些年经国内外专家研究证实,胡萝卜中含的胡萝卜素可以抑制自由基增长,防止癌变细胞形成。胡萝卜所含的萜对致癌物质具有解毒作用,能抑制癌的遗传因子,从而抑制癌的发生。另外,甾醇也具有抑制癌发生的作用。美国国立癌症研究所的科学家们经过 20 多年的观察后断定,经常吃胡萝卜的人比不常吃者得肺癌的机会少 40%。

7.花菜 花菜中含有异硫氰酸盐和 MMTS 等硫化物及吲哚等成分。吲哚是一种植物化学物质,它能消除苯并芘、亚硝胺和黄曲霉毒素的毒性,从而可预防由这些致癌物诱发的癌症。异硫氰酸盐能抑制使致癌物质代谢活化的酶,MMTS 能抑制癌细胞的增殖。MMTS 不仅对大肠癌,而且对肝癌的发生也具有抑制效果。花菜含有硫代萝卜素,能促进人体细胞产生具有保护作用的酶,有效抵御人类生存环境中多种致癌物质。花菜中的含氮化合物——吲哚有较肯定的降低人体内雌激素水平的作用,可预防乳腺癌的发生。花菜不但能给人补充一定量的硒和维生素 C,同时还能供给丰富的胡萝卜素,能阻止癌前病变细胞的形成,遏制癌生长。花菜能提高人体的免疫功能,从而增强防癌、抗癌能

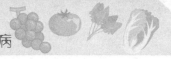

力,尤其是在防治胃癌、乳腺癌方面效果更好。

8.豆芽 我国预防医学科学院病毒研究所许兆祥教授等经过 6 年研究后证明,豆芽中含有干扰素诱生剂,能抗病毒和抑制肿瘤。豆芽中含有一种酶,可阻碍致癌物质亚硝胺在体内的合成。豆芽中所含的维生素 C、胡萝卜素(在体内可转化为维生素 A)、B 族维生素、维生素 E 等都具有防治癌症的作用。豆芽中含有微量元素硒,可抑制致癌因素过氧化物及自由基的形成,阻断致癌物质与细胞内脱氧核糖核酸(DNA)的结合,有明显的防癌作用。豆芽中含有较多量的木质素(纤维素),能激活巨噬细胞,提高消灭癌细胞的能力 2～3 倍。

9.洋葱 洋葱中含有大量抗变异原性物质和微量元素硒。抗变异原性物质能抑制致癌物变异原产生;硒元素能刺激人体免疫反应,使环磷腺苷酸增多,抑制癌细胞的分裂和生长,还能使致癌物的毒性降低。洋葱中含有一种称为肽的物质,它能使人体产生一定数量的谷胱甘肽,而体内谷胱甘肽成分增多,癌的发生机会就会减少。洋葱富含维生素,尤其维生素 C 含量较高。B 族维生素已被证实有抗癌防癌作用,可阻止化学致癌物的致癌作用。有学者认为,洋葱可作为烟草尼古丁中毒的解毒剂,能减少尼古丁的致癌性。

10.猴头菇 猴头菇含有的多糖和多肽类物质具有抗癌活性,有延长癌症患者生存期,提高免疫功能,缩小肿块的良好效果。猴头菇所含有的多糖体及多肽类,能有效地抑制癌细胞的生长和繁殖。从猴头菇中发掘研制出的猴头菌片,是一种新型的抗癌制剂,无不良反应,服用过程中能增进食欲,增强胃肠黏膜屏障功能,可促进淋巴细胞转化,提升白细胞,提高巨噬细胞的活性,并可升高人体的免疫球蛋白,增强人体免疫功能。

11.香菇 科学家们从香菇中分离出一种高纯度、高分子结构的具有较强抗肿瘤作用的有机物——香菇多糖。有的学者认为,香菇中含有的 1,3β-葡萄糖苷酶,能提高机体抑制癌的能力,间接杀灭癌细胞,阻止癌细胞扩散。世界各国医学家正在逐渐开始利用香菇多糖提高对肺癌、胃癌、食管癌、肠癌、宫颈癌、白血病等多种癌症的治疗效果,增强机体对病毒和癌细胞的免疫功能。临床医学表明,在采用化学疗法治疗白血病时,经常食用香菇可有辅助治疗作用。

12.黑木耳 黑木耳含木耳多糖(AP),这是从木耳子实体中分离得到的一种酸性黏多糖,现已证实有抗肿瘤的作用,可提高人体的免疫力,起到预防癌症的效果。据美国科学家实验证明,木耳所含的抑制血小板聚积的水溶性低分子物质可影响凝血过程,从而有利于癌症患者的康复。黑木耳中含有较多的粗纤维及胶质,可清涤肠胃,促使排便,有利于防治结肠癌等。

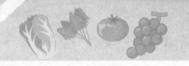

13.灵芝 1977 年,日本学者把从灵芝中提取的 4 种多糖经腹腔注射给移植肉瘤 S-180 的小鼠,给药的半数动物接种的肿瘤全部消失,肿瘤抑制率达 83.9%,并提取灵芝的抗肿瘤活性成分。雷氏等学者研究证实,灵芝与抗癌药联合应用时,除有增强抗癌药物疗效的作用外,尚能拮抗抗癌药的免疫抑制作用,有助于减少抗癌化学药物的毒性反应。据临床报道,与化学药物或放射治疗合用时,灵芝制剂对胃癌、食管癌、肺癌、肝癌、结肠癌、膀胱癌、肾癌、前列腺癌、卵巢癌、子宫癌等恶性肿瘤有一定辅助治疗效果。其疗效特点如下:提高肿瘤患者对化学治疗和放射治疗的耐受性,减轻化学治疗和放射治疗引起的白细胞减少、食欲减退等不良反应;改善肿瘤患者恶病质,使其体质增强;提高肿瘤患者的免疫功能,增强机体的抗肿瘤免疫力。

14.海带 日本科学家发现海带和裙带菜等褐藻类植物中含有一种能诱导癌细胞"自杀"的 U-岩藻多糖类物质。海带等藻类植物因含有微量元素碘,对预防乳腺癌很有效。海带中的钙具有防止血液酸化的作用,而血液酸化正是导致癌变的因素之一。日本人食用海带历史长,而且相当普遍。长期食用海带的日本妇女乳腺癌发病率很低,这足以说明食用海带的益处很大。

15.鲨鱼 20 世纪 60 年代,世界海洋生物学家发现鲨鱼不会患癌症。鲨鱼是地球上为数极少的不得癌症的动物之一。美国佛罗里达州的卡尔·柳尔博士把鲨鱼放置在含有高度致癌物质黄曲霉毒素的水族箱内饲养了 8 年,结果没有一条鲨鱼患癌症。另据报道,有的学者给鲨鱼喂食含大量致癌物质——黄曲霉毒素 B_1 的食物,实验结果没有发现一条鲨鱼患癌症。据英国《新科学家》杂志报道,鲨鱼不易患癌症的原因在于它体内存在着大剂量的防癌物质维生素 A。研究发现,角鲨体内可生成一种快速杀菌的化学物质,其结构属甾族类化合物,该物质可抑制肿瘤细胞生长。国外科学家在研究中发现,鲨鱼肝脏内含有一种可增强抗癌能力的脂类。新英格兰研究院院长约翰·海勒博士介绍说,他们用提取的辅酶 Q10 治疗一些老年癌症患者,使病情有了明显好转。

16.海参 海参的抗癌作用是因为它含有黏多糖。黏多糖是易溶于水的细微纤维,容易在水中扩散,具有黏性,能吸附致癌物质并将之排出体外,具有制止癌细胞生长和转移的作用。每 100 克海参含硒 206 微克,硒摄取量越低的人群,癌症的发病率越高。据报道,日本海边居民每天硒的摄取量高达 500 微克,癌症的发病率很低。海参中所含的海参素是一种抗毒剂,能抑制某些癌细胞的生长。有的学者发现,海参提取物中的酸性糖蛋白有直接抑制癌细胞生长与繁殖的作用。

17. 螃蟹 日本科学研究人员发现，蟹壳中含有一种叫"Kichin kitosan"的物质，这种物质有增强机体免疫能力，抑制癌细胞生长的特殊功效。有人将提取出的"kichin"经浓碱、光、热处理后，转化为"Kitosan"。这两种物质结构基本相同，都是食物纤维，很容易溶于水和酸，也易被酸分解，所以极易被机体吸收，发挥抑癌作用。螃蟹每100克可食部分含维生素 A 230 国际单位，维生素 B_2 的含量比一般肉类多5～6倍，比鱼类多6～10倍，比蛋类多2～3倍；铁的含量也很高，要比一般鱼类高5～10倍。螃蟹所含的以上成分均有不同程度的抗癌作用，综合在一起，相辅相成，其抗癌保健作用更加突出。

18. 茶叶 茶叶可通过直接杀伤癌细胞和提高带瘤机体免疫功能的双重作用而发挥防癌作用。茶叶提取物对 L-1210 白血病细胞由 G_1 期向 S 期合成前阶段有抑制作用，这一结果为早期肿瘤的防治提供了重要依据。对浙江、安徽等 7 省 145 种茶叶进行的研究发现，所有的茶叶品种均有不同程度阻断 M-亚硝基化合物在体外形成的作用。茶叶含一种芳香油，能刺激胃液的分泌，消除胃内积垢，减少胃肠肿瘤的发生。我国学者对茶叶的抗肿瘤作用做了深入的研究，发现茶叶中含有较多的维生素 C 和维生素 E，以及含有硒和锌等多种微量元素，其提取物能抑制 DNA 合成，具有明显抗癌作用，能抑制人体喉头癌、胃腺癌细胞的生长，对动物移植性肿瘤、艾氏腹水癌、肝癌、肉瘤-180 的生长均有明显的抑制作用。

19. 牛奶 牛奶脂肪中含有一些天然的抗癌物质，包括共轭亚油酸、神经鞘磷脂、丁酸、醚酯等，还含有微量类胡萝卜素。在人体内共轭亚油酸同样具有预防和抑制癌症的作用，尤其是乳腺癌。台北荣民总医院曾研究了一种喝牛奶消除幽门螺杆菌的方法，这将对预防胃癌有一定的作用。多吃牛奶或钙质含量高的饮食，能够降低大肠癌发生的机会。营养学家认为，牛奶中的酪蛋白经过消化酶的作用，可分解成免疫活性肽，这些活性肽能调节免疫系统功能，提高人体抵抗力，减少胃癌等多种癌症的发病率。

20. 杏仁 我国几家医院对苦杏仁苷进行了临床研究，结果表明该药具有较好的疗效，是值得推广的新抗肿瘤药物。近来，还有人将杏仁用于缓解食管癌放疗期的疼痛和肺癌咳嗽。浙江中医药学院肿瘤研究室把杏仁作为治疗肺癌或绒毛膜上皮癌、乳腺癌转移的一味主药，收效良好。

21. 薏苡仁 近代对薏苡仁的研究有了新的突破和发展，发现并证明薏苡仁有明显的防癌抗癌功效，薏苡仁醇提取物在动物实验中有抗癌作用，薏苡脂被认为是抗癌的有效成分。有的学者在长期中医肿瘤防治临床实践中，常以薏

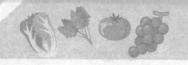

苡仁60克,糯米60克,或薏苡仁60克,大枣10枚,共煮稀饭作癌症患者的早晚餐食用,对抑制肿瘤生长,缓解放疗、化疗的毒性反应,升高白细胞,减少癌症胸腹水,改善消化吸收功能等收到了一定的疗效。薏苡仁为广谱防癌抗癌药食两用佳品,主要适用于肺癌、食管癌、胃癌、肝癌、胰腺癌、结肠癌、宫颈癌、绒毛膜上皮癌、膀胱癌、血管内瘤、横纹肌肉瘤、恶性网状细胞增多症等。薏苡仁也可用于癌症手术后防止转移,或可与放疗、化疗并用,既可补充营养,又有预防之功效。薏苡仁作为防治疗癌症的食物或药物可以单用,也可以和其他药物联合应用。

(九)抗辐射食物

长期使用电脑和手机,接触电脑和手机辐射会对人产生危害,原因就是电磁辐射会导致身体发生过氧化反应。皮肤受过氧化反应的损害如同去皮苹果的遭遇——削好皮的苹果暴露于空气中,其表面很快就会氧化,生出"锈斑"。为抵抗电脑辐射,除了缩短每日与电脑的电磁波"亲密接触"的时间外,还可以在饮食上稍加注意,多吃抗辐射食品。

1. 番茄、红枣、西瓜、山楂、红葡萄柚等红色水果

关键成分:番茄红素。

这些红色水果富含一种抗氧化的维生素——番茄红素,以番茄中的含量最高。番茄红素是迄今为止国内外公认的抗氧化能力最强的类胡萝卜素,它的抗氧化能力是维生素E的100倍,具有极强的清除自由基的能力,有抗辐射、预防心脑血管疾病、提高免疫力、延缓衰老等功效,有"植物黄金"之称。服用番茄红素无任何不良反应,因此非常适合电脑族长期服用。

番茄红素与皮肤美容、抗衰老密切相关。研究表明,番茄红素可大大改善皮肤过敏症,驱除因皮肤过敏而引起的皮肤干燥和瘙痒感,令人轻松愉快。此外,对于皮肤老化的大敌——紫外线,番茄红素也有很好的防护作用。由于番茄红素属于脂溶性维生素,经过油烹饪后才能吸收,同时加热也可以促进番茄红素的释放,所以番茄熟吃吸收率大于生吃。

此外,番茄红素在高于50℃的环境中稳定性较差、容易分解,所以炒番茄也会造成番茄红素的损失。建议电脑族们每天食用含有番茄红素的保健品。

2. 各种豆类、橄榄油、葵花子油,油菜、菠菜、圆白菜、韭菜、萝卜等十字花科蔬菜和刺梨、鲜枣、橘子、猕猴桃等新鲜水果

关键成分:维生素E、维生素C。

各种豆类、橄榄油、葵花子油和十字花科蔬菜富含维生素 E，而鲜枣、橘子、刺梨、猕猴桃等水果富含维生素 C。维生素 E 和维生素 C 都属于抗氧化维生素，具有抗氧化活性，可以减轻电脑辐射导致的过氧化反应，就像给我们的皮肤穿上了一层"防弹衣"，从而减轻皮肤损害。

新鲜果蔬具有抗辐射作用，还在于它们可使血液呈碱性，溶解沉淀于细胞内的毒素，使之随尿液排泄掉。

3. 鱼肝油、动物肝脏、奶类、鸡肉、蛋黄和西蓝花、胡萝卜、青椒、南瓜、菠菜等

关键成分：维生素 A、β-胡萝卜素。

以上食品富含维生素 A 和 β-胡萝卜素，不但能合成视紫红质，还能使眼睛在暗光下看东西更清楚，因此上述食物不但有助于抵抗电脑辐射的危害，还能保护和提高视力。由于 β-胡萝卜素属于脂溶性维生素，需要用油炒才更有利于吸收。

4. 巴西果仁、无花果、葵花子、芝麻、洋葱、大蒜、蘑菇、玉米、小麦、小米、富硒茶叶、富硒大米等

关键成分：硒。

微量元素硒具有抗氧化的作用，硒是维持视力的重要微量元素。它是通过阻断身体过氧化反应而起到抗辐射、延缓衰老的作用。

5. 绿茶、绿豆等

关键成分：脂多糖、维生素 A 原。

绿茶能降低辐射的危害，茶叶中的脂多糖有抗辐射的作用，茶叶中含有丰富的维生素 A 原，经人体吸收后，能迅速转化为维生素 A。如果不习惯喝绿茶，菊花茶同样也能起到抵抗电脑辐射和调节身体功能的作用。

民间素有"绿豆解百毒"之说。现代医学研究证实，绿豆中的脂多糖含有帮助排泄体内毒物（包括辐射伤害）、加速新陈代谢的物质，对抗轻度辐射对人体的损伤有效。

6. 海带

关键成分：海带胶质、碱性食物。

海带是放射性物质的"克星"，含有一种称为海带胶质的物质，可促使侵入人体的放射性物质从肠道排出。海带还是人体内的"清洁剂"，原因在于海带和蔬果类食物一样，也是一种碱性食物，有利于保持身体处于弱碱性的环境。

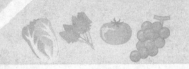

(十)补铁食物的选择

防治铁缺乏的重要措施是逐步改变我国居民膳食结构和饮食习惯。例如，鼓励多吃含铁丰富的食物，如动物肝、动物血、瘦肉、禽、鱼等动物性食物，以及深绿色蔬菜、水果、各种豆类及其制品、黑木耳、干蘑菇等。在主食方面，争取尽早通过食用有强化铁的面粉、强化铁的大米等日常食物，最终解决群体铁缺乏问题。

1. 富含铁的食品 人体的铁主要从饮食摄入。动物性食物中铁含量较高，按每100克内所含毫克计算：猪肝20，牛肝10，猪肾10，心、肺5，脑2.5～3，牡蛎5.8，海鱼0.5～2.4，淡水鱼0.6～1，火腿2.3，鸡蛋2，鹅1.8～2，全奶0.05；植物性食品中：啤酒酵母17.5，芝麻10，小米、豆类9，麦芽8，葵花子6.3，芹菜叶6，扁豆7，燕麦6，裸麦4.6，菠菜3～4，白菜2，水果、浆果0.25～1，大米0.6；面粉4.4。食物中铁含量每日平均为10～20毫克，吸收的只占其中10%。动物性食物（含血内脏及肌肉）中铁多为血红蛋白铁，吸收率较高，达20%左右；植物性食物中多为非血红蛋白铁，吸收率较低，很少超过10%。例外的是，人乳的铁吸收率最高，可达50%左右。大部分食物中的铁都是难以吸收的高铁离子，当进入胃后，胃酸将之转化为亚铁离子，并与维生素C、糖类及氨基酸络合，才能吸收。存在于鸡蛋、牛奶中的磷酸盐类，菠菜、大豆中的草酸盐，蔬菜和粮食中的植酸盐，茶叶中的鞣酸，可直接结合铁又可以使铁沉淀，从而减少铁的吸收。其中作用最强的是鞣酸。

2. 具有加强造血功能的食品 动物肝脏包括猪、牛、羊肝和鸡、鸭、鹅肝。经常并适当地多吃一些肝类食品，除了可以获得多种营养素之外，还可以为骨髓和肝脏提供足够的造血原料，使人的血液充足、精神振奋。我国传统医学也这样认为，猪肝味甘性温，功能补肝、养血、益目。

3. 促进对铁吸收的维生素 维生素A和维生素C可以促进铁的吸收和利用。在膳食中如加入维生素C50毫克，便能将铁的吸收率提高3～5倍。人体胃黏膜是吸收食物中铁的主要部位。铁在酸性环境下，三价铁即变成易溶于水而被吸收的二价铁。如果人体缺乏胃酸，铁的吸收就会发生困难，所以胃酸缺乏的人更应注意缺铁的问题。

(十一)补锌最宜选用的食物

从营养学观点来看，人体最好是从食物中补充锌。锌的丰富来源有牡蛎、面筋、米花糖、芝麻糖、口蘑、牛肉、肝、调味品和小麦麸。良好来源有蛋黄粉、西瓜子、干贝、花茶、虾、花生酱、花生、猪肉和禽肉。一般来源有鱿鱼、豌豆、海米、香菇、银耳、黑米、绿茶、红茶、牛舌头、猪肝、牛肝、豆类、金针菜、蛋、鱼、香肠和全谷制品(如小麦、大麦和燕麦等)。微量来源有海参、枣、黄鳝、木耳、大葱、甜面、酸梅晶、玉米粉、麦乳精、饮料、动物脂肪、植物油、水果、蔬菜、奶和糖。此外，大多数地区饮水中也含有少量的锌。

一般来说，动物性食物含锌量比植物性食物多，尤以贝壳类海产品含锌量最为丰富，如每 10 克的海蛎肉含锌 47 毫克，每 10 克蛏子含锌 13 毫克，每 100 克扇贝、海螺、海蚌含锌量都在 10 毫克左右；动物肝类含锌也较高，如每 100 克猪肝、鸭肝含锌约为 6 毫克；每 100 克瘦肉含锌 3 毫克左右；鸡、鸭、鹅等禽类肉，每 100 克含锌量约为 1.5 毫克。简单地说，我们可以将肉类(不包括海产品)分为红肉和白肉两大类，红肉是指猪瘦肉、牛瘦肉、羊瘦肉等颜色偏红的肉，白肉是指鱼肉、禽肉等颜色较白的肉，总的说红肉含锌量一般高于白肉。

植物性食物中食用菌类含锌不少，如每 10 克口蘑含锌高达 9 克，东北的黄蘑、松蘑，张家口的红蘑及福建的双孢蘑，每 100 克也含锌 4～8 毫克。一般蔬菜与瓜茄类含锌都较低，豆类及其制品含锌量略高。每 100 克谷类含锌量也多在 1 毫克左右，但大麦、黄米和西藏的糌粑含锌较高，分别达 4 毫克、3 毫克和 9 毫克。不过，谷类和蔬菜都含有大量的植酸、草酸和纤维素，常干扰锌的吸收。

(十二)食物补铜的方法

食物中铜的丰富来源有口蘑、海米、红茶、花茶、砖茶、榛子、葵花子、芝麻酱、西瓜子、绿茶、核桃、黑胡椒、可可、肝等；良好来源有蟹肉、蚕豆、蘑菇(鲜)、青豆、小茴香、黑芝麻、大豆制品、松子、龙虾、绿豆、花生仁、黄豆、土豆粉、紫菜、莲子、芸豆、香菇、毛豆、面筋、果丹皮、茴香、豌豆、黄酱、金针菜、燕麦片、栗子、坚果、黄豆粉和小麦胚芽；一般来源有杏脯、绿豆糕、酸枣、番茄酱、青梅果脯、海参、米花糖、香蕉、牛肉、面包、黄油、蛋、鱼、花生酱、花生、猪肉和禽肉；微量来源有巧克力、豌豆苗、木耳、麦乳精、豆腐花、稻米、动物脂肪、植物油、水果、蔬菜、

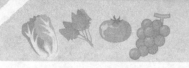

奶及奶制品和糖。

另外,饮用水有低含量的铜,一般在 0.1 毫克/升以下,也能补充人体所需的部分铜。如果使用的是铜水管,饮用水中的铜含量则有所增加,使人体中铜的补充更加充足。

(十三)怎样通过饮食补碘

补碘首选食盐和饮水中加碘,是因为这两种载体较为符合均衡补碘的机制和原则。作为防治缺碘危害的政府行为是食盐加碘,因为食盐是国家控制买卖的,通过行政手段可保证大面积消除缺碘的基本危害,是以控制缺碘地区疾病发病率为指标的。缺碘的一大根源是饮水中缺少碘,虽然饮水补碘比盐更有优势,但饮水加碘实施上比碘盐较为困难。食物中含碘丰富的是海产品,如海带、紫菜、蛤蜊等。海盐也含有一定量的碘。不缺碘地区的食物含碘量:大米 12 毫克/千克,麦子 9 毫克/千克,玉米 31 毫克/千克,高粱 10 毫克/千克,白薯 24 毫克/千克,黄豆 21 毫克/千克,鸡蛋 97 毫克/千克,菠菜 58 毫克/千克,葡萄 15 毫克/千克,水 0.9 毫克/千克。

有人担心长期食用碘盐会不会引起中毒,事实上长期吃碘盐不会引起中毒。理由是碘盐中的含碘量是按国家标准加工生产的。国家标准规定:每千克食盐中含碘(离子)的标准为,销售部门不低于 30 毫克,同时不超过 60 毫克;居民家中不低于 20 毫克。按照每人每天吃盐 5~15 计算,可从食盐中获得 100~300 微克碘,平均 200 微克。即使再从食物中获得一部分碘,全天总摄碘量也不会超过 500 微克。美国人每天的碘摄入量在 800 微克以上,日本人则高达 1 000 微克。可以这样说,碘盐补碘既能满足各类人群的生理需要,又不会造成补碘过量而产生不良反应,完全可以放心食用。

食用加碘盐是预防碘缺乏病最有效的手段之一。目前,除少数高碘或不宜加碘地区,我国大部分地区的居民都食用加碘盐,但碘是一种很活跃的物质,会随着盐保存时间的增加,以及烹调方法不当而丢失,致使盐中含碘量减少。虽然平时大家餐餐不离碘盐,仍可能有碘摄入不足的情况。因此,正确食用碘盐需注意以下几点。

1. 注意保管好碘盐 买了碘盐以后,一定要储藏好。根据碘酸钾存在的上述特点,储存碘盐要用加盖严密的陶瓷制品;如用玻璃器皿,则以用有色玻璃制品为宜;如用无色透明的玻璃器皿放碘盐,则要把它放在橱柜内,以免光晒。存放碘盐器皿最好能放在干燥、阴暗、不受潮、不受太阳照射和不受高温烧烤的地方，并且用后应及时加盖，避免风吹挥发。

2. 烹调方法要得当 加碘食盐如果不正确使用，仍会造成碘的流失，失去补碘的作用。因为碘盐是由食盐加入碘酸钾制成，碘是一种不稳定的化学物质，具有挥发性，特别是遇热极易挥发。有些人在炒菜时不注意这一点，往往在烧好油后再加入食盐"炸炸锅"，认为这样炒的菜香，岂不知这样一来，碘在热油中几乎全部丢失了。正确的方法应该是在菜即将出锅时再加入碘盐，这样效果好，能使人体充分吸收利用碘盐中的碘，达到补碘的目的。同时由于碘具有挥发性，碘盐应密封保存，以减少碘的丢失。要尽量避免用碘盐爆锅、长炖、久煮，以免碘受热而遗失。碘盐不宜淘洗，以免碘的流失。

3. 正确掌握碘的摄取量 按照我国碘盐的标准，成年人每天摄入标准碘盐 6~8 克即可获得 120~150 微克碘，完全可满足大多数成年人的生理需要量。不要误认为多补充碘就要多吃碘盐，营养专家建议，成年人每日盐的摄入量以不超过 6 克为宜，需要额外补充碘时，可从其他食物中摄取。但碘摄入量也不宜过多，如果成年人日摄取量超过 1 000 微克，会导致高碘性甲状腺肿大、甲状腺功能亢进等病症。

4. 购买碘盐要仔细辨别 要购买由国家盐业部门监制的正规碘盐，不要购买没有防伪标志、无生产日期和碘含量的碘盐。

5. 注意食碘的禁忌 患有甲状腺功能亢进、碘过敏体质者应避免补碘。服用某些药物，如含汞类药物朱砂时要忌吃碘盐，因为汞与碘结合会生成碘化汞，不仅具有毒性，而且还有腐蚀作用，可刺激肠壁，严重损害肠黏膜。

（十四）缺乏维生素 A 吃什么

维生素 A 只存在于动物性食品中，其中以动物肝脏的含量最高，如鸡肝中每 100 克含维生素 A 50 900 国际单位，羊肝 29 900 国际单位，牛肝 18 300 国际单位。其他如鸭肝和猪肝每 100 克中也分别有 8 900 和 8 700 国际单位。蛋黄、奶油、黄油、全乳等蛋奶食品，也是维生素 A 的良好来源。人奶含维生素 A 比牛奶含量高 70%~80%。水产品中如河蟹、黄鳝、田螺、带鱼等也有较为丰富的维生素 A。鱼肝油的维生素 A 含量特别丰富，每 100 克达 85 000 国际单位，通常作为维生素 A 的补充来源，但要注意不可多吃，以免产生中毒症状。

植物性食物基本不含维生素 A，但含有在体内可以转化为维生素 A 的 β 胡

萝卜素,绿色蔬菜及红黄色蔬菜与水果中有胡萝卜素,但各种胡萝卜素的生物效用不一样,以β胡萝卜素为最高,供应量为 1 500～4 000 国际单位时,食物中 1 微克β胡萝卜素相当于 0.167 微克的维生素 A,其他胡萝卜素仅为其一半。水果和蔬菜的颜色深浅并非是显示含维生素 A 多寡的绝对指标。一般来说,β胡萝卜素含量丰富的是黄色食物、绿色蔬菜和某些水果,如胡萝卜、番茄、青椒、菠菜、苜蓿、豌豆苗、韭菜、红薯、南瓜、小米、玉米、杏、芒果、柿子等。

人体胃中几乎不吸收维生素 A,吸收是在小肠中进行的。由于维生素 A 是脂溶性维生素,膳食中的适量油脂有利于维生素 A 的吸收利用。

(十五)维生素 D 的食物来源

维生素 D 在自然界分布并不很广,仅存在于动物性食物中。含维生素 D 较丰富的食物有动物肝脏、鱼肝油、禽蛋、奶油、奶酪,以及含脂肪丰富的海鱼(鲱鱼、沙丁鱼、金枪鱼)等。奶类也含有少量的维生素 D,而瘦肉、坚果中只含有微量的维生素 D。

维生素 D 含量最多的是在鱼的肝脏和内脏中。以 100 克食物计,鲭鱼肝油中含维生素 D 400 万～600 万国际单位(即 100～150 毫克),比目鱼肝油含 2 万～40 万国际单位,鳕鱼肝油含 8 000～30 000 国际单位。其他动物的肝脏、蛋黄、奶中也有少量的维生素 D。

植物性食物一般没有维生素 D,但是往往含有维生素 D 原。维生素 D 原经紫外线照射后可转化为维生素 D。如酵母及真菌等体内的麦角甾醇,经紫外线照射后即转化为维生素 D_2。某些含有麦角甾醇的酿造剩余物质,也可作为维生素 D 的原料,如酱油渣、酒糟等酿造食品的渣粕,以及青霉菌菌膜,均能提取麦角甾醇。

一些植物性食物经紫外线处理后便可含维生素 D。例如,亚麻仁油和葵花子油本来不含维生素 D,经紫外线照射后每 100 克可含 1 000～2 000 国际单位维生素 D。

维生素 D 与其他维生素相比,有一个显著特点是它能在人体内转化形成。当人们从食物中摄入或在体内合成胆固醇后,可转变为 7-脱氢胆固醇并贮存于皮下,经紫外线照射后可进一步合成维生素 D,供身体所需。成年人晒一天太阳合成的维生素 D,相当于口服 10 000 国际单位。维生素 D 常用国际单位表示,每 1 国际单位相当 0.025 微克,也即每 40 国际单位相当于 1 微克维生素 D。

由于维生素 D 是所谓的"太阳维生素"，所以经常在户外活动的人不易发生维生素 D 缺乏。但是，日照时间短的地区或大气污染较重的地区紫外线的照射量都能受到影响，日光中的紫外线照射不足，以致不能合成足够的维生素 D。

（十六）补充维生素 E 的食物

维生素 E 主要存在于各种油料种子及植物油中，含量丰富的食物有食用植物油、油料作物（花生、向日葵等）及海产鱼的肝脏等。谷类（胚芽）、坚果类（榛子、杏仁等）和绿叶菜中也有一定含量，肉、奶、蛋及鱼肝油中也含有少量的维生素 E。

豆油、花生油和香蕉含维生素 E 的量均较高，每 100 克花生油含维生素 E 12 毫克，是饮食中维生素 E 的主要来源。小麦胚芽、豆类、菠菜、蛋、甘蓝里，都有丰富的维生素 E。食用维生素 E 的食物或营养补充品，可以由内而外抗氧化，从身体内部到皮肤外表达到全面延缓老化的目的。但由于人们膳食结构的不够合理，使得人体内维生素 E 的含量远远不能满足需要。

维生素 E 是比较常见的维生素之一，它在酸性或是碱性环境下都是比较稳定的，而一旦遇到氧气、热或光则不太稳定了。如果在烹调时，植物油烧到超过 200℃并开始冒烟的话，维生素 E 就会急剧地消失。因此，油炸的食物中维生素 E 的含量是大打折扣的。

铁会促进维生素 E 的氧化，因此尽量避免用铁锅来烹调富含维生素 E 的食物，如果必须要使用铁锅，就要加快制作的速度，以减少维生素 E 的损失。维生素 E 含量丰富的食品之一为植物油，但由于植物油经过加热后，特别是在铁锅中烹制后，其中所含的维生素 E 几乎不存在了，而且还产生一些对身体有害的物质，所以烹炸食物后的剩油应全部倒掉。

杏仁、小麦胚芽、榛子、葵花子、鳝鱼、香鱼、鳕鱼、竹黄鱼、南瓜、白菜、菠菜、大豆油等，皆是维生素 E 的良好来源。虽然维生素为脂溶性维生素，但摄取稍多也不会产生毒性。

动物组织中维生素 E 含量较少，但鱼肝油、鸡蛋和肝、肉中含有一些维生素 E。鱼肝油中维生素 E 的含量为 20 毫克/100 克，鸡蛋 1～2 毫克/100 克，牛肉 0.5～1 毫克/100 克，猪肉 0.6 毫克/100 克左右，人奶中的维生素 E 含量是牛奶的 2～4 倍。

若要单从油脂类中摄取到足够的维生素 E 是不可能的。因为，为了防止油

脂类中的不饱和脂肪酸被氧化,维生素 E 就会消失殆尽,根本无法在体内充分发挥其功能。

维生素 E 为天然的极好的抗氧化物,能防止体内不饱和脂肪酸的氧化,保护细胞膜不受损伤。食入不饱和脂肪多的动物,其维生素 E 的需要量也多。人体对维生素 E 的需要也随膳食中的有关成分而有变化。例如,当饮食里不饱和脂肪酸大量存在时,就显著地增加维生素 E 的需要量。

维生素 E 与其他脂溶性维生素一样,需要胆汁和脂肪存在才能吸收得好,吸收过程发生于小肠中。人体内的脂肪组织、肝和肌肉是维生素 E 的主要贮存场所,身体大部分组织都贮有少量维生素 E,所以极少发生维生素 E 不足。但通过胎盘运送到胎儿的维生素 E 很少。因此,新生儿组织中贮量很低。

(十七)维生素 K 的食物来源

维生素 K 广泛存在于食物中,黄、绿色蔬菜及发酵食品含量高(如菠菜、番茄、甘蓝、花椰菜、马铃薯、纳豆),其次是动物内脏、肉类及奶类,水果及谷类含量低。

人类维生素 K 的来源有两方面:一方面从肠道细菌合成,占 50%～60%。维生素 K 在回肠内被吸收,细菌必须在回肠内合成,才能为人体所利用;有些抗生素抑制上述消化道的细菌生长,可影响维生素 K 的摄入。另一方面从食物中来,占 40%～50%。维生素 K 在自然界的分布非常广泛。绿色蔬菜是维生素 K 的丰富来源,如每 100 克萝卜缨含维生素 K 650 微克,莴苣含 129 微克,甘蓝含 125 微克,菠菜含 89 微克。动物性食物也是维生素 K 的良好来源,如每 100 克猪肝含维生素 K25 微克,牛肝含 92 微克,猪肉和鸡蛋各含 11 微克。从一些饮料中,人类也可获得维生素 K,如每 100 克咖啡含 8 微克;绿茶含维生素 K 特别丰富,达每 100 克含 712 微克。

尽管单纯因膳食供应不足而产生的维生素 K 缺乏极为少见,但若遇消化和吸收方面疾病,如肝、胆疾病或长期服用抗生素和磺胺等药物,则需预防维生素 K 的缺乏,应注意及时补充。

（十八）缺乏维生素 B_1 吃什么

维生素 B_1 在动、植物中分布很广,如谷类、豆类、坚果、动物内脏、肉类、蛋类等,均有较多的维生素 B_1。在豆类和谷物子粒的皮、胚中含量较高,而在蔬菜类食物中含量较低。酵母含维生素 B_1 最为丰富,每 100 克中可含 12～15 毫克。麦芽和米糠每 100 克可含 2 毫克以上。大米和面粉含量一般在每 100 克含 0.1～0.5 毫克,这与加工过程关系很大,精米白面比标准米面(即普通米面)含量少得多。豆类中以豌豆较高,每 100 克含 1.02 毫克,花生仁含量也在 1 毫克以上。家禽、家畜的维生素 B_1 在 100 克中含量为 0.3～0.6 毫克。瓜类、水果和蔬菜中的维生素 B_1 含量通常都在 0.1 毫克以下(按每 100 克计),很少有超过 0.1 毫克的。

简而言之,含有维生素 B_1 的食物:①蔬菜,如土豆、鲜冬菇等。②干果,如花生、芝麻、葵花子等。③谷类及其制品,如标准粉、米糠、酵母等。④豆类,如豌豆等。⑤动物内脏,如猪肝、牛肝、牛肾、牛心等。⑥海产品,如鳝鱼、鱼卵等。⑦其他食物,如鸡蛋、鹌鹑蛋、牛奶、猪肉等。

在日常生活中要做到饮食多样化,可吃些粗粮、糙米和粗面,这样可增加维生素 B_1 的摄入量;另外,菜谱中增加黄豆芽、花生、猪瘦肉等亦可增加维生素 B_1 的摄入量。

在日常生活中,如果经常食用精白米、精白面,又常饮酒,那么维生素 B_1 缺乏的可能性就增加了。经常食用速食食品的人,不仅无法摄取到维生素 B_1,还会大量消耗维生素 B_1,这时可服用维生素 B_1 片进行补充。维生素 B_1 是季铵类化合物,在肠内吸收不完全,每日口服 40 毫克最多能吸收 8～15 毫克,加大剂量亦不能增加吸收量;最好分几次服用,吸收总量则可增加。丙硫硫胺和呋喃硫胺内服后吸收较好,可在体内转为硫胺而发挥作用。

（十九）补充维生素 B_2 的食物

维生素 B_2 广泛存在于食物中,在动物食物中含量较高,其中又以肝、肾、心为最多,鱼类、奶类及蛋类中含量也较高;植物性食物,如酵母、豆类、马铃薯、坚果类、番茄、香菇、裙带菜等含量也较多,各种绿色菜亦含有一定量;而粮谷类含量较低,尤其是研磨过精的粮谷。

维生素 B_2 往往和维生素 B_1 同时存在,凡有维生素 B_1 的食物,也含有维生

素 B₂。在动物性食物中,以内脏、蛋类含量较多,如每 100 克肝脏中,羊肝含 3.75 毫克,牛肝 2.30 毫克,猪肝 2.11 毫克,鸡肝 1.68 毫克;肾中的含量也在 1 毫克/100 克以上,每 100 克鸡蛋含维生素 B₂ 0.31 毫克,牛奶含 0.13 毫克。植物性食物紫菜含量较高,每 100 克含 2.07 毫克。豆类也是维生素 B₂ 的重要来源,如黄豆每 100 克含 0.25 毫克,蚕豆含 0.27 毫克;其他蔬菜、水果一般含量很低。酵母含维生素 B₂ 很高,可达 5 毫克/100 克以上。维生素 B₂ 也是啤酒中惟一的含量较多的维生素,每 100 克含有 0.05 毫克。

总而言之,日常生活中维生素 B₂ 的丰富来源:①蔬菜,如菠菜、青椒、鲜冬菇等。②干果,如杏仁等。③谷类及其制品,如小麦胚芽、酵母等。④动物内脏,如猪肝、牛肝、鸡肝等。⑤水产品,如泥鳅、鱼卵等。⑥其他食物,如蛋黄、牛奶、猪肉等。

(二十)富含泛酸的食物

泛酸又名维生素 B₅,正如它的名字含义那样,广泛地存在于动植物的组织中。富含泛酸的食物有各种动物肝脏、各种动物肉类(猪肉、牛肉、羊肉、鸡肉、鹿肉等)、鸡蛋、鹅蛋、鸟蛋、牛奶、纳豆、花生、花椰菜、红薯等。以 100 克食物计,牛肝含 7.7 毫克,鸡蛋 1.6 毫克,家禽、家畜肉多在 0.5～1.0 毫克之间,牛奶也含有 0.4 毫克。植物性食物中泛酸含量不一,如花生仁每 100 克含 2.4 毫克,豆类在 2 毫克左右,其他粮食一般不超过 1 毫克。各种水果、蔬菜或多或少都含有泛酸,通常每 100 克含量在 1 毫克以下,蘑菇含量较高,为 1.7 毫克。酵母含泛酸特别丰富,每 100 克达 10～20 毫克,是泛酸的天然补充剂。人体肠道细菌也能合成泛酸,但其产量和人体对其利用率不详。

简而言之,含有泛酸的食物:①蔬菜,如胡萝卜、番茄等。②干果,如花生等。③谷类及其制品,如酵母、胚芽、米糠、大米等。④豆制品,如大豆、青豆等。⑤动物内脏,如牛肝、牛肾等。⑥海产品,如沙丁鱼等。⑦其他食物,如蛋类、牛奶、牛肉、鸡肉、猪肉等。

(二十一)补充烟酸吃什么

烟酸广泛存在于动物性和植物性食物中,其中动物的肝、肾、胃、肉类等含量最多;酵母类、豆类、花生等含量也较多;绿色蔬菜、番茄仅含有微量;谷类含量也不少,但大部分存在于麸皮中,在碾磨过程中损失较多,故白米及面粉中含量少。应当指出的是,牛奶和鸡蛋的烟酸含量虽然很低,但因色氨酸含量高,色氨酸可以在体内转化为烟酸。

人体烟酸来源大致有三:①食物,动物性食物如动物的肝、肾、肉类等含量最多,豆类、新鲜绿色蔬菜、番茄等次之(花生等仅含微量,白米及白面粉中更少),此为主要来源。②色氨酸在体内经过代谢可以转化为烟酸,但其量很少,约60:1(即60毫克色氨酸相当于1毫克烟酸),因此高蛋白膳食才可确保烟酸的充分供应;奶、蛋类虽含烟酸量不高,但将色氨酸含量一并计算,则可补偿部分需要。③肠道细菌如大肠埃希菌能合成烟酸,可供吸收使用。

烟酸在动物的内脏、花生、酵母及谷类中含量较多,如在每100克食物中,羊肝含18.9毫克,猪肝和牛肝均为16.2毫克,鸡、鸭肝分别为10.4和9.1毫克。家禽、家畜的肉和其他内脏多在4~9毫克/100克之间。标准米面比精白米面含量往往多1倍以上,这是因为在加工过程中精白米面的损失大,如每100克中,标准米含量为2.5毫克,精白米只有1.0毫克。在植物性食物中,花生仁含量较高,达到每100克含9.5毫克,其他如葵花子、南瓜子、苋菜、鲜蘑菇都在1毫克/100克以上。酵母含烟酸最为丰富,每100克在37~44毫克。

天然存在的烟酸主要是两种形式,一种为烟酸,一种是烟酰胺,二者具有同样的生理活性与营养功能,故通常以烟酸统一称呼之。在动物组织中多以烟酰胺的形式存在,在植物组织中多以烟酸的形式存在。实践应用中,若用作药品时,通常用烟酰胺;若用作强化食品时,通常用烟酸。

作为B族维生素之一,烟酸的应用有两个显著特点:第一是在谷类食物中,烟酸主要以结合形式存在,很少甚至没有游离的烟酸。结合型的维生素不易为机体所利用,这种情况在玉米中尤为突出。在以玉米为主要食物的地区,容易发生烟酸缺乏症(癞皮病是典型代表),就是因为这个原因。稀碱溶液可以使结合型的烟酸转化为游离型烟酸,有利于人的吸收利用,美洲中部居民有用石灰水处理玉米的传统习惯,因此那里虽然以玉米为主食,也很少见烟酸缺乏症状。我国居民多以谷物类食物为B族维生素的主要来源,因碱易破坏B族维生素,所以在煮米面的过程中不宜加碱。但玉米是个例外,玉米粥中加少量的碱可利于结合型烟酸转化为游离型。第二个特点是人体可用谷物类中的色氨酸合成烟酸,但只能利用食物中的一小部分色氨酸,如亮氨酸、异亮氨酸、缬氨酸、苏氨酸和赖氨酸,以及一些维生素,如维生素 B_1、维生素 B_6、生物素等玉米中色氨酸含量少,只有稻麦的一

半左右,这也是主食玉米地区易缺乏烟酸的原因之一。

烟酸在体内的贮存极少,过量的多从尿中排出,因此要经常从食物中补充烟酸。牛奶、鸡蛋等奶蛋制品虽然烟酸含量不高,但色氨酸含量高,且烟酸是可利用的游离形式,故也是烟酸的良好来源,尤其适宜少年儿童。

(二十二)维生素 B_6 的食物来源

人体能从两个方面获得维生素 B_6,一是从食物中摄取,二是由体内肠道细菌合成一部分。

维生素 B_6 可在肠中由细菌合成,但不能满足需要。它在食物中分布较广,肉、谷类、坚果类、水果和蔬菜中都有。植物中以吡哆醇为主,动物体中以磷酸吡哆醛与磷酸吡哆胺为主,肉为维生素 B_6 较丰富的来源,乳中维生素 B_6 的含量反映母体维生素 B_6 的营养水平,母亲每日摄取 2.5 毫克时,可使乳中维生素 B_6 含量为 0.2 毫克。全麦中的维生素 B_6 85% 在研磨加工中损失,若将维生素 B_6 强化到白面包中,其生物效用要比全麦粉中高一些,因全麦粉从大便排出较多。膨化谷物中维生素 B_6 生物效用较低,烹调过程中也有损失,在热油加工及储存过程中,其生物效用减低,可能只有 40%~50% 的生物活性。

动植物食物中一般都含有维生素 B_6,但按重量计,动物性的食物相对含量高些。食物中以麦胚、肉类、蛋类、鱼类、肝脏、肾脏、黄豆、花生、谷类等含维生素 B_6 最多,牛奶和绿叶蔬菜中含量较少。另外,维生素 B_6 对热不稳定,因此在烹饪后,其含量马上就会减少。每 100 克食物中,牛肝含 820 微克,鸡肝 720 微克,猪肝 620 微克,肉类多在 300~400 微克。鱼类含维生素 B_6 也很丰富,如每 100 克金枪鱼含 920 微克,沙丁鱼含 670 微克。牛奶和鸡蛋每 100 克含量分别为 40 微克和 100 微克。禾谷类食物含维生素 B_6 也较为丰富,每 100 克含量在 400~600 微克之间。但维生素 B_6 和其他 B 族维生素一样,主要分布在种子的表皮和胚中,如果加工不当,加工过细,则损失很大,如每 100 克糙米含 620 微克,而精米只含 110 微克。豆类和鲜菜也是维生素 B_6 的良好来源,如每 100 克黄豆含 820 微克,蒜头含 960 微克,胡萝卜 250 微克。酵母、米糠和麦芽是天然的维生素 B_6 补充来源,含量甚丰,达 1 300~3 000 微克。

(二十三)缺乏生物素吃什么

生物素以低浓度广泛地存在于所有的动物和植物组织中。动物肝脏(牛、猪、羊、兔、鸡等肝脏）中生物素含量丰富。此外，在糙米、花生皮、豆类、鱼类、蛋黄、干酵母中含量也较丰富。但不同食物的生物素利用率不同，玉米和大豆中的生物素可全部利用，而肉类、小麦中的生物素则难以利用。生物素的最理想来源是酵母、肝和肾，每 100 克酵母中含 100～200 微克，牛肝含 96 微克，猪肾含 32 微克，羊肾含 37 微克，各种家禽、家畜肉一般含量在 10 微克/100 克以下。植物性食物含量通常以蔬菜多于水果，但多在 10 微克/100 克以下。米糠和麦麸含量丰富，每 100 克可含 60 微克左右。鸡蛋含生物素较为丰富，每 100 克含 20 微克以上。

　　人体肠道细菌合成的生物素量相对较多。研究表明，从粪尿中排出的生物素量比从饮食中摄入的量多 3～6 倍，故人体一般不易缺乏，也很难对生物素的日需要量作出规定，一般认为每天在 100～300 微克之间。尽管肠内细菌合成的生物素量较多，但也受膳食中糖类来源（淀粉、葡萄糖、蔗糖等）、其他 B 族维生素的存在等诸多因素的影响，因此膳食中也应注意生物素的供应。

（二十四）补充叶酸吃什么

　　叶酸最初是由动物肝脏中分离出来的，后来发现在植物绿叶中含量丰富，因而命名为叶酸。叶酸广泛存在于动、植物食物中，含量丰富有肝、肾、蛋和鱼，其次是绿叶蔬菜、梨、蚕豆、花椰菜、莴苣、柑橘和香蕉及坚果。每 100 克鸡肝含叶酸 770 微克，小牛肝 30～150 微克。奶、蛋、肉也或多或少都有叶酸分布。稻麦中叶酸含量也较高，每 100 克精米含量 192 微克，普通小麦粉含 329 微克。其他蔬菜水果中都有叶酸。酵母中叶酸含量最为丰富，可达 3 000～4 000微克/100 克，为天然叶酸的良好补充来源。此外，人体肠道中的某些细菌可合成叶酸供人的机体吸收利用，但其量的多少还没有精确数据。

　　人类对不同食物中叶酸的吸收差别很大，这使食物成分表上的叶酸含量与实际上人体对叶酸的利用情况不一定成正比。有研究表明，对酵母的叶酸吸收率只有 10%，橘汁的吸收率为 31%，而对蛋和肝的吸收率可达 80%，对香蕉的吸收率达 82%，这主要是叶酸中含有不同数量的谷氨酸，而谷氨酸的分子数影响叶酸吸收率。

(二十五)维生素 B_{12} 的食物来源

自然界中的维生素 B_{12} 都是微生物合成的,高等动、植物不能制造维生素 B_{12}。膳食中维生素 B_{12} 的来源是各种动物性食物,这是因为动物吃了含维生素 B_{12} 的细菌或动物的肠道中细菌合成的维生素 B_{12} 被吸收利用,然后分布贮藏在各个组织中。动物的肝脏中维生素 B_{12} 含量丰富,如牛肝每 100 克含 60~80 微克。肾、心、肉、鱼、禽、蛋、乳类都是维生素 B_{12} 的良好来源。植物性食物几乎没有维生素 B_{12},除非受到微生物的污染或共生,如某些豆类植物的根瘤含有少量的维生素 B_{12},这是由根瘤菌所合成的。但发酵过的豆类食物例外,这类食物含有维生素 B_{12},是在发酵过程中由微生物产生的。例如,豆腐乳、豆豉、豆瓣酱、酱油均含有一定量的维生素 B_{12}。人体肠道内细菌也可合成少量维生素 B_{12},但其合成部位是在结肠部位,几乎不可能被吸收利用。

维生素 B_{12} 的摄取吸收中有如下几点需要注意:一是维生素 B_{12} 是需要一种肠道内分泌物(内源因子)帮助才能被吸收的维生素。有的人由于肠胃异常,缺乏这种内源因子,即使膳食中来源充足也会患恶性贫血(典型的维生素 B_{12} 缺乏症),需靠肌内注射维生素 B_{12} 来补充治疗;二是维生素 B_{12} 基本不存在于植物中,严格素食且不食发酵豆制品者,易发生缺乏症。如果动物性食物摄入太少,体内的维生素 B_{12} 也会非常微小,尤其是母亲的维生素 B_{12} 不足会使婴儿出现缺乏症,需及时补充。

(二十六)胆碱缺乏吃什么

胆碱普遍存在于动物和植物之中,在蛋类、动物肝、酵母和小麦的胚芽中含量丰富。例如,每 100 克蛋类含胆碱 527 毫克,其中蛋黄每 100 克超过 1 700 毫克。动物肝中含量为 356 毫克/100 克。谷物和蔬菜中含量较少,每 100 克约 100 毫克左右。

胆碱的来源有一个特点,即人体可在叶酸和维生素 B_{12} 作为辅酶的帮助下,由一种氨基酸——蛋氨酸来制造胆碱。从这个意义上讲,胆碱不符合维生素的经典标准,这就是胆碱是否列为维生素的争论原因之一。

人体从膳食中可获得丰富的胆碱,通常食用混合食物的成人每天可获得 300~1 000 毫克胆碱,故一般不会产生缺乏症状。胆碱在加工、烹饪过程中损失极少,在贮藏较长时间的干食物中胆碱的含量也几乎不变。

(二十七)食物是补充维生素C的好方法

摄取维生素C的最好方法就是从食物中补充,因为如果服用维生素C补充剂,1~2小时就会被完全吸收和排泄,而从饮食中摄取的维生素C,则会以缓慢的速度被吸收利用,停留在体内的时间较久。所以,如果在三餐中能充分摄取维生素C,体内的维生素C将足以维持一天的所需量。但要提醒的是,因为食物中所含的维生素C容易因为烹煮及存放时间过长而受到破坏,造成摄取的量远远低于所估计的量,同时如果是在炎炎夏日里曝晒,或做激烈运动,大量流汗,建议可以利用维生素C补充剂来补充不足的摄取量。

维生素C的主要食物来源为新鲜蔬菜与水果,蔬菜中维生素C的含量以柿子椒为最,其次在胡萝卜、萝卜、苦瓜、土豆、番茄、红薯、南瓜、莲藕、菠菜、韭菜、尖椒、芹菜、紫菜和冬瓜中的含量也比较多。柑橘、红果、柚子等含量丰富;野生的苋菜、苜蓿、刺梨、沙棘、猕猴桃、酸枣等维生素C含量尤其丰富。动物性食物几乎不含维生素C;粮谷类和干豆类也不含维生素C,但干豆类发芽后,如黄豆芽、绿豆芽则维生素C含量增加,是冬季和缺蔬菜地区补充维生素C的一种良好来源。

在各种蔬菜中,维生素C含量最高的是甘蓝。从前人们认为黄绿色蔬菜(如菠菜等)含维生素C多,但一经加热就会被完全破坏掉。后来经研究发现,实际上因水煮而损失的维生素C的量只有约1/3,最多也不过2/3,而且其损失比例也因蔬菜种类的不同而异。另外,有一种使蔬菜中维生素C不过度消耗的方法就是腌渍。但由于腌渍物中含盐量相当高,很容易因此摄取过多的盐,若想利用腌渍法保存维生素C,则最好采用一夜腌渍法(只浸泡一夜或数天的腌渍法)或淡腌法(少放些盐的腌渍法)。

干的黄豆、绿豆、豌豆等豆类不含维生素C,但这些豆类发芽后,或者鲜吃,也可为身体补充适量的维生素C。例如,黄豆芽和绿豆芽的维生素C分别为每100克中含4毫克和6毫克,远洋、荒漠、野外等特殊环境下,豆芽往往成为补充维生素C及其他营养素的重要蔬菜,鲜豌豆和蚕豆每100克含维生素C分别为14毫克和12毫克,

新鲜水果中柑橘、柿子、柠檬、橙、杨梅等含量丰富,含量多在40~100毫克/100克。酸枣含有很高的维生素C,每100克中达800~1 000毫克,被称为

水果中的维生素 C 大王；美洲的一种叫西印度樱桃的水果含维生素 C 更高，每 100 克达 1 743 毫克。

一些国家和地区往往从植物中提取维生素 C 来补充营养。第二次世界大战期间，英格兰食物定量配给，英国食品部门发放蔷薇果汁，以帮助英国人摄入维生素 C。加拿大和俄罗斯北部居民一直从松尖提取（酿造）维生素 C 来预防坏血病。

近年来，我国各地不断开发出许多野生植物资源，其中有的野生果实成为丰富的维生素 C 来源，沙棘、猕猴桃和刺梨就是这些野生果实的代表。这些果品或供鲜食，或制成果汁与粉末，作为维生素 C 原料，添加到各种食品和饮料中。

据研究，沙棘每 100 克含维生素 C 300 毫克左右；猕猴桃每 100 克含 100～420 毫克，最高的品种可达 930 毫克；最为引人注目的是刺梨，每 100 克含维生素 C 达 2 500 毫克左右，最高达到 3 500 毫克，这才是目前世界上所知的真正维生素 C 之王。

动物性食物含维生素 C 很少，肝脏每 100 克可含 10～20 毫克，其他如肉、心、牛奶等不过含 1～2 毫克。如果母亲的膳食含有充足的维生素 C，那么母乳中的维生素 C 可比牛奶高 4～6 倍。

人体可贮藏少量的维生素 C，一般几周内不摄入也不会出现坏血病症状。但是维生素 C 在加工、烹饪过程中很容易流失分解，加上体力消耗大、感冒发热及其他生病或创伤时需要量也增加，须注意及时补充。

从理论上讲，来自新鲜食物中的维生素 C 比服用维生素 C 制剂更佳。因为食物中同时含有其他维生素、无机盐、酶、生物黄酮类和纤维素等，组成一个完整的生化复合物，便于人体的吸收和利用。

（二十八）糖尿病患者宜吃的食物

1. 苦瓜　现代药理研究发现并证实，苦瓜具有降血糖作用。据印度的凯赫娜博士报告，从苦瓜中提取出的一种胰岛素样药物（该药物取名为"多肽-P"）用于动物和人的糖尿病，结果与胰岛素同样有效，将来有可能取代胰岛素。在印度，苦瓜就被用来治疗糖尿病。

2. 魔芋　现代营养学研究发现，魔芋所含葡萄糖甘露聚糖是一种半纤维素，吸水性极强，吸液溶胀后可使体积增长 50～80 倍，形成体积很大的凝胶纤维状结构，提高了食物的黏滞度，延缓了胃排空和食物在肠道内的消化和吸收，可有效降低餐后血糖，并有降脂作用。此外，由于其吸水后体积膨大，在胃内停留时间延长，魔芋本身含能量又极低。因此，它既能控制糖尿病患者的能量摄入，降低体重，又能增加饱腹感，减轻糖尿病患者饥饿的痛苦，而且还能改善大便干结等症状。据报道，魔芋已制成可供食用的精粉和微粒，并加工制成魔芋挂面、魔芋饼干、魔芋粉丝、魔芋脆片等各种食品。魔芋食品可望成为理想的高纤维食品，这对糖尿病患者来说真可谓是一个福音。

3. 麦麸　糖尿病、高脂血症、动脉粥样硬化性疾病的发生均与膳食纤维的摄入不足有关。糖尿病患者常食麦麸等高纤维食物，有明显的治疗作用。上列所含维生素及常量元素、微量元素，经现代医学研究证实，具有降血糖、降血压作用。有人应用麦麸按每天每千克体重 0.4 克加等量的面粉制成小馒头后，加入糖尿病患者的饮食中，4 周后血糖、糖化血红蛋白及 24 小时尿糖明显下降，表明麦麸能改善糖代谢和胰岛素分泌。目前市场上有一种燕麦高纤维粉，成功地解决了麦麸的口感问题，为糖尿病、血脂异常、便秘者的理想选择。

4. 莜麦面　莜麦面具有降血糖、降血压等功效，最适合糖尿病（或合并高血压病）患者食用。有资料报道，糖尿病患者在应用苯乙双胍、胰岛素的同时，吃适量的莜麦面，比吃标准粉、大米时的空腹血糖、尿糖有明显下降。如果每日能吃 1 次莜麦面，不但血糖、尿糖降低，而且自觉症状可明显减轻，对轻症糖尿病患者最为适宜。临床研究观察，莜麦麸中含大量纤维素，对维持血糖正常平衡和抑制胆固醇的吸收有明显效果。糖尿病合并有高脂血症患者，莜麦及其制品莜麦面等食品的经常、适量服食，无疑是大有裨益的。

5. 番薯叶　据临床研究资料报道，番薯茎叶可以治疗糖尿病。有人用鲜番薯叶和鲜冬瓜水煎，或用番薯干藤加干冬瓜皮，加水煎服，用于糖尿病的治疗。2 型糖尿病患者在夏、秋两季经常服食用番薯叶配伍成的食疗汤羹、菜肴，将会大有裨益。

6. 粟米　粟米可作为糖尿病患者的好食品，经常适量煮粥食用，对治胃燥津伤型糖尿病（症见胃热消渴、消谷易饥、大便秘结、口干舌燥、形体消瘦）尤为适宜。

7. 豆品饮料　国外有学者研究证实，豆品饮料具有降血糖作用。糖尿病患者每日饮用大豆制成的饮料可以减少人工胰岛素的使用剂量。有位医学家对 600 名糖尿病患者作临床研究观察，每天饮用豆品饮料，可以降低血糖的含量。

8. 黑芝麻　现代医学研究证明,黑芝麻含有丰富的维生素 E,维生素有清除生物膜内自由基的功能,从而阻止生物膜被氧化而破坏其功能,给予大剂量维生素 E 口服,可保护胰岛细胞,并有助于缓解神经系统症状。临床研究发现,黑芝麻对肠燥津虚、血虚的便秘有润肠通便的作用,并对糖尿病自主神经功能失调引起的便秘很有效。现代药理研究和临床应用结果表明,黑芝麻可增加肝脏及肌肉中糖原含量,并证实黑芝麻有降低血糖作用。

9. 日本南瓜　现代药理研究证实,南瓜中含有较多的微量元素钴,其含量为所有蔬菜之冠,而钴是胰岛细胞维持功能所必需的微量元素,它能增加体内胰岛素释放,促使糖尿病患者胰岛素分泌正常化,对降低血糖有意想不到的疗效。医学实验研究还发现,日本南瓜所含活性成分能帮助肝肾功能减退的患者,增强肝肾细胞的再生能力,并增强防治糖尿病的功效。国产的大南瓜、老南瓜含糖分较多,糖尿病患者食用后反而会引起血糖上升。

10. 黄瓜　现代医学研究证实,新鲜黄瓜中含有的丙醇二酸,能有效地抑制糖类物质在体内转变为脂肪,而脂肪在体内聚集、堆积过多便会形成肥胖症,这对防治糖尿病及其发生发展均具有重要意义。糖尿病患者尤其是非胰岛素依赖型糖尿病患者,经常适量食黄瓜及其制品,以黄瓜代替水果生食,不仅可改善临床症状,还有助于防治高血压病、肥胖症等并发症。

11. 冬瓜　冬瓜是低热能、低脂肪、含糖量极低的高钾食品(K 因子＞43),且含有多种维生素、多种矿物质成分,以及胡芦巴碱、丙醇二酸、甘露醇等活性成分。这对 2 型糖尿病兼肥胖患者来说,是十分有益的食物。冬瓜这类高钾低钠食物对糖尿病尤其是患者合并高血压病、高脂血症,以及肾脏病等亦有较好的辅助治疗作用。

12. 西瓜皮　西瓜皮含糖类、有机酸、酶类及丰富的维生素 C 和蜡质等成分,具有促进人体代谢、消炎、降压、减少胆固醇沉积、软化和扩张血管等作用,甚至有研究提示西瓜皮还有降糖作用,适合糖尿病患者适量食用。现代中医临床已较广泛地运用西瓜翠衣与其他药物,或药食兼用品伍用治疗糖尿病口渴、尿浊等症,以及高血压病、肾炎等并发症,且有较好的疗效。

13. 山药　据有关报道,糖尿病患者长期食用山药,有很好的治疗效果。现代中药药理研究证实,山药具有降血糖作用。动物药理实验结果表明,山药水煎剂 30 克/千克,给小鼠灌胃,连续 10 天,可以降低正常小鼠的血糖,对四氧嘧啶引起的小鼠糖尿病有预防和治疗作用,并可对抗由肾上腺素或葡萄糖引起的小鼠血糖升高。

14. 洋葱　现代药理研究结果指出，洋葱具有较好的降血糖作用。洋葱中含有类似降糖药物"甲苯磺丁脲"的物质，能选择性地作用于胰岛B细胞，促进胰岛素分泌，恢复其代偿功能。洋葱的作用是帮助细胞更好地利用葡萄糖。且洋葱对肾上腺素性高血糖具有抗糖尿病作用。对2型糖尿病患者来说，洋葱还有防治糖尿病并发高血压病、高脂血症的作用。

15. 胡萝卜　胡萝卜含β-胡萝卜素十分丰富，在人体内可转化为维生素A，对维护脑及中枢神经系统的正常功能状态，减轻并缓解紧张情绪，保护和营养眼睛（包括视网膜组织细胞等），都具有重要作用。由此可见，经常适量服食胡萝卜不仅有助于降低血糖，而且对糖尿病并发高血压病、神经组织损伤、视网膜损伤等病症也有较好的防治效果。

16. 银耳　临床流行病学研究发现，糖尿病、高脂血症、动脉粥样硬化性疾病，以及高血压病的发生，均与膳食纤维的摄入不足有关。银耳含膳食纤维量很高，且富含胶质。研究人员发现，按照大约1.3克/0.42千焦的剂量补充胶类，不论在代谢研究室和门诊的随诊中都显示有降血糖的作用。对2型（即非胰岛素依赖型）糖尿病患者来说，经常食用银耳或服食银耳配制的食疗、药膳，将有助于降血糖，并对糖尿病并发高血压病、高脂血症等也有较好的防治效果。

17. 柚子　实验研究证实，糖尿病患者尿钙丢失的主要原因是由于肾小管滤过率增加，对钙、磷的重吸收减少。当糖代谢改善后，矿物质代谢可恢复正常。同时，临床实验研究资料证实，补钙有助于改善糖尿病患者的骨质疏松症，降低患者动脉粥样硬化发展速度，以及纠正细胞内缺钙和对抗糖尿病肾病的发展，延缓、减少或阻止特异性骨病的发生。因此在治疗糖尿病时，应及时补充钙及适量的维生素D，经常服食柚子等含钙量高的纯天然食物，有益于防治糖尿病。

18. 海带　海带含碘量之高在食品中独占鳌头，近年来医学研究显示，有机碘有类激素样作用，能提高人体内生物活性物质的功能，可促进胰岛素及肾上腺皮质激素的分泌，提高脂蛋白酯酶活性，促进葡萄糖和脂肪酸在肝脏、脂肪、肌肉组织的代谢和利用，从而发挥其降血糖、降血脂作用，并有降血压、抗动脉粥样硬化作用。

19. 猪胰　现代医学研究资料表明，猪胰含有与人胰腺相似或相近的化学成分。临床治疗应用观察中发现，或单味猪胰，或用猪胰伍用山药、黄芪、黄精、薏苡仁等治疗糖尿病，亦有较好的疗效。有资料报道，运用猪胰煮食或研碎冲

服,用于脾胃虚热型糖尿病,有较好的临床治疗效果。

20. 鱼　美国瓦克维斯特博士研究证实,吃鱼对改善不依赖胰岛素治疗糖尿病的患者的症状具有重要作用,鱼的这种保护性能主要归功于 ω-3 脂肪酸。鱼油的补充可以增强胰岛素的分泌作用及葡萄糖的耐受性,从而使不依赖胰岛素的分泌作用及葡萄糖的耐受性,从而使不依赖胰岛素治疗的糖尿病症状得到改善。

21. 黄鳝　据最近医学研究报告,日本营养学家熊本正一发现,黄鳝对糖尿病有良好治疗作用。黄鳝体内含有两种能显著降低血糖的黄鳝素(即黄鳝素 A 和黄鳝素 B),因而可以治疗糖尿病。日本已以黄鳝素 A 和 B 为主要原料,生产出一种降血糖新药——"糖尿清",正用以治疗糖尿病。

22. 海参　海参含镁量高达 1 047 毫克,而且含硒量高达 150 毫克,这在鱼类、软体动物类水产品中是独冠其群的。现代医学研究结果证实,糖尿病患者的镁缺乏可能是构成胰岛素分泌受损、胰岛素抵抗,以及与之相关的高血压病的基础。而且,临床实验研究已证实,在 1 型(胰岛素依赖型)和 2 型(非胰岛素依赖型)糖尿病中存在着低镁血症。因此,对糖尿病患者来说,经常且定量食用海参或海参伍用的食疗、药膳,是大有裨益的。

23. 枸杞子　现代药理研究证实,枸杞子有降血糖作用。动物实验研究发现,宁夏枸杞子提取物可引起大鼠血糖显著而持久的降低,碳水化合物耐量升高,其降血糖作用是由于其中含有胍的衍生物。

(二十九)餐桌上的调脂食物

1. 洋葱　药理研究证实,葱头中含有一种洋葱精油,可降低高脂血症患者的胆固醇,提高高脂血症患者体内纤维蛋白溶解的活性,对改善动脉粥样硬化很有益处。

现代药理研究表明,健康男性口服 60 克油煎洋葱,能抑制高脂肪饮食引起的血浆胆固醇升高,并使纤维蛋白溶解活性下降,故可用于动脉粥样硬化症。现代医学研究结果表明,洋葱中含有的二烯丙基硫化物、烯丙基二硫化物、硫氨基酸、蒜氨酸等具有降低血脂的作用。

2. 大蒜　大蒜有"强力调脂佳蔬"的美称,世界各国学者对大蒜的降血脂作用进行了较多研究,结果证明大蒜及其制剂能降低总胆固醇和三酰甘油水平,是防治动脉粥样硬化的重要食物。

国内研究表明，人工合成的大蒜素也有降低胆固醇和三酰甘油的作用，还能延缓动脉粥样硬化的发生和发展。据 103 例临床观察结果表明，合成大蒜素降低血清总胆固醇的显效率为 47.4%，总有效率为 61.5%。流行病学调查也证实了大蒜的降脂效应。

大蒜水溶性提取物对高脂实验动物的总胆固醇和低密度脂蛋白胆固醇（LDL）有非常显著的降低作用。研究中还发现，大蒜的乙醇提取物，减压冻干，经 120℃ 1 小时高压消毒，和大蒜、大蒜粉均能降低高脂实验动物的血浆胆固醇、三酰甘油和游离胆固醇，降低极低密度脂蛋白（VLDL）与总胆固醇的比例。冠心病患者服用大蒜油 5 个月，胆固醇可降低 10%，三酰甘油可降低 21%。

3. 番茄 现代医学研究结果表明，番茄具有较好的降血糖、降血脂作用，被称为降血糖、降血脂的辅助剂。番茄纤维素与体内生物盐结合后，可由消化道排出体外，而体内生物盐需由胆固醇来补充，这样随着体内生物盐的排出，血液中的胆固醇含量就减少了。番茄中的纤维素可促进胃肠蠕动和促进胆固醇由消化道排出体外，因而具有降低血胆固醇和通便的作用。

4. 苜蓿 苜蓿有预防由于高脂肪和高胆固醇饲料所引起的高脂血症和动脉粥样硬化作用。临床上给部分高胆固醇血症患者服用经过研磨和烘过的苜蓿子后，血胆固醇含量显著降低。据研究认为，苜蓿的这种降胆固醇作用可能与其含有较多的食物纤维，尤其是一种称为皂角素的物质有关。皂角素有很强的结合胆固醇的代谢物——胆酸的作用，因而有利于胆固醇的排除。

5. 马齿苋 现代医学研究表明，马齿苋对改善动脉脂质代谢紊乱，以及防止纤维性变化具有重要意义。现代科学研究证明，经常食用马齿苋不仅可以补充身体必需的营养素，而且绝无增高胆固醇之忧，实为天然野生佳蔬妙品。马齿苋中含有丰富的 ω-3 脂肪酸。该物质能抑制人体内血清胆固醇和三酰甘油的生成，是保护心脏的有益物质。

6. 蘑菇 现代医学研究结果表明，蘑菇有调血脂的作用。据有关资料报道，日本科学家玲本博士让临床老年人食用鲜蘑菇 90 克或干蘑菇 9 克，连续服食 7 天，结果血清中的胆固醇值平均降低 6%～12%。现代科学研究资料表明，蘑菇所含的膳食纤维中，纯天然的木质素成分占有相当比例，与含钾高等综合因素作用，不仅可降血脂，同时兼有降血压、降血糖及减肥等特殊作用。现代营养食疗专家们认为，蘑菇是高脂血症患者膳食餐饮生活中的佳品。

7. 香菇　香菇含有丰富的纤维素,能促进肠胃蠕动,不仅可减少肠道对胆固醇的吸收,而且可防止便秘这对中老年人来说是绝妙的保健佳蔬。同时,香菇中还含有香菇嘌呤等核酸类物质,对胆固醇有溶解作用,可有效地促使体内过多的胆固醇溶解并排出体外。国内有学者报道,香菇中尚含有某些具有特殊疗效的成分,这些成分可能属于核酸类物质,可降低动物血清和肝脏胆固醇含量,防止动脉壁脂质沉积和动脉粥样硬化斑块的形成。其中个别成分的降胆固醇作用比有效的降脂药物——氯贝丁酯(安妥明)的作用要强10倍。

8. 黑木耳　近年来,木耳由于被发现尚含有某些具有特殊疗效的成分而身价百倍。医学专家认为,这些成分可能属于核酸类物质,可降低动物血清和肝脏胆固醇含量,防止动脉壁脂质沉积和动脉粥样硬化斑块的形成。每日摄入一定量的黑木耳,可有效降低高脂血症患者的血脂含量。而且,木耳含有大量纤维素,可增加大便体积,促进肠胃蠕动,将胆固醇及时排出体外,有洗涤胃肠的作用。

9. 海带　现代医学研究提示,海带含有丰富的牛磺酸,可降低血脂、降低血压,并可防治胆结石,能增强微血管的韧性,抑制动脉粥样硬化,对动脉血管有保护作用。海带不含脂肪,所含纤维素和褐藻酸类物质如藻胶酸、昆布素等,可抑制胆固醇的吸收并促进其排泄。有资料报道,海带素、褐藻淀粉和昆布素多糖等,当其磺化后具有很好的降脂和抗凝血作用,已被用于临床治疗高脂血症,取得了一定的效果。由此可见,高脂血症和冠心病患者多吃些海带、褐藻、紫菜等菌藻类食物大有好处。

10. 海鱼　现代医学流行病学研究证实,经常摄食鱼类,尤其是海鱼,对防治高脂血症和冠心病有更多的好处。

11. 山楂　现代中医药学研究证实,山楂有降血脂作用,并可防治动脉粥样硬化。例如,用山楂煎水服,或用山楂与决明子泡水代茶饮,能降低血压、调血脂,常饮对冠心病、高脂血症确有疗效。

12. 苹果　苹果是优质高钾食品,且含较多纤维素、有机酸等成分,可促进肠胃的蠕动,增加粪便体积,使其变得松软,易于排出,从而减少胆固醇的吸收。现代研究还发现,苹果果胶、苹果酸不仅可降胆固醇,还能抗动脉粥样硬化,治疗冠心病。

13. 枸杞子　现代临床应用枸杞子治疗高脂血症取得了显著疗效,治疗方法采用饭后30分钟口服降脂冲剂(含枸杞子、女贞子、红糖),每日2次,4～6周

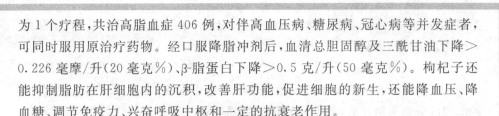

为1个疗程，共治高脂血症406例，对伴高血压病、糖尿病、冠心病等并发症者，可同时服用原治疗药物。经口服降脂冲剂后，血清总胆固醇及三酰甘油下降＞0.226毫摩/升（20毫克％）、β-脂蛋白下降＞0.5克/升（50毫克％）。枸杞子还能抑制脂肪在肝细胞内的沉积，改善肝功能，促进细胞的新生，还能降血压、降血糖、调节免疫力、兴奋呼吸中枢和一定的抗衰老作用。

14. 玉米 现代医学研究证实，玉米不仅有较好降血糖、降血压作用，而且还有较好的降血脂效果。经研究分析，提取的玉米油是一种富含多不饱和脂肪酸的油脂，是胆固醇吸收的抑制剂，与花生油、豆油、香油的作用相似。近年来，国外学者进行了许多膳食控制试验，结果表明，食用富含多不饱和脂肪酸的油脂，包括玉米油，再限制并减少进食动物内脏及蛋黄等，对预防冠心病的初发及复发均有好处。此外，对年龄较轻而血清胆固醇浓度已较高的人来说，玉米油降低血清胆固醇的效果及预防冠心病的效果均较好，而对65岁以上的冠心病患者预防复发的效果较差。临床应用研究发现，长期食用玉米油，可降低血中胆固醇并软化动脉血管，因其所含的维生素E相当高，所以是高脂血症、动脉粥样硬化、冠心病、高血压病、脂肪肝、肥胖症患者和中老年人的理想食用油。

15. 麦麸 人体长时间缺铬和含钾偏低而含镉偏高，是诱发动脉粥样硬化、高血压病和高脂血症的主要因素之一。坚持在膳食中应用麸皮（即麦麸）类食品，可有效地遏制以上病症状的发生和发展，对于已患有上述病症患者来说，可明显改善临床症状，有的甚至可使病症向好的方向转化，并达到较好的康复状态。

16. 燕麦 现代研究已证实，燕麦含有极丰富的亚油酸，占全部不饱和脂肪酸的35％～52％；燕麦中的维生素E含量也很丰富，燕麦中的甘素可降低血浆胆固醇的浓度。临床观察表明，燕麦糊有明显的降低血清总胆固醇、三酰甘油及β-脂蛋白的作用，并且能升高血清高密度脂蛋白，不论对原发性还是继发性高脂血症，都有较好的疗效。燕麦是一种高纤维食物，可增加胃肠蠕动，使脂肪和氮排泄增加，从而降低人体内胆固醇含量，防止动脉粥样硬化的形成。据报道，以燕麦和大麦做成的麦片，有降低胆固醇的作用，如果早餐坚持食用燕麦片，可使70％的高脂血症患者血清总胆固醇和三酰甘油显著降低。这主要是由于燕麦片中含有较丰富的纤维素。

17. 大豆 大豆所含的脂肪酸为不饱和双烯脂肪酸，即亚油酸，占所含脂肪55％以上；大豆还含有大量的豆固醇，几乎不含胆固醇，可以起到抑制机体吸收动物食品所含胆固醇的作用，协同不饱和脂肪酸与体内胆固醇结合转变为液态,随尿排出体外,从而降低胆固醇的含量,有助于高脂血症、高血压病、动脉粥样硬化症患者的康复。

18. 花生　现代医学研究提示,花生所含脂肪酸 80％以上为不饱和脂肪酸,不饱和脂肪酸具有降低胆固醇作用。临床观察中发现,食用花生油,可使肝内的胆固醇分解为胆汁酸,能促使其排泄增强。花生油不仅能降低胆固醇,还能预防动脉粥样硬化和冠心病的发生。临床将含有可降低胆固醇成分的花生外壳加水煎煮后浓缩饮用,结果对冠心病、动脉粥样硬化、高血压病等均有良好的治疗效果,降低胆固醇也较明显。

19. 魔芋　现代营养学研究发现并证实,魔芋所含葡萄糖甘露聚糖是一种半纤维素,吸水性极强,吸水膨胀后可使体积增长 50～80 倍,形成体积很大的凝胶纤维状结构,提高了食物的黏滞度,延缓了胃排空和食物在肠道内的消化和吸收,不仅可有效降低餐后血糖,并有降脂作用。据药理研究显示,魔芋精粉具有降低胆固醇和抗脂肪肝的作用。其作用机制可能与胆固醇经肝脏代谢后,部分转变成胆酸,胆酸排入肠道后,被魔芋多糖吸附,使胆酸再循环入肝的量减少有关。

20. 食醋　有学者认为,食醋中的烟酸能促使胆固醇经肠道随粪便排泄,使血浆和组织中胆固醇含量减少;食醋中所含的维生素 C 具有促进胆固醇排出的效果。食醋还能保护食物中的维生素 C 不被破坏,长期食醋可使体内维生素 C 不断增加,从而促使人体内胆固醇含量降低。

21. 决明子　决明子为药食两用之品,现代中药研究证实,决明子能抑制血清胆固醇的升高和动脉粥样硬化斑块的形成,有降低血浆总胆固醇和三酰甘油的作用,还有降低肝中三酰甘油和抑制血小板聚集的作用。

22. 螺旋藻　现代药理研究发现,螺旋藻具有降血脂作用。螺旋藻所含的植物性脂肪中,80％为不饱和脂肪酸,同时含有生物活性物质——螺旋藻多糖和 γ-亚麻酸等成分。不饱和脂肪酸在体内能降低胆固醇;γ-亚麻酸在血液中与胆固醇接触后,能使胆固醇溶解而从动脉硬化的蚀斑中溶出,将胆固醇带回肝脏后排出体外,并使血管保持清洁通畅。而且 γ-亚麻酸是一种人体必需的脂肪酸,为体内前列腺素前体,参与多种人体基本生理过程,其中包括调节血脂、调节血压等功能。

（三十）辅助降血压的食物

1.芹菜 现代药理研究证实,芹菜的粗提物,对兔、犬静脉注射有明显降压作用;血管灌流,可引起血管扩张;用主动脉弓灌注法,能对抗烟碱、山梗菜碱引起的血压升高反应,还可降压。有学者认为,芹菜的降压原理主要是通过主动脉弓化学感受器所致。实验研究人员发现,芹菜酸性提取物对大白鼠有温和而稳定的降压作用,其作用持续时间随剂量增加而显著延长。这与中医利用芹菜防治高血压病正相吻合。近年来,药学专家又发现旱芹所含芫荽苷、挥发油、甘露醇和肌醇等物质,也具有较好的降压作用。经实验研究证实,芹菜所含芹菜素及水芹素-7-甲醚具有降压作用。大量的临床观察表明,芹菜可降血压、通血脉、平肝明目、醒脑利水,并有保护毛细血管的功能;当与其他药物配合运用时,可以提高其食疗效果。因此,芹菜可作为高血压病和动脉粥样硬化患者的辅助治疗佳蔬。

2.菊花脑 药理实验资料表明,菊花脑有降压、抗病毒、抗菌等作用。中医学认为,菊花脑有清热凉血、调中开胃、解毒降压等功效。适用于头痛目赤、心烦易怒、胃热胀闷、口苦便秘等症。菊花脑是高血压病患者食药妙品。

3.荠菜 现代科学研究证实了荠菜的降血压作用。荠菜的醇提取物给犬、猫、兔、大鼠静脉注射,可产生一过性血压下降,此作用不被80微克/千克阿托品所拮抗;全草的有效成分也能使鼠、猫、兔、犬有一过性血压下降,亦不能被阿托品所拮抗。研究中还发现,干燥荠菜浸剂,高浓度(10%)使血管收缩,低浓度(2%以下)使血管扩张。荠菜醇提取物对犬的下肢血管有扩张作用。国外有用荠菜做原料,制成降血压的药物——维血罢生。荠菜的降压清心、利肝明目作用,源于实践的发现,并得到科学研究证实。民间尤其是南京人民爱称荠菜为"血压草""益寿菜"是不无科学道理的。

4.洋葱 现代医学研究资料证实,洋葱具有很好的降压作用。经检验,洋葱含钾量很高,每100克洋葱含钾量达147毫克,比含钠量高得多,其K因子为33.41,是典型的高钾食物。有资料报道,凡K因子≥10的食物对高血压病都有较好的防治作用。日本民间早有食用洋葱降压的方法,日本有学者观察发现,常服洋葱可使血压长期稳定在正常范围。据近代医学研究发现,洋葱含有的前列腺素 A_1、能直接作用于血管,使血管舒张,减少外周血管和心脏冠状动脉的阻力,并且对儿茶酚胺等升压物质有拮抗作用,从而促使血压下降。运动

药理实验资料表明,洋葱所含活性成分可促进肾脏排尿和促进钠盐排泄,并可调节体内肾上腺素神经递质释放,使血压下降。

5. 大蒜 据报道,德国医药科学家用大蒜治疗80例高血压病患者,血压都获得稳定下降。英国的医学专家宣称,大蒜所含有的活性成分具有溶解体内淤血的能力,可用以治高血压病伴有冠心病、冠状动脉血栓症等。

6. 茄子 现代营养学研究资料表明,茄子属于K因子≥20的食物,其K因子为21.25。经常食用茄子的高血压病患者,可补充机体必需的钾,并促使钠的排泄,从而使血压下降。此外,茄子(特别是紫茄,每100克食部所含维生素P可高达700毫克)含有丰富的维生素P(即芦丁),它的特殊功能是可以降低人体毛细血管的脆性和通透性,增强毛细血管和体细胞间的粘合力,并增强修补能力,使毛细血管能保证正常状态,并可使其弹性和生理功能得到加强,有防止血管破裂出血的作用。所以,茄子是强化血管功能的食物,被人们誉称为"心血管之友"。临床观察资料也表明,常吃鲜茄或茄子干燥后研粉内服,对高血压病、动脉粥样硬化症、脑出血、眼底出血等病症者均有疗效。

7. 番茄 现代营养学研究资料表明,番茄是典型的高钾食品,每100克食部含钾163毫克,而含钠仅5毫克,K因子为32.6,大大超过降压的有效界定值(即K因子≥10),因此具有明显的降压作用。临床实践也表明,高血压病及眼底出血患者,每天早晨吃新鲜番茄1~2个,可收降压、止血之效。番茄每100克可食部含维生素C 19毫克,与所含的维生素P(即芦丁)呈天然的结合状态。研究人员发现,番茄因有抗坏血酸酶和有机酸的保护,不论鲜吃、烹饪、酸、碱、高热都不易被破坏,不会损失太多,因此其吸收利用率较高,不仅可起软化血管,保护血管的正常生理功能,而且可防止动脉粥样硬化、减轻外周血管阻力、发挥降低血压的作用。现代医学研究还证实,番茄所含的一种特殊成分——番茄素及黄酮类物质等,有显著的利尿、降压、止血和助消化作用。

8. 苦瓜 苦瓜含蛋白质、脂肪、碳水化合物、粗纤维等成分,还含有胡萝卜素、维生素B_1、维生素B_2、维生素C、维生素E、烟酸等多种维生素,其中维生素C的含量每100克食部可达56毫克,在瓜类中是首屈一指的。这对保护血管弹性、维持正常生理功能,以及防治高血压病、脑血管意外、冠心病等具有重要意义。特别值得一提的是,苦瓜是高钾食物,而且非常典型,每100克苦瓜食部含钾量高达256毫克,而含钠量则相对很低,仅为2.5毫克,其K因子为102.4。近代药理实验研究发现,有一些荤素混食者,他们的膳食改为只吃蛋和乳的素食者以后,其血压便有明显的下降。血压下降主要与他们膳食中钾、钠比值(即

K因子)的改变有关,素食后,膳食中钾的比例提高了。对于高血压病患者来说,经常食用苦瓜类高钾食物及其高钾食品,会有助于机体K因子的增高,从而起到降低血压的作用。

9.冬瓜 冬瓜为高钾低钠食物,每100克食部含钾78毫克,含钠仅1.8毫克,两者相比,其K因子为43.33,大大超过10,对高血压病具有明显的降压功效;若以每日进食500克冬瓜计算,就可给人体净增381毫克的钾,这对改善机体的钾/钠比无疑有明显作用,可促使排纳,利尿降压。现代药理研究资料表明,冬瓜每100克食部所含脂肪量极微,仅为0.2克,而且所含成分中的丙醇二酸可抑制糖类物质转化为脂肪,能有效地防止人体内(包括动脉、静脉、毛细血管等组织细胞在内)的脂肪沉积,有助于增强血管功能,减少外周阻力,从而起到降低血压的治疗作用。医学研究分析资料还表明,冬瓜的维生素含量较高,以保护和维护血管正常生理功能直接相关的胡萝卜素、维生素C为例,每日进食500克冬瓜,机体可获得胡萝卜素400微克,维生素C 90毫克,加上冬瓜的钙指数为1.58,又有助于钙的吸收。因此,冬瓜是防治高血压病的妙蔬佳品。

10.绿豆 现代医学研究结果指出,绿豆是很好的高钾食物,不仅含钾量高,而且K因子高,每100克绿豆食部含钾量高达787毫克,含钠3.2毫克,其K因子达245.94,可见绿豆的K因子已大大超过这个对降压有效的界定范围(K因子≥10),国内外医学专家一致认定,绿豆具有很好降压作用。实验研究还发现,绿豆还含有大量的维生素E,每100克食部含维生素E高达10.95毫克,对血管的正常功能具有较强的保护作用;并且所含微量元素铁、锰、锌、铜、硒都相当高,不仅可增强血细胞的活力,而且可改善血液黏滞度,使血液循环的阻力减小,从而起到降低血压的作用。

11.槐花 现代医学研究资料表明,槐花含有芦丁。另从花蕾中分离得到槐花甲素(14%)、乙素(1.25%)和维生素C,其中,甲素是与芦丁不同的黄酮类成分,乙素则为甾醇成分。槐花还含有鞣质等成分。槐花所含有的这些成分有直接防治高血压病的作用。现代药理研究证实,槐花液、槐花酊剂对麻醉犬、猫有暂时而显著的降低血压作用,所含芦丁及其制剂有限压作用,槲皮素亦能短时间的降压。动物药理实验研究还发现,槐花所含活性成分(如芦丁、槲皮素、槲皮苷等),可扩张冠状血管,改善心肌循环。这对高血压病合并冠心病、心绞痛患者来说,无疑是有较好的治疗效果的。槐花中的芦丁及其苷元槲皮素成分,能保持毛细血管正常的抵抗力,减少血管通透性,可使因脆性增加而出血的

毛细血管恢复正常的弹性。对高血压病患者来说,经常服食,有防止脑血管破裂的功效。

12. 西瓜 经研究发现,西瓜为高 K 因子食物,每 100 克食部含钾量 87 毫克,含钠量仅有 3.2 毫克,其 K 因子为 27.19。这对中医运用西瓜食疗"除烦止渴,宽中下气",防治高血压病是有力的佐证。现代药理研究结果证实,西瓜瓤中的瓜氨酸及精氨酸等活性成分,能增进大鼠肝中尿素形成,导致利尿,有助于降低血压。另据有关资料报道,西瓜所含配糖体(苷)成分有降低血压的作用。因此,高血压病患者及有血压升高现象的患者,在春夏季适量服食西瓜,对治疗高血病症大有帮助。

13. 香蕉 现代营养学研究证明,香蕉是十分典型的高钾食物,且不含胆固醇类成分。每 100 克香蕉食部含钾量高达 256 毫克,含钠量则很低,仅 0.8 毫克,其 K 因子为 320,大大高于有效降压界定值(K 因子≥10)。因此,医学专家、学者们一致认同,香蕉是防治高血压病的优质水果。现代研究资料证实,香蕉中所含降血压钾离子,有抑制钠盐过多所致的升压和损伤血管的作用;同时,可改善并调整钾钠比关系,即适当服食高钾食物可有效地降低机体对钠盐的吸收,并且对心肌细胞也有较好的保护作用。对于高血压病并发动脉粥样硬化(包括脑动脉硬化、眼底动脉硬化等)、冠心病患者来说,常食香蕉或香蕉茶、香蕉粉等均有较好疗效。尤其是患有大便燥结的高血压症者,食用香蕉效果尤为显著。

14. 苹果 现代营养学研究结果表明,苹果确有较好的降血压作用,每 100 克苹果食部含钾量为 119 毫克,含钠量仅为 1.6 毫克,其 K 因子为 74.38,可见苹果为高 K 因子食物,对高血压病具有较好的食疗效果。医学专家们提出,为了治疗高血压病和实施减肥,每周可安排一次"苹果日",高血压患者可以在每周的"苹果日"吃 300～400 克苹果,而不吃别的食物,大约 5 个"苹果日"后,便可见血压下降。现代医学研究告诉我们,人体内过量的钠是引起高血压和脑中风的重要因素之一。日本医学家研究报告,对 30 名高血压病患者进行比较观察,一组吃苹果辅助治疗,一组不吃苹果,10 天后,吃苹果者比不吃苹果者的血压明显降低。

15. 柿叶 柿叶含有丰富的维生素 P,具有降低毛细血管通透性和防止毛细血管破裂的功能,还能防止血管硬化,从而具有预防高血压病的特殊功能。柿叶中的维生素 C 含量极为丰富,每 100 克干叶中高达 2 135 毫克,较茶叶、辣椒及水果中的柑橘、柠檬、橙、猕猴桃等高出数倍,甚至数十倍以上。美国著名化学家莱纳斯·波林研究认为，人们必须从柿叶中摄取维生素C，柿叶中的维生素C对预防和治疗感冒有特效。用柿叶制成柿叶茶，是上好的保健饮料。本世纪80年代曾风靡日本，至今保持不衰。科学家们研究认为，常饮柿叶茶，对高血压病、脑出血、糖尿病等均有较好疗效。

16. 山楂 山楂具有防治高血压病的作用，已为现代医学和临床研究所证实。现代营养学研究表明，山楂是高钾食品，每100克山楂食部含钾量299毫克，含钠量为5.4毫克，其K因子为55.37，为高K因子食物，对高血压有较好的防治作用。临床观察也证实，山楂煎剂用于治疗高血压病，有较好的降压效果。现代医学研究结果提示，山楂所含胡萝卜素、维生素C和维生素E等含量均相当高，所含的山楂酸、柠檬酸、苹果酸等活性成分，不仅可保护维生素C免受破坏，而且可促使其为保护血管细胞发挥更显著的作用。研究人员还发现，山楂的含钙量也较高，且钙指数（即钙/磷比值）＞2，不仅有利于钙的正代谢平衡，而且有助于降低血压。现代中药研究与临床应用均证实，山楂的降血压作用明显、稳定且较持久。

17. 核桃仁 现代营养学研究结果表明，核桃仁为高钾食品，以核桃仁干品为例，每100克食部部含钾量高达385毫克，含钠量为6.4毫克，其K因子是60.15，适量食用核桃仁不仅可"利小便"，而且可降低血压。现代医药学研究资料表明，核桃仁所含锌、铬、锰、铁等微量元素都比较多，在降血压及保护心、脑血管等方面具有重要作用。锌不但有生血功能，而且可消除镉的致高血压作用，经常服食核桃仁可减少高血压脑病的发生。因此，高血压病合并动脉粥样硬化症患者常年适量服食核桃仁及其制品是大有裨益的。

18. 红枣 现代营养学研究证实，红枣确实具有防治高血压病的作用，用红枣干品100克食部为例，含钾量高达524毫克，含钠量仅为6.2毫克，K因子为84.52。临床观察资料表明，经常服食红枣煎剂有助于降低血压。在每年鲜枣上市的季节，食用鲜枣会有更好的效果。研究结果表明，每100克鲜枣食部含钾375毫克，含钠量却仅为1.2毫克，其K因子为312.50，远远高于有效防治高血压的界定值范围。红枣又有"芦丁干果"的美称。维生素C和维生素P有改善人体毛细血管的功能，对防治心血管疾病有重要作用。临床研究中发现，红枣中含有芦丁等成分，不仅可有效地降低血清胆固醇含量，并且可降低血压。因此，对高血压病患者来说，服芦丁片不如吃红枣得益多，经常服食红枣不仅有助于降低血压，而且可以防止高血压脑病、脑出血的发生。

19. 黑芝麻 现代营养学研究结果证实，黑芝麻（包括白芝麻等）是高钾食

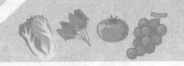

物,具有防治高血压病的作用。现代药理研究资料表明,黑芝麻所含的微量元素锌、铁、锰等均很高,这对降低血压起着至关重要的作用。研究人员还发现,芝麻所含的维生素E特别高,每100克芝麻含维生素E高达50.40毫克,为谷、果及蔬菜类食品之冠,有"维生素E宝库"之美誉,维生素E是脂溶性抗氧化剂,对细胞组织(包括血管、毛细血管等)的类脂膜结构具有很好的保护作用,不仅使血管弹性增加,而且可使血液循环运行正常,其降压作用是不可忽视的。黑芝麻的含钙量相当高,而钙是控制高血压病的一个重要营养剂。

20. 海带 现代医药学研究结果表明,海带(包括昆布等)具有降压强心和抗动脉粥样硬化作用。海带所含营养成分十分丰富,其中含钙量很高,每100克海带(干品)含钙高达348毫克,且为机体易于吸收的结合态钙,含磷量为52毫克,钙指数(即钙磷比值)为6.69,远远高于1.50的钙指数值,经常服食海带,可增加机体的钙吸收,有助于降低血压。现代药理研究资料提示,海带所含海带氨酸具有降压作用,海带氨酸单枸橼酸盐对麻醉兔静脉注射,可使血压短暂下降,且此作用不被阿托品阻断。海带氨酸单盐酸盐也能降压,对离体兔心有轻度兴奋作用。有资料报道,国内已用海带制成"拉敏灵"药物,供临床用于降血压。

21. 虾皮 虾皮是含钙量很高的食物,以100克虾皮食部为例,含钙量高达991毫克,这是一般食物无法比拟的,而且钙指数(即钙/磷的比值)大于1.50,易为人体吸收利用。现代药理研究证实,机体缺钙或降低日常膳食中钙的摄取量,会导致血压升高。现代医学研究资料也表明,钙是控制高血压的一种重要物质。日本学者森幸男教授研究发现,适当进补含钙量多的食物。可使高血压下降,并能防治脑血管意外的发生。选择高钙降压水产品——虾皮,无疑是很合适的。

22. 牡蛎 牡蛎肉富含微量元素锌,以每100克牡蛎肉鲜品食部计算,含锌量高达9.39毫克。药理实验研究也表明,牡蛎壳的含锌量也相当高,运用牡蛎肉或牡蛎壳可增加机体的含锌量,改变机体的锌/镉比值,降低并减少有害微量元素镉对人体的危害,可有效地控制和阻断镉致高血压病,有利于改善和防治高血压病,防止高血压脑病、脑出血的发生,或缓解其临床症状。牡蛎壳含钙量较高,现代医学研究结果表明,补钙降压是防治高血压病的重要措施之一。

23. 茶叶 饮茶可增强微血管壁的韧性;茶多酚还可防止维生素C的氧化,有利于维生素C在体内的积累和利用;茶多酚还可抑制动脉粥样硬化,增强血管抵抗力。茶叶为高钾食物,常饮绿茶有助于降低血压。茶叶中含有丰富的维生素 P(即芦丁)，具有软化血管、降低毛细血管脆性、增强血管壁弹性的作用，并能扩张人体小血管，不仅可起到降低血压的作用，还能预防血压升高导致脑出血等病症。茶叶中所含的氨茶碱等生物活性物质，具有扩张血管、促使血液循环的作用，有利于降低血压。茶叶中锌的含量比咖啡高，镉的含量比咖啡低，这种比值变化有利于高血压病的防治。

24. 菊花　菊花所含微量元素铁、锰、锌等均较高，铁可生血，锌可促使体内有害元素镉的排泄，减少导致高血压病的因素，而发挥防治高血压病的作用。菊花的含钙量相当高，100 克怀菊食部中含钙可高达 234 毫克，这在众多食物之中是少见的，与茶叶相近或相当。每日坚持服食菊花饮品可源源不断地补充人体所需的钙成分，维持机体的正常钙平衡，不仅可使高血压病患者的血压稳定地降下来，而且可维持在正常的生理状态。

(三十一)慢性低血压病的饮食原则

治疗慢性低血压病，用饮食疗法也是有效措施之一，可逐渐提高患者的身体素质，改善心血管功能，增加心肌收缩力，增加心排血量，提高动脉管壁紧张度，从而逐步使血压上升并稳定于正常水平，消除低血压带来的种种不适症状。

低血压患者的饮食原则有以下几点：

1. 荤素兼顾，合理搭配膳食，保证摄入全面充足的营养物质，使体质从虚弱逐渐变得健壮。

2. 如伴有红细胞计数过低、血红蛋白不足的贫血症，宜适当多吃易于消化富含蛋白质、铁、铜、叶酸、维生素 B_{12}、维生素 C 等"造血原料"的食物，诸如猪肝、蛋黄、瘦肉、牛奶、鱼虾、贝类、大豆、豆腐、红糖及新鲜蔬菜、水果，以纠正贫血，有利于增加心排血量，改善大脑的供血量，提高血压和消除血压偏低引起的不良症状。

3. 莲子、桂圆、桑葚等果品，具有养心益血、健脾补脑之力，可常食用。

4. 伴有食欲缺乏、食量减少者，宜适当食用能刺激食欲的食物和调味品，如姜、葱、醋、酱、糖、胡椒、辣椒、啤酒、葡萄酒等。

5. 与高血压病相反，本病宜选择适当的高钠、高胆固醇饮食。氯化钠(即食盐)每日需要摄入 12～15 克。含胆固醇多的脑、肝、蛋、奶油、鱼卵、猪骨等食品适量常吃，有利于提高胆固醇浓度，增加动脉紧张度，使血压上升。

6. 适当喝些低度酒，每晚 1 小盅(15～20 毫升)，可提高血压。

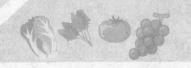

7.多饮水,多喝汤类食品。夜间可分次少量饮水。

(三十二)抗贫血、升白细胞、升血小板的食物

1.动物血液 动物血液包括猪血、羊血、牛血,以及部分家禽的血(如鸡血、鸭血、鹅血等)。属国家保护类动物的血不应列入可食范围。每100克猪血食部含铁高达8.7毫克,且为结合态铁蛋白,易于为人体吸收。据测定,猪血的平均蛋白含量是猪肉蛋白含量的4倍,是鸡蛋蛋白含量的5倍。而且,猪血还含有丰富的铁、钾、钙、磷、镁、锌、铜等元素成分,其中铁、锌、铜等可直接参与造血过程,可催化造血过程。猪血质软,容易为老年人和儿童消化吸收,因此猪血是中老年人、婴幼儿、少年,以及妇女贫血患者优质、廉价、上等的补血生血妙品。

2.动物肝脏 动物肝脏是泛指脊椎动物的肝脏,如猪肝、牛肝、羊肝、鸡肝、鸭肝、鹅肝,以及部分可食鱼类的肝脏。现代营养研究表明,动物肝脏所含营养成分十分丰富,与防治临床贫血症直接相关的营养素也相当多,如维生素 B_{12}、叶酸,所含铁、铜、锌、钴等微量元素的量也很高。以猪肝为例,在《食物成分表》中记载,每100克猪肝含铁量高达22.6毫克,含铜0.65毫克,含锌5.78毫克。现代医学研究还证实,肝细胞有调节血液凝固的功能,能合成凝血因子Ⅰ、Ⅱ、Ⅴ、Ⅸ、Ⅶ、Ⅷ等。由此可见,以肝补肝,不仅有助于养血、生血,提供必需的物质基础,既提供参与红细胞及血红蛋白组成的必需成分,而且还与凝血、止血等必需的凝血因子有密切关系。对贫血患者,尤其是孕妇、产妇贫血患者的食疗康复之用。

3.动物肾脏 现代营养学研究表明,动物肾脏的营养是很丰富的,与防治贫血有密切关系。除上述因素外,动物肾脏所含的微量元素锌、铁等均相当高,以羊肾为例,每100克食部含锌3.58毫克,含铁5.2毫克;牛肾含锌2.17毫克,含铁可高达9.4毫克。现代医学研究结果表明,缺铁性贫血患者常伴有锌缺乏,临床治疗中加服适量锌可促进铁剂疗效,由此佐证动物肾脏可作为防治贫血的食疗妙品。据临床研究报告指出,镰状细胞贫血患者有锌缺乏症。体外实验研究的药理作用表明,锌有抗镰变作用,且患者口服锌剂可使镰状红细胞的数目明显减少。由此可见,对临床属这类贫血患者,经常、适量服食动物肾脏等含锌、铁较高的食物尤为必要。

4.牛奶 以牛乳为主的各类制品不仅营养价值高,而且还有助于防治贫血

及白细胞减少症。以《食物成分表》所列"牛乳粉"（母乳化奶粉）测定值为例，每100克牛乳粉食部含铁量高达8.3毫克；内蒙古所产"酸酪蛋"，每100克食部含铁量更高，可达20.6毫克，用它作为婴幼儿及老年人的营养乳制食品是很适宜的。

5. 乌鸡 乌鸡所含营养成分中的许多营养素如B族维生素，以及微量元素铁、锌、铜、锰等，都有助于机体的造血、生血，对妇女因月经过多、功能性子宫出血引起的贫血、血小板减少尤其适宜。

6. 鸡蛋 现代医学营养学家将鸡蛋称为完全蛋白质的模式，并誉称为"人类理想的营养库"。鸡蛋中铁、锌等微量元素的含量均很高，且易于消化吸收，其利用率可高达100%，为婴幼儿、产妇、孕妇、多病体弱者，尤其是贫血及白细胞减少症患者的理想食品，并证实了鸡蛋及其蛋黄能"补血""养血安胎""升白细胞"的精辟论述。

7. 红枣 营养医学研究检测发现，红枣（鲜品）中每100克食部含维生素C可达243～297毫克（因产地而有差异），还含有胡萝卜素、维生素 B_1、维生素 B_2、维生素 B_3、维生素 E、维生素 P 等多种维生素。红枣含有13种氨基酸，并含钙、磷、钠、钾、镁等常量元素，以及含铁、锌、铜、锰、磺、硒等在内的近20种微量元素。以上成分均为造血的重要成分，红枣不仅可抗贫血，对血小板减少性癜也有显著疗效。

8. 桑葚 现代研究桑葚所含微量元素的结果表明，桑葚含铁、锌、铜较高，所含这些成分均与增强造血、养血功能密切相关。研究结果为桑葚的养血、补血、生血功能提供了有力的佐证。

9. 葡萄 在防治贫血中特别值得一提的是葡萄干，葡萄干含铁量相当高，以《食物成分表》中所列，甘肃敦煌葡萄干每100克食部含微量元素铁高达9.1毫克，其所含的锌、铜、锰、硒等比鲜葡萄高9～39倍；含铁量要高出鲜葡萄测定均值23倍。现代医学研究结果证实，微量元素铁、锌、铜、锰等直接或间接参与红细胞（及其血红蛋白）的生成过程，经常适量补充人体易吸收的以上有效成分，对贫血的防治具有重要意义。

10. 连衣花生 花生制品（或炒，或生）含有较为丰富的微量元素铁、锌、铜、锰、硒等，有助于红细胞及血红蛋白的合成、增生。花生米的红衣能抑制纤维蛋白溶解，对各种出血性疾病，如血小板减少性紫癜、再生障碍性贫血的出血，以及结核咯血、泌尿道出血、遗传性毛细血管扩张出血、消化道出血、外伤性渗血等，不但有较好的止血作用，且对原发病也有一定疗效。现代药理实验研究还

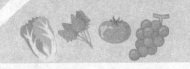

发现,花生衣的止血效果较花生米强 50 倍,每日口服 10 克花生衣的提取物即有明显止血作用。

11. 苋菜 每 100 克苋菜食部含铁可高达 5.4 毫克,而且还含有一定量的锌、铜、锰、硒等微量元素,所有这些营养素的补充,均有助于红细胞和血红蛋白的恢复及血小板的回升。

12. 苜蓿 苜蓿为含天然维生素 K_1 最高的绿叶蔬菜。现代医学研究揭示,当机体缺乏维生素 K 时,依赖于维生素 K 的多种凝血因子则减少,从而凝血时间延长,血小板减少,易发生皮下、肌肉及胃肠出血,所以维生素 K 可用于防治因其缺乏所致的出血症。苜蓿作为一种特殊的防治贫血及血小板减少症的天然妙蔬,很有开发利用价值。

13. 蘑菇 现代医学研究证实,以北京口蘑白蘑测定值为例,其直接或间接参与红细胞及血红蛋白等造血功能的微量元素铁、铜含量均很高,每 100 克口蘑中含铁 19.4 毫克,含铜 5.88 毫克,含锌高达 9.04 毫克,对促进儿童生长、防止贫血症的发生等有较好的效果。

14. 阿胶 现代医药学研究证明,阿胶对人体有明显的补血作用。实验研究表明,阿胶能加速红细胞、血红蛋白增生的速度,对治疗失血性贫血有很好效果,是一味很强的补血剂;现代临床药理研究表明,阿胶能改善体内钙的平衡,促进人体对钙的吸收与利用,帮助血清中钙的潴留,维持血钙浓度,调节血液的凝固机制。因而在有出血病变,如鼻出血、大便出血、子宫出血及创伤性出血时,服用阿胶有帮助止血的作用。

15. 枸杞子 现代医学研究资料表明,枸杞子含有胡萝卜素及维生素 B_1、维生素 B_2、维生素 C、维生素 E 等多种人体必需的营养成分,枸杞子还含甜菜碱、酸浆果红素等促进肝细胞新生的物质,并含有亚油酸及 14 种以上的氨基酸。枸杞子所含的氨基酸中有一半以上是游离氨基酸,有利于机体直接吸收,从而大大提高了它的滋补功效。枸杞子还含有多种与红细胞及血红蛋白增生密切相关的微量元素,如铁、锌、铜、钴、锰、铬等成分。锌对红细胞有明显的作用。临床实验研究还发现,缺铁性贫血患者常伴有锌缺乏,加服适量锌可促进铁剂对缺铁性贫血的治疗效果。

16. 胎盘(紫河车) 胎盘粉即紫河车,胎盘中所含的红细胞生成素可促使骨髓内原始血细胞加速分化为原始红细胞,促进红细胞的有丝分裂,使红细胞加快成熟。此外,对血红蛋白的合成也有促进作用,并可促使骨髓内网织细胞和红细胞的释放,从而起到补血、生血、养血作用。

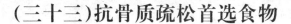

(三十三)抗骨质疏松首选食物

1. 牛奶　研究发现，奶类中广泛存在的酪蛋白磷酸肽，被公认是一种最好的钙吸收促进剂。因此，专家建议老年人每日若能饮 3 杯牛奶(最好是脂肪奶)，可获得每日必需的 1 000 毫克左右的钙质，这对防治"骨衰老"是非常有益的。

2. 虾皮　虾皮中含钙量很高，是其他食物无法相比的。据营养学测定，每 100 克虾皮含蛋白质 39.3 克，脂肪 3 克，糖类 8.6 克，磷 1 005 毫克，铁 5.5 毫克，维生素 B_1 0.03 毫克，维生素 B_2 0.07 毫克，烟酸 2.5 毫克，含钙量高达 2 克，是肉类食品含量的 100 倍以上。虾皮物美价廉，炒菜、做馅或放入水饺或冲汤喝均可，其味道鲜美，是老幼皆宜的补钙佳品。缺钙人群，如孕妇、乳母、婴幼儿、儿童、青少年，特别是中小学生、中老年人，尤其是更年期妇女，常吃虾皮可补充体内钙质的缺乏，同时还可补充磷、镁、锌等无机盐及蛋白质与多种维生素，对防治骨质疏松症十分有益。

3. 虾　虾是人们喜爱的水产品。它味道鲜美，营养丰富，含蛋白质较高，并含脂肪、糖类、钙、磷、铁、碘、锌、硒，以及维生素 A、维生素 B_1、维生素 B_2、维生素 E 等。其中以海虾的营养价值较高，它所含的蛋白质高出河虾和猪瘦肉的 20%，所含脂肪比河虾和猪肉低 40% 左右，维生素 A 的含量要比河虾和猪肉高 40%，还含有丰富的抗衰老的维生素 E 等成分。虾的含钙量和含磷量较高，每 100 克中含钙 325 毫克，磷 186 毫克，为抗骨质疏松佳品。

4. 银鱼　银鱼的可食率为 100%，是营养学家所确认的长寿补钙食品之一，被誉为"鱼参"。银鱼营养丰富，每 100 克可食部分中含水分 76.2 克，蛋白质 17.2 克，脂肪 5.6 克，钙 46 毫克，磷 22 毫克，铁 0.9 毫克。此外，还含有维生素 B_1 0.03 毫克、维生素 B_2 0.05 毫克，维生素 E 1.86 毫克，烟酸 0.2 毫克等。经干制后的银鱼所含营养素更高，其中以钙含量最高，每 100 克中含有 761 毫克，超过其他鱼类的含量，为鱼类之冠，是名副其实的高钙食品。

5. 海带　海带是一种咸性食品，含钙量较高，若能经常食用会增加人体对其他含钙食物的吸收。所以，海带是一味廉价的抗骨质疏松症食物，经常食用，还可防癌抗癌、降血脂、抑制甲状腺功能亢进等。

6. 香菇　香菇含有大量的维生素 D，所以常进食香菇，不但可以很好地补钙，补充维生素 D，而且有利于体内血钙平衡及骨骼的矿(钙)化，对孕妇、

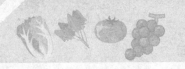

乳母、幼儿、儿童、青少年及中老年人大有益处,可防治因缺钙及缺维生素 D 引起的佝偻病和骨质疏松症等疾病。因此,香菇不愧是补钙及补维生素 D 的理想食物。

7. 动物肝脏　牛肝 100 克富含维生素 A 20 220 微克,含维生素 A 比猪肝高 2 倍多,每 100 克羊肝维生素 A 20 972 微克。尤其是维生素 A 含量为猪肝(每 100 克含维生素 A 4 972 微克)的 4 倍,为肉类食品的首位。维生素 A 除了具有维持上皮细胞完整性,参与细胞代谢的作用以外,还与骨骼的生长发育有关。当体内缺乏维生素 A 时,骨组织就会出现变性,软骨内骨化过程就会放慢或停止,但骨膜的骨化过程仍在进行,从而造成骨骼的"棱形"畸形;而且维生素 A 缺乏还可使肾小管上皮损伤,影响钙的重吸收,刺激甲状旁腺代偿性增生,引起继发性甲状旁腺功能亢进,使甲状旁腺素分泌过多,从而造成骨质疏松症。因此,经常食用富含维生素 A 的动物肝脏等食物可有效地预防和治疗骨质疏松症。

8. 大豆　干黄豆中含蛋白质约 40%,为粮食之冠。还含人体必需的 8 种氨基酸,以及维生素 A、维生素 B_1、维生素 B_2、维生素 B_{12}、维生素 C、维生素 D、维生素 E 和烟酸、叶酸、生物素、胆碱、泛酸、唾液酸、亚叶酸等多种生物活性物质;大豆还含有大豆黄酮苷、染料木苷、异黄酮苷、大豆皂苷等成分。据报道,大黄酮苷和染料木苷有雌激素样作用;大豆还含钙、磷、镁等无机盐,以及铁、钼、锰、铜、锌、硒等微量元素,所含的钙、磷相当丰富。大豆中含有的黄酮苷具有激素样作用,但无激素的不良反应,而且有利于饮食中钙的吸收和利用,还可改善饮食的口味,这对绝经后因雌激素下降而引起的骨质疏松症十分有利。

9. 芝麻酱　芝麻酱是芝麻的加工品,含钙非常丰富。据测定,每 100 克芝麻酱中含钙 875 毫克,对防治骨质疏松症无疑是不可缺的食品。

10. 核桃仁　核桃仁所含的人体必需营养成分,对营养骨骼有独特的作用。核桃仁含有植物脂肪、蛋白质、糖类等营养成分,脂肪的含量在 50% 以上,优质核桃仁的出油率高达 75% 以上,其中脂肪酸的主要成分是亚油酸和亚麻酸。核桃含优质蛋白质 17%～27%。在它所含有的无机盐中 58% 为磷。此外,还含有镁和钙等。更含有人体不可缺少的微量元素,如锌、锰、铬等。中医学认为,核桃仁具有补肾壮骨的功效,经常食用核桃仁可补充钙质、维生素 A、维生素 E 等,可有效地对抗骨质疏松症。

11. 刺梨　刺梨营养丰富,每 100 克刺梨中所含维生素 C 高达 2 585 毫

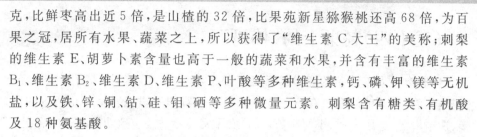

克，比鲜枣高出近 5 倍，是山楂的 32 倍，比果苑新星猕猴桃还高 68 倍，为百果之冠，居所有水果、蔬菜之上，所以获得了"维生素 C 大王"的美称；刺梨的维生素 E、胡萝卜素含量也高于一般的蔬菜和水果，并含有丰富的维生素 B_1、维生素 B_2、维生素 D、维生素 P、叶酸等多种维生素，钙、磷、钾、镁等无机盐，以及铁、锌、铜、钴、硅、钼、硒等多种微量元素。刺梨含有糖类、有机酸及 18 种氨基酸。

12. 鸡蛋　鸡蛋是食物中生理价值最高的蛋白质。鸡蛋还含有维生素 A、维生素 B_1、维生素 B_2、维生素 D 等多种维生素，以及含铁、钙、磷、镁、钾、钠等无机盐。鸡蛋的蛋黄中含有较多的维生素 D，维生素 D 在人体内有促进肠道吸收钙质，促进肾小管对钙的重吸收和调整血钙的重要生理功能；维生素 D 不足时人体钙的吸收率降低。维生素 D 是调节钙代谢的催化剂，钙才是保持人体骨骼坚硬粗壮、牙齿坚硬及正常新陈代谢的原料。

13. 动物骨头　猪骨等动物骨头中含有大量的钙、磷等无机盐，是对抗骨质疏松症的好材料，但烹调时不易溶解出来，加醋烹调后有利于钙质的溶解与吸收；另外，用高压锅炖煮带肉的动物骨头又酥又烂，一些软骨、脆骨嚼食后吞下有良好的补钙作用。若将动物骨头用超细研磨的工艺，制成超细粉末，也利于人体吸收，在食品中加入 10% 以内的超细动物骨粉，有良好的抗骨质疏松作用。

14. 猪皮　猪皮所含主要成分是胶原蛋白，约占 85%，几乎可与海参相媲美；其次则为弹性蛋白，膳食纤维、无机盐的含量也很丰富。猪皮所含的胶原蛋白、弹性蛋白等在抗骨质疏松、护肤美容、驻颜益寿上有十分重要的作用。胶原蛋白是结缔组织中的重要成分，以不溶纤维的形式存在，具有高度抗张能力，是决定骨骼、软骨、肌腱、韧带，以及皮肤角质、血管等组织柔韧度和弹性强度的重要成分。在骨骼有机物中，胶原蛋白约占 90%，身体吸收的钙必须依附在胶原蛋白上才有可能大量沉积于骨骼中。

15. 大白菜　成年人每天吃大白菜 350～400 克就可满足对维生素 C 的需要。维生素 C 是参与骨骼代谢的重要物质之一。当机体缺少维生素 C 时，骨骼内的蛋白质、多糖类物质的代谢就会出现不同程度的障碍，使蛋白质和多糖类物质生成减少，而蛋白质和多糖类物质是骨骼重要组成部分——骨基质的基本成分，所以骨基质生成减少造成骨质疏松，必然使骨骼的生长、发育受影响。同时，维生素 C 在肠道内易与钙离子结合，从而有利于钙离子通过肠黏膜而被吸收进入血液，为钙向骨骼上沉着提供有利条件，从而起到对抗骨质疏松的作用。

（三十四）餐桌上的"伟哥"

1. 鹿肉 人工养殖的鹿肉早已走上餐桌,鹿肉性温,味甘,入肾、脾、胃经。为补肾、温阳、益精的血肉有情之佳品。可用于肾阳亏虚或肾精不足所致的阳痿、遗精滑泄、遗尿多尿、小便频数,以及女子宫冷不孕等生殖功能减退的病症。

2. 鹿胎 现代研究发现,鹿胎有促进性腺、女性生殖器官、卵巢发育的作用,并有增强免疫力和抗过敏作用。鹿胎提取物能促进子宫收缩。中医学认为,鹿胎性温,味甘、咸。具有益肾壮阳、补虚生精的功效。适用于男女性欲减退、男子阳痿、男子不育症、女子不孕症、带下病等。

3. 鹿鞭 鹿鞭为人工饲养鹿科动物雄性梅花鹿或马鹿的生殖器官。雄鹿具有极强的性能力,一只雄鹿通常可以拥有十多只雌鹿。鹿鞭含有蛋白质、脂肪、睾酮、二氢睾酮、雌二醇,以及脯氨酸、甘氨酸等多种氨基酸及钠、钾、锌等成分,是天然的补肾壮阳佳品。现代研究发现,鹿鞭中含有雄激素,具有兴奋性功能作用。人到中年之后,激素水平下降,逐渐出现衰老症状,食用鹿鞭制品能使人重现青春活力。中医学认为,鹿鞭性温,味甘、咸。具有补肾壮阳的功效。适用于勃起功能障碍、性欲减退、肾虚耳鸣、劳损、腰膝酸痛、宫冷不孕等。

4. 狗肉 狗肉味甘、咸、酸,性温。具有补中益气、温肾助阳、健脾益胃的功效。适用于肾虚遗尿、小便频数、早泄、勃起功能障碍、腰酸足冷、脾胃虚弱、腹胀、水肿等。

5. 羊肉 羊肉性温,味甘。具有益气补虚、御寒保暖、温中暖肾、生肌增力等功效。适用于虚劳羸瘦、腰腿疼痛、肾虚之勃起功能障碍、产后血虚、形寒怕冷、手足发凉、神疲乏力、腹痛、寒疝、中虚反胃等。

6. 羊肾 现代营养学研究发现,羊肾含有强精物质,能增强性功能,是消除疲劳和强精的佳品。中医学认为,羊肾性温,味甘。具有补肾气、益精髓的功效。适用于肾虚劳损、勃起功能障碍、腰膝酸软、足膝痿弱、耳聋、尿频、遗尿等。

7. 猪肾 猪肾是高蛋白食品。合理补充富含蛋白质的食品,有益于内分泌功能的协调和性功能的维持。在保证所摄入的能量充足的基础上,日常膳食中适当多吃一点猪肾,能够促进性欲、调节性感受和增强性功能。中医学认为,猪肾性平,味咸。具有补肾气、益精髓的功效。适用于肾虚阳痿、腰痛、面肢水肿、腰膝酸痛、足膝痿弱、遗精盗汗、老年性耳聋等。

8. 海参 海参有"海中人参"之雅号,近代研究表明,经常食用海参,可增加

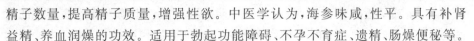

精子数量,提高精子质量,增强性欲。中医学认为,海参味咸,性平。具有补肾益精、养血润燥的功效。适用于勃起功能障碍、不孕不育症、遗精、肠燥便秘等。

9. 淡菜 许多人认为淡菜是女性滋补佳品。其实,淡菜中精氨酸含量丰富,男性食之非常有益。勃起功能障碍由于病理原因的较少,由于心理因素者多,也有些人是因缺乏某些食物成分所致。如"锌"这种微量元素,人体缺少则呈性机能不佳,而淡菜中的含锌量也不少,加之精氨酸颇多,因此能促进精原细胞分裂和成熟,男子适量食用可改善性功能。中医学认为,淡菜性温,味咸、甘。具有补肝肾,益精血,清心安神,滋阴调经等功效。适用于虚劳羸瘦、眩晕、惊悸不眠、盗汗、勃起功能障碍、腰痛等。

10. 干贝 干贝味咸,性平。具有补肝肾、益精髓、活血散痰、调中消食等功效。适用于勃起功能障碍、精子量少,以及活动力减弱、遗精等。

11. 牡蛎 在国外,牡蛎肉被认为是"海族中之最高贵者",古罗马人曾把它誉为"海中美味——圣鱼"。牡蛎体内含有大量制造精子所不可缺少的精氨酸与微量元素锌,精氨酸是制造精子的主要成分,锌可促进激素的分泌。男性每次射精一般都会失去 1~2 毫克的锌,如果锌含量不足,精子数量就会减少,性功能也会随之减弱。另外,性功能下降、阳痿、前列腺增大、性器官发育不全等男性疾病,在很多情况下都是因为锌不足而引起的,而牡蛎是补充这些营养素的最佳天然食物。中医学认为,牡蛎味甘、咸,性平。有补益肝肾、敛阴潜阳、滋阴养血,益智强志等功效。适用于阳痿遗精、烦热失眠、心神不安、自汗盗汗、淋浊等病症。

12. 泥鳅 泥鳅有"水中人参"的美誉,其肉质细嫩,营养丰富。泥鳅性平,味甘。具有滋阴清热、补肾壮阳、补中益气、祛风利湿的功效。适用于勃起功能障碍、肝炎、痔疮、盗汗、水肿、癣疮等。

13. 韭菜 韭菜为百合科葱属多年生草本植物,又名起阳韭、长生韭、壮阳草、草钟乳、懒人菜等。韭菜性温,味甘、辛。具有温中行气、健胃提神、温肾阳、暖腰膝、散瘀解毒、活血止血、止泻、调和脏腑等功效。适用于勃起功能障碍、盗汗、遗尿、尿频、遗精、噎膈、反胃、下痢、腹痛、妇女月经病,以及跌打损伤、呕血、鼻出血等。

14. 韭菜子 韭菜子为中医和民间公认的一种壮阳助阳,固精止遗,缩尿止带妙品,常用于肾阳虚衰之男性阳痿、遗精、遗尿,女性带下过多等病症。韭菜子还可温补肝肾,强筋壮骨,治疗肝肾亏虚所致的腰膝痿软、四肢无力等病症。经常冲泡,代茶饮用,便可收效。

吃喝之中求健康

15. 番茄　近代研究表明,番茄是预防和降低男性患前列腺疾病较好的食物,这是因为番茄中含有的番茄红素可以清除细胞的代谢产物,使机体抗氧化能力增强,从而促使前列腺癌细胞体积缩小。另外,还有一些研究中表明经常吃番茄还能改善精子浓度和活力,对预防男性前列腺疾病及性功能障碍有辅助疗效。男性不妨每天都吃一餐番茄,最好熟吃。因为番茄红素是脂溶性物质,熟吃更容易吸收。

16. 蜂乳　蜂乳又称蜂王浆,异名王浆、乳浆等,为蜜蜂科昆虫中华蜜蜂等的工蜂咽下腺分泌的乳白色或淡黄色浆状物质。经临床实验研究证明,常吃王浆可以增进食欲,促进新陈代谢,提高机体耐力,具有明显的健脑益寿、强壮滋补、增长才智的作用,并对营养不良、阳痿、精少不育、血液循环障碍、神经官能症、风湿性关节炎、肝炎和支气管哮喘等病症有明显的辅助治疗效果。蜂胶也有相同功效。

17. 北虫草　北虫草为培植的人工虫草。由于野生冬虫夏草资源稀缺,价格昂贵,其普及程度较低,广大群众很难用得起。广大科学家对冬虫夏草进行了多年深入研究,采用现代技术进行冬虫夏草的人工替代品研究及开发,已经有相应的产品问世。冬虫夏草是我国的一种名贵中药材,与人参、鹿茸一起列为三大补药。中医学认为,冬虫夏草入肺肾二经,既能补肺阴,又能补肾阳,可以用于肾阳虚弱引起的阳痿遗精、滑精、腰膝酸痛、酸软无力、畏寒肢冷、少腹虚冷,以及病后虚弱,久咳虚,动则加重,劳咳痰血,自汗盗汗等,是一种能同时平补肝肾、调节阴阳的中药。北虫草为新资源食品,是野生冬虫夏草的理想替代品,市场上的优质品种是康能北虫草。

18. 枸杞子　现代医学表明,枸杞子可以兴奋大脑神经、抗衰老、增强免疫功能等,它所起到的增强性功能的效果令西方人喜出望外,于是英国商家索性将枸杞子称为"水果伟哥",被称为最廉价的绝佳保健品。中医学认为,枸杞子性味,甘平。能够平补肝肾、益精明目。古代医家认为"善补阳者,必于阴中求阳",所以常服枸杞子可以从根本上改善性功能。

19. 海鱼　沿海地区的居民多食鱼类食物,因此他们常是子孙满堂。其实在古罗马时期,人们就发现鱼类是滋养性欲的理想食品,特别是鲨鱼肉作为性爱的"催化剂"至今仍享有盛誉。科学研究证明,鱼肉含有丰富的磷和锌等,对于男女性功能保健十分重要,有"夫妻性和谐素"之说。

20. 鸡蛋　性学专家指出,鸡蛋是人体性功能营养最强的载体,是性爱后恢复元气最好的"还原剂"。千百年来,阿拉伯人一直流传着在新婚前几天吃葱炒

286

鸡蛋的习俗,其目的在于保证新婚之夜性爱的美满,鸡蛋是一种高蛋白食物,其所含丰富的蛋白质中,主要为卵蛋白和卵球蛋白,包括人体必需的 8 种氨基酸,与人体蛋白质的需求相近。鸡蛋蛋白质的人体吸收率极高。这些优质蛋白是性爱必不可少的一种营养物质。它可以强精气,消除性交后的疲劳感,而且在体内还可转化为精氨酸,提高男性的精子质量,增强精子活力。

(三十五)高尿酸血症和痛风的营养处方

1. 营养处方

(1)热量,每天每千克体重给予 84~105 千焦(20~25 千卡)。

(2)饮食中的蛋白质不宜摄入过多,因肉类中含有较多的嘌呤。

(3)牛奶和鸡蛋中不含嘌呤,每天应保证牛奶 250 毫升和鸡蛋 1~2 个。

(4)肉汤中含有大量嘌呤,所以忌喝浓肉汤。

(5)大豆及豆腐、豆浆等豆制品中含有较多的嘌呤,食用时应特别注意。

(6)控制豆腐、豆浆等脂肪的摄入量,以避免体重增加。

(7)液体摄入量要充足,不要等到口渴再饮水,以增加尿酸结晶的溶解,有利于排出。每日应饮水 2 000 毫升以上(8~10 杯)。

(8)饮料以普通开水、淡茶水、菜汤等为首选。避免喝含糖量高的饮料。

(9)增加蔬菜、水果等碱性食物的摄入量,使尿液 pH 升高,有利于尿酸盐的溶解。

(10)注意从膳食中补充维生素与微量元素。

(11)禁酒。酒精可抑制糖异生,尤其是空腹饮酒,使血乳酸和酮体浓度升高,乳酸和酮体可使肾排泄尿酸降低。嗜酒、酗酒如与饥饿同时存在,常是痛风急性发作的诱因。饮酒过多,产生大量乙酰辅酶 A,使脂肪酸合成增加,使三酰甘油进一步升高。啤酒含大量嘌呤,可使血尿酸浓度增高。啤酒与海鲜同吃,可引起痛风的急性发作。

(12)建立良好的饮食习惯。暴饮暴食,或一餐中进食大量肉类常是痛风性关节炎急性发作的诱因,饮食要定时定量,也可少食多餐。注意烹调方法,少用刺激性调味品。

2. 按嘌呤含量选择食物

(1)低嘌呤食物(可放心食用):每 100 克食物中嘌呤含量小于 50 毫克。这类食物可以在痛风急性发作时选用。

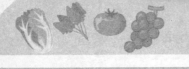

谷薯类：大米、米粉、小米、糯米、大麦、小麦、荞麦、高粱、富强粉、面粉、通心粉、挂面、面条、面包、馒头、麦片、苏打饼干、淀粉、白薯、马铃薯、芋头等。

蔬菜类：白菜、卷心菜、雪里红、芥菜、芹菜、空心菜、芥蓝、茼蒿、韭菜、黄瓜、苦瓜、冬瓜、南瓜、丝瓜、葫芦、菜花、茄子、青椒、萝卜、胡萝卜、洋葱、番茄、茭白、泡菜、咸菜、葱、姜、蒜头、草菇、鲜蘑、四季豆、菠菜等。

水果类：橙、橘、苹果、梨、桃、西瓜、哈密瓜、香蕉、苹果汁、果冻、果干、糖、糖浆、果酱。

蛋奶类：鸡蛋、鸭蛋、皮蛋、牛奶、奶粉、奶酪、酸奶、炼乳、麦乳精、冰淇淋等。

坚果及其他：猪血、鸭血、猪皮、海参、海蜇皮、海藻、红枣、葡萄干、木耳、蜂蜜、瓜子、杏仁、莲子、花生、核桃仁、花生酱、茶、咖啡、可乐、汽水、果冻、巧克力、可可、油脂（可限量使用）。

（2）中等嘌呤食物（急性疼痛时不可食物，平时要酌量减少食用）：每100克食物中嘌呤含量在50～150毫升之间。在缓解期，可适量选择这类食物。但应注意不要把这类食物集中在一餐中进食。

豆类及其制品：绿豆、红豆、花豆、菜豆、豌豆、青豆、黑豆、豆苗、黄豆芽、豆腐、豆干等。

肉类：鸡肉、猪肉、猪皮、猪内脏、骨髓、牛肉、羊肉、兔肉、鸭、鹅、鸽、火鸡、火腿、牛舌等。

水产类：草鱼、鲤鱼、鳊鱼、鳗鱼、比目鱼、黑帽鱼、鱼丸、虾、龙虾、乌贼、螃蟹等。

蔬菜类：笋干、海带、金针菜、银耳、蘑菇、菜花等。

粮食及干果：米糠、麦胚、粗粮、花生、腰果、芝麻、栗子、莲子、杏仁等。

3. 高嘌呤食物（不可食用）　每100克食物中嘌呤含量在150～1 000毫克之间。一般有高尿酸血症、痛风者最好不选择这类食物。

豆类及蔬菜类：黄豆及豆制品、扁豆、紫菜、香菇等。

肉类：肝、肠、心等动物内脏、浓肉汤、火锅汤、肉馅等。

水产类：沙丁鱼、白带鱼、白姑鱼、凤尾鱼、鲥鱼、鲭鱼、鲔鱼、鲈鱼、鲑鱼、鳕鱼、大比目鱼、牡蛎、蛤蜊、海参等。

其他食物：酵母粉、各种酒（尤其是啤酒）等。

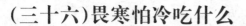

(三十六)畏寒怕冷吃什么

畏寒怕冷是指人体在没有炎症感染、病毒性感染等情况下,比正常人畏惧寒冷,手足发凉,衣着比正常人多,冬季更加严重,尤其多见于老年人及妇女。还有一种叫做"低体温综合征"的疾病,主要表现为自觉畏寒怕冷,面色苍白,口唇色紫,呼吸减慢,血压偏低,四肢发凉,严重者可出现低血压、心搏骤停。畏寒怕冷可能由贫血、慢性低血压病、甲状腺功能减退、内分泌失调而导致,但大多数畏寒怕冷、四肢发凉的人属于亚健康状态,主要原因是饮食不当、营养缺乏、衣着不当、缺乏运动、喜静少动所引起,合理营养,增加进食温热类食物,可明显增强机体的御寒能力。

1. 吃高能量食物 冬天的寒冷气候会影响内分泌系统,使人体的甲状腺素、肾上腺素等分泌增加,从而加速蛋白质、脂肪、碳水化合物三大类热源营养素的分解,以增强机体的御寒能力,这样就造成人体能量散失过多。因此,冬天营养应以增加能量为主。冬季可以适当增加主食和油脂的摄入,可增加温热性食物摄入,保证优质蛋白质的供应。羊肉、狗肉、牛肉、鸡肉、人工养殖的鹿肉、虾、鸽、鹌鹑、海参等食物中富含蛋白质及脂肪,产热量高,中医学认为有益肾壮阳、温中暖下、补气生血的功能,御寒效果最好。

2. 吃富含钙、铁的食物 怕冷与缺少钙和铁有关。钙在人体内含量的多少,可直接影响心肌、血管及肌肉的伸缩性和兴奋性;血液中缺铁是导致缺铁性贫血的重要原因,常表现为产热量少、体温低等。因此,补充富含钙和铁的食物可提高机体的御寒能力。含钙的食物主要包括牛奶、豆制品、海带、紫菜、贝类、牡蛎、沙丁鱼、虾等;含铁的食物主要为动物血、动物肝、动物肾、蛋黄、黄豆、芝麻、黑木耳和红枣等。

3. 吃富含碘的食物 海带、紫菜、海蜇、蛤蜊、大白菜、玉米等含碘食物可促进甲状腺素分泌,产生能量。人体的甲状腺分泌物中有一种叫甲状腺素,能加速体内很多组织细胞的氧化,增强身体的产热能力,使基础代谢率增高,皮肤血液循环加快,抗冷御寒,而含碘的食物可以促进甲状腺素分泌。动物肝脏、胡萝卜可起到抗寒作用。寒冷气候使人体维生素代谢发生明显变化。多摄入一些维生素 A 和维生素 C,可增强耐寒能力和对寒冷的适应力,并对血管具有良好的保护作用。

笔者在临床常用鹿角胶牛奶指导患者自我食疗,方法是将鹿角胶 10 克打

碎放入即将煮沸的牛奶中,用筷子不停搅拌,牛奶煮沸并待鹿角胶完全烊化即成。可与早点一道饮用,连服 15 天为 1 个疗程,收效甚佳。

(三十七)"青春痘"的饮食宜忌

"青春痘"医学上称为痤疮,是青年男女常见的一种慢性皮肤病,一般认为,它的发生是青春发育期,人体的肾上腺和生殖腺产生大量性激素,促使皮脂分泌旺盛,造成毛囊壁角化过度,毛囊内的痤疮短棒菌苗则大量繁殖,并将皮脂分解为游离脂酸,刺激毛囊而引起的炎症。另外,胃肠功能紊乱,月经失调、高脂肪类及刺激性饮食,也会促使症状发生和加重。因此,调整饮食,重视某些营养素的摄入,可起到预防和辅助治疗的作用。

1. 锌和维生素 A 都有控制皮肤皮脂腺分泌,减轻表皮细胞脱落与角化的作用,所以应多吃一些高含锌和维生素 A、胡萝卜素(维生素 A 原)的食物,如牡蛎、田螺、蟹、牛肝、黄豆、扁豆、白菜、萝卜、奶油、奶粉等,以及菠菜、韭菜、大葱、胡萝卜、南瓜、番茄、茄子、杏等。

2. 维生素 B_2 具有防止脂溢性皮炎发生的作用,维生素 B_6 是脂肪代谢中必需辅酶的重要成分,维生素 B_1 有帮助消化的作用。多吃一些富含 B 族维生素的食物,对预防和减少青春痘的发生有一定好处,如动物肝脏、鸡、牛、猪瘦肉、螃蟹、蛋类、紫菜、口蘑、黄豆、豌豆、酵母、胡萝卜、香蕉、葡萄等。

3. 多吃一些清凉祛热的食物,如猪瘦肉、猪肺、兔肉、鸭肉、鲤鱼、蘑菇、银耳、黑木耳、芹菜、菠菜、苋菜、莴笋、苦瓜、丝瓜、黄瓜、冬瓜、番茄、茭白、绿豆芽、绿豆、黄豆芽、豆腐、莲藕、西瓜、梨、桑葚、柚子、山楂、苹果等。中医学认为,青春痘的患者大多数有内热,而以上食物大都有清凉祛热、生津润燥的作用。

4. 多吃红薯、蔬菜、水果等富含膳食纤维的食物,以保持大便通畅。

5. 忌肥甘厚味,中医学认为,青春痘主要是因为过食肥甘厚味,导致肺胃湿热熏蒸面部肌肤所引起。因此,凡油脂丰富的食品,如肥肉、动物脑、蛋黄、芝麻、花生等,都应少吃为妙。

6. 辛辣湿热食物能刺激机体,使"青春痘"加重或复发。所以,应忌烟、酒、浓茶、咖啡、辣椒、大蒜、韭菜,狗肉、鹿肉、羊肉、虾等均宜少食或不食。

(三十八)促进孩子增高的营养处方

人的身高主要由先天因素决定,但仍有 30% 左右取决于后天因素。另外,

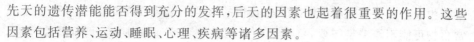

先天的遗传潜能能否得到充分的发挥，后天的因素也起着很重要的作用。这些因素包括营养、运动、睡眠、心理、疾病等诸多因素。

合理营养与平衡膳食是孩子增高的一个重要方面。

1. 母乳喂养　母乳喂养有利于孩子的生长发育，影响到成年后的身高。

2. 慢性营养不良会引起身材矮小　儿童的健康成长必须有充足的营养作保证。这些营养包括充足的能量、足够的蛋白质，一定量的脂肪和碳水化合物，各种矿物质，多种维生素及微量元素等。造成儿童慢性营养不良的原因一般有两个方面：一是营养的摄入不足；二是某些疾病引起慢性消化障碍，吸收不好。

3. 营养过剩会影响身高　孩子的营养应合理、适量，要警惕营养过剩。有学者认为，我国儿童饮食搭配中，蛋白质、脂肪、碳水化合物应比例合理，按重量计算，比例为 1：1.2：2.4。在防止营养不良的同时，又要警惕营养过剩，做到食物多样化、饥饱适当、油脂适量、粗细搭配、限制食盐、少吃甜食、三餐合理，以促进孩子的个头长到理想的高度。

4. 长期吃精米白面妨碍孩子长个子　每个人从小开始，都应该经常食用营养丰富的粗粮和杂粮，薯类可作为主食的补充，长期吃精米白面是不利于长个子的。所以，吃粗粮、杂粮较多的北方人一般比长期喜欢吃白米、精面的南方人要强健、高大。

5. 不良饮食习惯妨碍孩子长个子　早餐马马虎虎，从小挑食、偏食、过分节食、吃糖过多、爱吃零食等不良饮食习惯会引起身体增高缓慢。

6. 吃适量蛋白质　孩子的生长发育需要大量的蛋白质，特别是动物性蛋白。因为动物性蛋白中含有较多的必需氨基酸，而必需氨基酸缺乏可导致生长停滞。所以，生长发育中的孩子每餐一定要有动物性食物，如肉类（畜、禽、鱼、虾）、蛋类、奶类，如果动物性食物不足，也可以用大豆或大豆制品加以补充。

7. 维生素 A 不可缺　维生素 A 是儿童生长和胎儿的正常发育都不可缺少。一旦发生缺乏，就可能出现生长的停止。因此，对身高的影响也不言而喻了。维生素 A 对身高的影响还在于它是骨髓发育的重要成分。如果维生素 A 摄入不足，骨骼就可能停止发育。另外，维生素 A 不足还会影响蛋白质的合成，从而影响机体的生长。食物中维生素 A 含量最为丰富的是动物肝脏和胡萝卜；鱼肝油常常被作为维生素 A、维生素 D 的补充物。另外，动物肾脏、奶类、蛋类、绿色蔬菜及红黄蔬菜、水果中都含有胡萝卜素，这些食物都可作为补充维生素 A 的来源。

8. 维生素 D 是增高的另一种脂溶性维生素　维生素 D 可帮助钙的吸收，孩

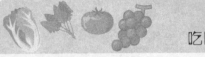

子在生长过程中一定不能缺乏。生长快的孩子维生素 D 需要量相对多,仅靠正常食物可能不能满足需要,可通过晒太阳或吃鱼肝油来补充。但须特别注意,摄入过多的鱼肝油会造成维生素 D 中毒,而维生素 D 中毒也会造成孩子身材矮小和生长发育迟缓,以及钙沉积在软组织中等更加严重的后果,所以补充维生素 D 一定要遵医嘱。

9. 矿物质对增高的作用不可小视   与人身高增长较为密切的有钙、磷、锌、碘、铁、锰、铬、氟、硒、铜等。它们对身高的影响集中表现于:其一,元素的本身就是骨骼的重要组成成分,是骨骼生长必需的材料之一,如钙、磷、氟等。其二,它们主要通过形成结合蛋白、酶、激素、维生素等形式,影响机体对其他营养素的吸收、利用,通过改善整个机体的营养状况及新陈代谢过程而对生长发育起作用。例如,铁参与血红蛋白、铜参与铜蓝蛋白、碘参与甲状腺素、铬参与胰岛素、钴参与维生素 B_{12} 及众多的酶。特别是酶的作用不可忽视。人体几乎有一半以上的酶都有微量元素结合在其活性部位上,在激活酶的过程中起关键性的调节作用。一旦该元素发生缺乏就会导致酶活性的降低,影响其正常生理功能的发挥,妨碍生长发育的进程。所以,营养素包括矿物质对身高的作用是多方面的,既有单个营养素的密切联系,更有整体营养状态的联系。合理的营养是一个综合的平衡过程。维持良好的营养状态,才能使机体处于最佳的生长发育状态,使骨骼得到充分的发展。